高等职业学校"十四五"规划书证融通特色教材

数字案例版

▶ 供护理、助产、医学检验技术、医学影像技术、
康复治疗技术、口腔医学等专业使用

正常人体形态结构
（数字案例版）

主　编　雷良蓉　张　伟

副主编　全　莉　贾雪瑞　张　斌　朱晓江

编　者（以姓氏笔画为序）

乐玉平　上海电子信息职业技术学院

冯　丽　随州职业技术学院

朱晓江　随州职业技术学院

全　莉　宁夏医科大学

刘信飞　湖南交通工程学院

李艳伟　邵阳学院

张　伟　黄河科技学院

张　斌　安顺职业技术学院

林赛月　邵阳学院

罗金忠　贵州城市职业学院

贾雪瑞　山西同文职业技术学院

高仁甫　上海健康护理职业学院

谌木清　贵州护理职业技术学院

雷良蓉　随州职业技术学院

U0278708

华中科技大学出版社
http://press.hust.edu.cn
中国·武汉

内 容 简 介

本教材为高等职业学校"十四五"规划书证融通特色教材(数字案例版)。

本教材共分为十三章,包括绪论、细胞、基本组织、运动系统、消化系统、呼吸系统、泌尿系统、生殖系统、内分泌系统、脉管系统、感觉器、神经系统及人体胚胎发育概要。

本教材可供护理、助产、医学检验技术、医学影像技术、康复治疗技术、口腔医学等专业学生使用。

图书在版编目(CIP)数据

正常人体形态结构:数字案例版/雷良蓉,张伟主编.—武汉:华中科技大学出版社,2023.8
ISBN 978-7-5680-9535-8

Ⅰ.①正… Ⅱ.①雷… ②张… Ⅲ.①人体形态学-高等职业教育-教材 ②人体结构-高等职业教育-教材
Ⅳ.①R32 ②Q983

中国国家版本馆 CIP 数据核字(2023)第 092545 号

正常人体形态结构(数字案例版)   雷良蓉 张 伟 主编
Zhengchang Renti Xingtai Jiegou(Shuzi Anli Ban)

策划编辑:黄晓宇 周 琳
责任编辑:曾奇峰 毛晶晶
封面设计:原色设计
责任校对:朱 霞
责任监印:周治超
出版发行:华中科技大学出版社(中国·武汉)   电话:(027)81321913
　　　　　武汉市东湖新技术开发区华工科技园   邮编:430223
录　　排:华中科技大学惠友文印中心
印　　刷:武汉科源印刷设计有限公司
开　　本:889mm×1194mm 1/16
印　　张:19
字　　数:545 千字
版　　次:2023 年 8 月第 1 版第 1 次印刷
定　　价:79.80 元

高等职业学校"十四五"规划书证融通
特色教材（数字案例版）
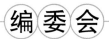

网络增值服务使用说明

欢迎使用华中科技大学出版社医学资源网yixue.hustp.com

1.教师使用流程

（1）登录网址：<u>http://yixue.hustp.com</u> （注册时请选择教师用户）

注册 ▶ 登录 ▶ 完善个人信息 ▶ 等待审核

（2）审核通过后，您可以在网站使用以下功能：

管理学生

建立课程　　　　　　　布置作业

下载教学资源　　　教师　　　查询学生学习记录等

2.学员使用流程

建议学员在PC端完成注册、登录、完善个人信息的操作。

（1）PC端学员操作步骤

①登录网址：<u>http://yixue.hustp.com</u> （注册时请选择普通用户）

注册 ▶ 登录 ▶ 完善个人信息

②查看课程资源

如有学习码，请在个人中心-学习码验证中先验证，再进行操作。

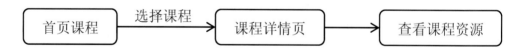

首页课程 →选择课程→ 课程详情页 → 查看课程资源

（2）手机端扫码操作步骤

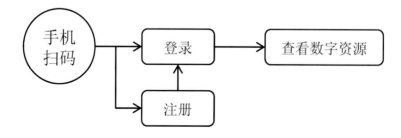

手机扫码 → 登录 → 查看数字资源

注册

2019 年国务院正式印发《国家职业教育改革实施方案》(下文简称《方案》),对职业教育改革提出了全方位设想。《方案》明确指出,职业教育与普通教育是两种不同教育类型,具有同等重要地位,要将职业教育摆在教育改革创新和经济社会发展中更加突出的位置。职业教育的重要性被提高到了"没有职业教育现代化就没有教育现代化"的地位,作为高等职业教育重要组成部分的高等卫生职业教育,同样受到关注。

高等卫生职业教育既具有职业教育的普遍特性,又具有医学教育的特殊性。其中,护理专业的专科人才培养要求以职业技能的培养为根本,以促进就业和适应产业发展需求为导向,与护士执业资格考试紧密结合,突出职业教育的特色,着力培养高素质复合型技术技能人才,力求满足学科、教学和社会三方面的需求。

为了进一步贯彻落实文件精神,适应护理专业高职教育改革发展的需要,满足"健康中国"对高素质复合型技术技能人才培养的需求,充分发挥教材建设在提高人才培养质量中的基础性作用。经调研后,在全国卫生职业教育教学指导委员会专家和部分高职高专示范院校领导的指导下,华中科技大学出版社组织了全国近 50 所高职高专医药院校的 200 多位老师编写了这套高等职业学校"十四五"规划书证融通特色教材(数字案例版)。

本套教材强调以就业为导向、以能力为本位、以岗位需求为标准的原则。按照人才培养目标,遵循"三基"(基本理论、基本知识、基本技能)、"五性"(思想性、科学性、先进性、启发性、适用性)、"三特定"(特定目标、特定对象、特定限制)的编写原则,充分反映各院校的教学改革成果和研究成果,教材编写体系和内容均有所创新,在编写过程中重点突出以下特点。

(1)紧跟教改,接轨"1+X"证书制度。紧跟高等卫生职业教育的改革步伐,引领职业教育教材发展趋势,注重体现"学历证书+若干职业技能等级证书"制度,提升学生的就业竞争力。

(2)坚持知行合一、工学结合。教材融传授知识、培养能力、提高技能、提高素质为一体,注重职业教育人才德能并重、知行合一和崇高职业精神的培养。

(3)创新模式,提高效用。教材大量应用问题导入、案例教学、探究教学等编写理念,将"案例"作为基础与临床课程改革的逻辑起点,引导课程内容的优化与传授,适应当下短学制医学生的学习特点,提高教材的趣味性、可读性、简约性。

(4)纸质数字,融合发展。教材对接科技发展趋势和市场需求,将新的教学技术融入教材建设中,开发多媒体教材、数字教材等新媒体教材形式,推进教材的数字化建设。

(5)紧扣大纲,直通护考。紧扣教育部制定的高等卫生职业教育教学大纲和最新护士执业资格考试要求,随章节配套习题,全面覆盖知识点和考点,有效提高护士执业资格考试通过率。

本套教材得到了专家和领导的大力支持与高度关注,我们衷心希望这套教材能在相关课程的教学中发挥积极作用,并得到读者的青睐。我们也相信这套教材在使用过程中,通过教学实践的检验和实际问题的解决,能不断得到改进、完善和提高。

高等职业学校"十四五"规划书证融通特色教材
(数字案例版)编写委员会

　　为贯彻落实教育部《高等学校课程思政建设指导纲要》的重要精神,提升高校专业课教材的亲和力和针对性,满足学生成长发展的需求,在专业课中润物细无声地融入思想政治教育的理念和方法,在华中科技大学出版社的组织规划下,10余所院校从事基础医学教学的教师共同编写完成这本高职高专《正常人体形态结构(数字案例版)》教材。本教材可供护理、助产、医学检验技术、医学影像技术、康复治疗技术、口腔医学等专业学生使用。

　　本教材在保持原有解剖学教材框架的基础上,更新和充实了教材内容,本着坚持"三基"(基本理论、基本知识、基本技能)、"五性"(思想性、科学性、先进性、启发性、适用性)和"必需、够用"的原则,力求有所创新和体现高职高专医学类教材的特色,整理增加了与相关教学专业内容相对应的适量临床案例,融合了团队开展教学改革与社会实践的数字化材料,提升了思想政治教育与医学基础课教育教学的融合效果,是对思想政治教育在基础医学教育中建设与发展的有益探索。

　　本教材共十三章,包括绪论、细胞、基本组织、运动系统、消化系统、呼吸系统、泌尿系统、生殖系统、内分泌系统、脉管系统、感觉器、神经系统及人体胚胎发育概要。教材内容强调职业需要,在章节前设有学习目标和案例导入,以提高学生的学习兴趣和自主学习能力;正文中穿插知识拓展,更能激发学生的求知欲望和进取精神;每章后有在线答题,具有很强的实用性与启发性。本教材配套的数字资源有案例解析、思政案例及在线答题等。案例导入及知识拓展的编写秉承"课程承载思政"和"思政寓于课程"的理念,坚持基础理论与临床实践、人文精神与医学技术紧密结合,以期培养具有人文关怀、技术专精的新时代医学人才。

　　本教材的专业术语、数据和计量单位,皆按国家规定标准编写。编者为来自10余所院校的资深一线教师,在编写过程中,编者认真查阅了众多专业教材等文献资料,在此对参与编写与出版工作的同仁表示衷心的感谢!

　　由于本教材是对教材改革的尝试,加之编者水平有限,疏漏和不妥之处在所难免,敬请基础医学教育同行、学生及其他读者指正。

雷良蓉

目　录

第一章 绪 论

学习目标

1. 知识目标：掌握人体解剖学与组织胚胎学的定义，说明其在医学中的重要地位；解释细胞、组织、器官、系统和内脏的概念。理解人体解剖学与组织胚胎学的方位术语，解剖学学习观点和方法。了解人体解剖学的分科及发展史。

2. 能力目标：能在解剖学姿势的前提下正确表述各种解剖学方位术语；树立辩证唯物主义的观点，运用理论联系实际的学习方法，学好人体解剖学与组织胚胎学。

3. 素质目标：可以应用辩证唯物主义方法论指导学习人体解剖学与组织胚胎学；通过专业基础课开学第一课的学习能理解生命的价值，懂得珍惜时间、敬畏生命的意义。

案例导入

《医学生誓言》(国家教委高教司[1991]106号)：

健康所系，性命相托。

当我步入神圣医学学府的时刻，谨庄严宣誓：

我志愿献身医学，热爱祖国，忠于人民，恪守医德，尊师守纪，刻苦钻研，孜孜不倦，精益求精，全面发展。

我决心竭尽全力除人类之病痛，助健康之完美，维护医术的圣洁和荣誉，救死扶伤，不辞艰辛，执着追求，为祖国医药卫生事业的发展和人类身心健康奋斗终生。

思考：为了成为一名合格的医务工作者，我们从现在开始应该怎样做？

案例解析

一、人体解剖学与组织胚胎学的定义和地位

人体解剖学与组织胚胎学是研究正常人体形态结构及其发生、发展规律的科学。它可分为三门学科，属生物科学中形态学的范畴。它和医学各科有着密切的关系，是医学科学的一门重要基础课。只有充分认识人体形态结构，才能正确理解人的生理现象和病理过程，否则就无法判断人体的正常与异常、区别生理与病理状态，就不能准确诊断和治疗疾病。

学习人体解剖学与组织胚胎学的目的，就在于使医学生理解和掌握正常人体形态结构的知识，为学习基础医学和临床医学其他课程奠定坚实的基础。

二、人体解剖学与组织胚胎学的分科

人体解剖学与组织胚胎学是一门比较古老的形态学科。它包括人体解剖学、组织学和胚胎学。人体解剖学(human anatomy)是凭借肉眼观察的方法研究人体形态结构的学科。按其研究和叙述的方法不同,通常分为系统解剖学、局部解剖学等学科。

系统解剖学(systematic anatomy)是按照人体的器官系统阐述各器官形态结构的学科。

局部解剖学(regional anatomy)则是按照人体的部位,由浅入深,逐层描述各部位形态结构及其相互关系的学科。

组织学(histology)是用显微镜技术研究正常人体的细胞、组织和器官微细结构的学科。电子显微镜(电镜)的问世和放射自显影等新技术的应用,促进了对人体结构研究的深入,已由细胞水平发展到亚细胞水平和分子水平,并形成相应的专门学科,如分子生物学等。

胚胎学(embryology)是研究人体在发生、发育过程中形态变化规律的学科。

由于研究的角度、手段和目的不同,人体解剖学又分出若干门类。如从临床外科应用的角度加以叙述的外科解剖学;用 X 线技术研究人体器官形态结构的 X 线解剖学;应用 X 线计算机断层成像、超声波或磁共振成像(magnetic resonance imaging,MRI)等诊断技术,研究人体断层面形态结构的断层解剖学;以研究个体生长发育、年龄变化为特征的成长解剖学;以分析研究运动器官形态,提高体育运动效率为目的的运动解剖学;研究人体外形轮廓和结构比例,为绘画造型打基础的艺术解剖学等。

知识拓展

《黄帝内经》是中国最早的医学典籍,距今约 2500 年,其《灵枢》记载:"若夫八尺之士,皮肉在此,外可度量切循而得之,其死可解剖而视之。"《黄帝内经》中的解剖学以天人合一、阴阳和五行为理论核心。

三、学习人体解剖学与组织胚胎学的基本观点

学习人体解剖学与组织胚胎学必须以辩证唯物主义的观点,运用理论联系实际的方法,正确理解人体形态结构及其演变规律。

(一)进化发展的观点

人类是亿万年来由低等动物经过不同阶段,逐渐发展进化而来的。尽管人类在自主意识、社会性和实践性等方面与动物有本质的区别,但人体的形态结构仍保留着许多与脊椎动物类似的基本特征。从肉眼所见的器官、组织到微观的细胞乃至分子,都反映出种系发生上的一些类同关系。这些都说明人类经历了由低级到高级、由简单到复杂的演化过程。但有些类同关系在个体发生中会有特殊反映,在人体器官的位置、形态和结构等方面出现异常或畸形,如多乳房、多指(趾)和马蹄肾等。种系和个体发生过程方面的研究发现,这些异常或畸形大多是返祖现象或胚胎发育不全等原因导致的。因此,运用发生、发展的观点学习人体解剖学与组织胚胎学,适当联系种系和个体发生、发展知识,既有利于学习、掌握正常人体的结构和形态,又增进了对人体发生、发展规律以及器官异常和畸形的理解,从而使分散的、孤立的器官形态描述成为有规律性的、更加接近事物内在本质的知识体系。只有用进化发展的观点学习人体解剖学与组织胚胎学,才能正确、全面地认识人体构造。

知识拓展

　　地球生命起源的时间是距今40亿年到38亿年之间。化石证据表明,人类是由几百万年前的一种古猿进化而来的。从物理学看,地球上的生命主要由28种元素构成,而人体中主要含有11种元素,它们是氧、碳、氢、氮、钙、磷、钾、硫、钠、氯和镁,这11种元素占人体总重量的99%。一种生物功能或结构的形成,总是与生物所处的环境相关。器官和性状发育过程中正常的变异,都是对应于外界环境条件以及生存的需要,适应性变化是推动生物进化最主要的因素。

(二)形态和功能相互联系的观点

　　人体每个器官都有其特定的功能,器官的形态结构是功能的物质基础,如细长的骨骼肌细胞,具有能使细胞收缩的结构,因此,由骨骼肌细胞构成的肌,与人体运动功能密切相关。功能的改变又可影响该器官形态结构的发展和变化。如加强体育锻炼,可使骨骼肌细胞变粗,肌发达;长期卧床,可导致骨骼肌细胞细弱和肌萎缩。从种系进化上看,人的上、下肢与四足动物的前、后肢为同源器官,功能相似,形态结构基本相同。四足动物的前、后肢都适应并保证行走功能的实现。人类由于直立和劳动,使得上、下肢有了明显分工,上肢尤其手的形态结构使其成为能握持工具、从事技巧性劳动的器官,下肢尤其足的形态则与直立行走功能相适应。所以,生物体的形态结构与其功能是相互依赖、相互影响的。

(三)局部和整体统一的观点

　　人体是由多个系统或局部组成的整体。局部与整体之间,在神经体液的调节下,相互影响,彼此协调,形成一个完整的统一整体;各个局部是整体不可分割的一部分,不能离开整体而独立存在。学习人体结构虽是从器官、局部着手,但必须始终注意器官、各局部相互间的联系和影响,注意器官在整体中的地位和作用,即需注意从整体的角度认识局部与器官,由局部更深入地理解整体,防止片面、孤立地认识器官与局部。例如,脊柱的整体功能体现在各个椎骨和椎间盘的形态上,如某个椎间盘的损伤可影响脊柱的运动甚至脊柱的整体形态。

(四)理论联系实际的观点

　　学习的目的是应用,人体解剖学是一门形态学科,名词多、形态描述多,如死记硬背,则如同嚼蜡,索然无味。因此,学好人体解剖学必须坚持理论联系实际,做到三个结合:①图文结合,图是将名词概念形象化,学习时做到文字和图形并重,两者结合,建立形体印象,帮助理解和记忆;②理论学习与解剖标本观察相结合,通过对实物解剖标本的观察、辨认和识别、活体触摸,建立形体概念,形成形象记忆,这是学好人体解剖学与组织胚胎学最重要、最基本的方法;③理论知识与临床应用相结合,基础是为临床服务的,在学习过程中适度联系临床应用,可激发学习兴趣,增强对某些结构的认识。

　　因此,在学习中要做到理论联系实际,学用结合。必须重视实验课,充分观察解剖标本、组织切片、模型和图表,利用电化教具和联系活体等实践性手段加深印象、增进理解,通过分析归纳、反复学习等方法,巩固记忆,以便熟悉、掌握人体解剖学与组织胚胎学的知识。

四、人体的组成和系统的划分

　　人体结构和功能的基本单位是细胞(cell)。许多形态和功能相似的细胞和细胞间质结合,构成组织(tissue)。人体的组织有四大类,即上皮组织、结缔组织、肌组织和神经组织。几种不同的组织构成具有一定形态、担负一定功能的结构,称器官(organ),如肝、肾、心、肺、胃等。若干个功能相关的器官组合起来,完成某一方面的生理功能,构成系统(system)。人体有运动系统、消化系统、呼吸系统、生殖系统、泌尿系统、内分泌系统、脉管系统、感觉器官和神经系统等。其中消化、呼吸、泌尿和生殖系统的大部分器官位于胸、腹、盆腔内,并借一定管道直接或间接与外界相通,故总称为内脏(viscera)。人体内的器官虽都有各自特定的功能,但它们在神经体液的调节下,彼此联系、相互协调、紧密配合,共同构成一个完整的有机体。

按照人体的形态,人体可分为头、颈、躯干和四肢四大部分。头的前部称为面,后部称为颅。颈的后部称为项。躯干又可分为胸、腹、盆、会阴和背,背的下部称为腰。四肢分上肢和下肢,上肢分为肩、上臂、前臂和手四部分,下肢分为臀、股、小腿和足四部分。

五、人体解剖学与组织胚胎学的方位术语

人体的构造十分复杂,为了准确描述人体各部、各器官的位置关系,必须使用国际通用的统一标准和描述用的术语,以便统一认识,避免混淆与误解。

(一)解剖学姿势

身体直立,两眼平视正前方,上肢自然下垂于躯干两侧,手掌向前,下肢并拢,足尖向前的姿势称为解剖学姿势(图1-1)。在描述人体各部结构的相互关系时,不管被观察对象处于何种位置,均应以解剖学姿势为依据来描述。

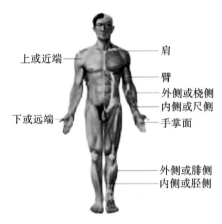

图 1-1　解剖学姿势

(二)方位

有关方位的术语,以解剖学姿势为准,可以正确地描述各结构的相互位置关系。

1. 上(superior)和下(inferior)　靠近头者为上,靠近足者为下。上和下在胚胎学中则分别采用头侧(cranial)和尾侧(caudal)。

2. 前(anterior)和后(posterior)　靠近腹者为前,靠近背者为后。前和后在胚胎学中则分别采用腹侧(ventral)和背侧(dorsal)。

3. 内侧(medial)和外侧(lateral)　以身体正中矢状面为准,距正中矢状面近者为内侧,离正中矢状面远者为外侧。在四肢,前臂的内侧又称尺侧(ulnar),外侧又称桡侧(radial);小腿的内侧又称胫侧(tibial),外侧又称腓侧(fibular)。

4. 内(internal)和外(external)　表示与空腔相互位置关系的术语。在腔内或离腔较近的为内,远腔者为外。

5. 浅(superficial)和深(profundal)　以体表为准,近体表者为浅,离体表远者为深。

6. 近侧(distal)和远侧(proximal)　多用于四肢。与肢体根部较近者称近侧,反之为远侧。

(三)轴

为了分析关节的运动,在解剖学姿势条件下,设置人体三种互相垂直的轴(图1-2)。

1.矢状轴　前后方向的水平轴,是与人体的长轴和冠状轴互相垂直的水平线。

2.冠状轴　左右方向的水平轴,是与人体的长轴和矢状轴互相垂直的水平线。

3.垂直轴　呈上下方向,是与人体的长轴平行,且与水平线垂直的线。

（四）面

人体或其任何一局部都在解剖学姿势条件下互作垂直的三个切面。

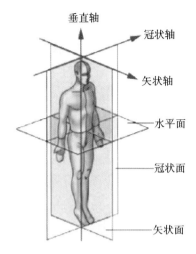

图 1-2　人体的轴和面

1.矢状面　在前后方向上垂直纵切人体所形成的面为矢状面。此与地平面垂直。通过人体正中的矢状面为正中矢状面。将人体分为左右相等的两半。

2.冠状面　又称额状面,是在左右方向上将人体分成前后两部的纵切面。此切面与水平面、矢状面相垂直。

3.水平面　或称横切面,是在上下方向上将人体分为上下两部的面。此切面与地平面平行,与矢状面、冠状面相垂直。

在描述器官的切面时,以其自身的长轴为准,与长轴平行的切面称纵切面,与长轴垂直的切面称横切面。

（雷良蓉）

在线答题

第二章　细　　胞

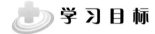

学 习 目 标

1. 掌握：细胞膜、各种细胞器及细胞核的概念及结构和功能。
2. 理解：细胞形态、结构与其功能的关系；细胞周期中各阶段的主要特点。
3. 了解：细胞的衰老与死亡。

细胞(cell)是人体结构与功能的基本单位。一切生命体均由细胞构成。人的生命从一个受精卵细胞开始，通过细胞的增殖和分化发育成熟，全身的细胞种类达 200 多种，约 1800 万亿个细胞，细胞的平均直径在 10～20 μm 之间。除成熟的红细胞和血小板外，所有细胞有至少一个细胞核，是调节细胞生命活动，控制分裂、分化的遗传控制中心。人体细胞中最大的是成熟的卵细胞，其直径在 200 μm 左右；最小的是血小板，直径只有约 2 μm。自然界一切生物体无论结构简单还是复杂，均由细胞构成。本章研究细胞具有共性的基本形态和功能，对阐明机体的生理功能及病理变化等具有重要意义。

第一节　细 胞 结 构

人体细胞的组成、形态各异，大小不一，有球形、方形、柱状等；细胞种类繁多(图 2-1)。

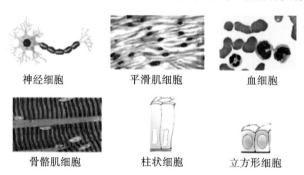

神经细胞　　　　平滑肌细胞　　　　血细胞

骨骼肌细胞　　　　柱状细胞　　　　立方形细胞

图 2-1　细胞种类

虽然细胞的形态、大小各异，但其基本结构是相同的。在光学显微镜下观察，细胞的基本结构可分为细胞膜、细胞质和细胞核三部分。

电镜的运用，打破传统细胞 3 层结构的观念。根据细胞内部结构类似细胞膜的结构，细胞的结构分为膜相结构和非膜相结构两部分。膜相结构包括细胞膜和细胞内各种具有膜结构的细胞器，如内质网、高尔基复合体、线粒体等。真核细胞内部具有的非膜包裹的结构统称为非膜相结构，包括颗粒状结构和纤维状结构，如染色体、核糖体等。

一、细胞膜

细胞膜(cell membrane)是细胞的最外层结构，又称质膜。在细胞内，某些细胞器表面的膜和细胞核膜都具有与细胞膜相似的结构，称为细胞内膜。细胞膜和细胞内膜统称为生物膜(biological membrane)。

（一）细胞膜的结构

细胞膜主要由磷脂分子、蛋白质分子和少量糖类组成(图2-2)。细胞膜的主体是磷脂双分子层，这是细胞膜的基本骨架。在磷脂双分子层的外侧和内侧，有许多球形的蛋白质分子，它们以不同深度镶嵌在磷脂双分子层中，或者覆盖在磷脂双分子层的表面。这些磷脂分子和蛋白质分子大多是可以流动的，可以说，细胞膜具有一定的流动性。细胞膜的这种结构特点，对于它完成各种生理功能是非常重要的。

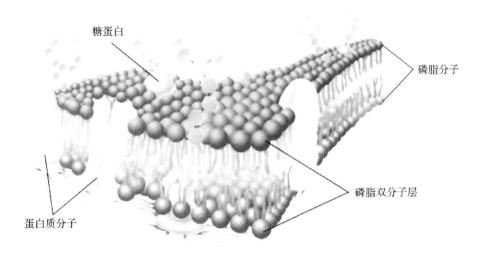

图 2-2　细胞膜的结构

1. 膜脂　膜的脂质统称膜脂，主要由磷脂和胆固醇组成。磷脂分子的头端为亲水极，尾端为脂肪酸链，即疏水极。两层首尾相吸引，形成磷脂双分子层结构。这种结构具有排列有序性，又具有液态的流动性。胆固醇可增强膜的稳定性，对生物膜具有保护作用。

2. 膜蛋白　各种镶嵌在磷脂双分子层中的球形蛋白质。嵌入膜内或贯穿全层的膜蛋白称为嵌入蛋白，占膜蛋白的 $70\%\sim80\%$；附着在膜的内、外表面的膜蛋白称为表面蛋白，占膜蛋白的 $20\%\sim 30\%$。膜的各种功能主要由膜蛋白完成。

3. 膜糖　少量的糖类主要分布于细胞膜的外表面，常与糖蛋白或糖脂结合，细胞识别、细胞间信息的传递等都与膜糖有密切的关系。

（二）细胞膜的功能

细胞膜是细胞的屏障。细胞膜在细胞的物质转运、膜受体功能和细胞识别等方面起重要作用。细胞膜的功能具有多样性，主要为维持细胞的形态；构成细胞屏障，保护细胞内容物，抵御外界有害物质进入；选择性地进行细胞内、外物质交换；构成细胞的支架。细胞膜还与细胞连接、细胞运动等有关。

二、细胞质

细胞膜包着的黏稠透明的物质,称为细胞质(cytoplasm)(图2-3)。其位于细胞膜与细胞核之间,包括细胞器、基质和包含物。基质是无定形的胶状物,主要含有水、无机盐、糖和多种可溶性酶等。在细胞质中可看到一些带折光性的颗粒,这些颗粒多数具有一定的结构和功能,类似于生物体的各种器官,称为细胞器。细胞器包括核糖体、内质网、高尔基复合体、溶酶体、线粒体、过氧化物酶体、细胞骨架、中心体等(图2-4)。

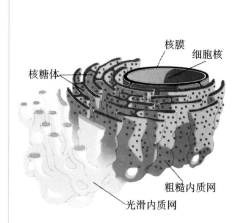

图 2-3 细胞质内结构

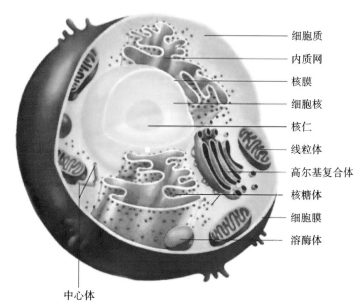

图 2-4 细胞器

1. 核糖体(ribosome) 核糖体是椭球形的粒状小体,是细胞内最小的颗粒状细胞器,主要由核糖核酸(RNA)、蛋白质组成。有些附着在内质网膜的外表面(供给膜上及膜外蛋白质),有些游离在细胞质基质中(供给膜内蛋白质,不经过高尔基复合体,直接在细胞质基质内酶的作用下形成空间构象),是合成蛋白质的重要基地。

2. 内质网(endoplasmic reticulum) 细胞质中由膜构成的网状管道系统,广泛分布在细胞质基质内。它与细胞膜及核膜相连通,对细胞内蛋白质及脂质等物质的合成和运输起着重要作用。内质网根据其表面是否附着核糖体可分为粗面内质网和滑面内质网。粗面内质网表面附着有核糖体,具有运输蛋白质的功能。滑面内质网内含许多酶,与糖脂类和固醇类激素的合成与分泌有关。

3. 高尔基复合体(Golgi complex) 高尔基复合体是有膜细胞器,由扁平囊泡、大泡和小泡构成。其为位于细胞核附近的网状囊泡,是细胞内的运输和加工系统,主要参与细胞的分泌过程。其能将粗面内质网运输的蛋白质进行加工、浓缩和包装成分泌泡和溶酶体,以出胞的方式释放分泌物。

4. 溶酶体(lysosome) 溶酶体是高尔基复合体形成的大小不等的囊状小体或小泡,具有自溶和异溶作用。自溶作用是指溶酶体消化和分解细胞内损坏和衰老的细胞器的过程,异溶作用是指溶酶体消化和分解被细胞吞噬的病原微生物及其细胞碎片的过程。溶酶体是细胞内具有单层膜囊状结构的细胞器。其内含有很多种水解酶,能够分解很多物质,具有极强的消化、分解物质的能力。溶酶体可分为初级溶酶体、次级溶酶体和残余体3种。

5. 线粒体(mitochondrion) 线粒体为线状、小杆状或颗粒状的结构(图2-5),在活细胞中可用詹纳斯绿(Janus green)染成蓝绿色。在电镜下观察,线粒体表面是由双层膜构成的。内膜向内形成一些隔,称为线粒体嵴(mitochondrial crista)。线粒体内有丰富的酶系统。线粒体是细胞呼吸的中心,它是生物有机体通过氧化作用产生能量的一个主要机构,它能将营养物质(如葡萄糖、脂肪酸、氨基酸等)氧化产生能量,储存在三磷酸腺苷(ATP)的高能磷酸键上,满足细胞其他生理活动的需要。因此,有人说线粒体是细胞的"动力工厂"。

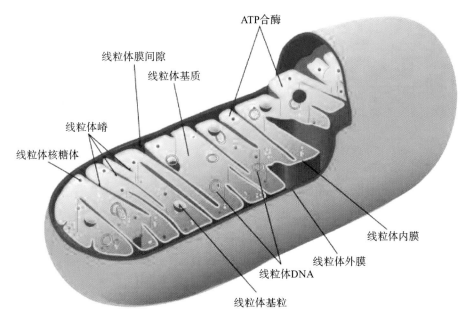

图 2-5　线粒体的内部结构

6. 过氧化物酶体(peroxisome)　过氧化物酶体是由生物膜围成的圆形或椭圆形小体。过氧化物酶体含有过氧化物酶、过氧化氢酶和氧化酶等十几种酶,主要功能是除去细胞中的代谢产物,防止其对细胞的损害。在人体的肝、肾细胞中,过氧化物酶体可氧化分解血液中的有毒成分,如乙醇、甲醛等。

7. 细胞骨架(cytoskeleton)　细胞骨架是指真核细胞中蛋白质纤维的网络结构,由位于细胞质中的微丝、微管和中间纤维构成。微丝确定细胞表面特征,使细胞能够运动和收缩。微管确定膜性细胞器的位置和作为膜泡运输的轨道。中间纤维使细胞具有张力和抗剪切力。细胞骨架不仅在维持细胞形态、承受外力、保持细胞内部结构有序性方面起重要作用,还参与许多重要的生命活动,如:在细胞分裂中细胞骨架牵引染色体分离;在物质运输中,各类小泡和细胞器可沿着细胞骨架定向运转。细胞骨架在 20 世纪 60 年代后期才被发现。主要是因为早期电镜制样采用低温(0～4 ℃)固定,而细胞骨架会在低温下解聚。直到采用戊二醛常温固定,人们才逐渐认识到细胞骨架的存在。

8. 中心体(centrosome)　中心体主要由一对中心粒(centriole)构成。其存在于动物细胞和某些低等植物细胞中,因为它的位置靠近细胞核,所以叫中心体。每个中心体由两个相互垂直的中心粒及其周围的物质组成,动物细胞的中心体与有丝分裂有密切关系。中心粒的位置是固定的,具有极性结构。在间期细胞中,经固定、染色后所显示的中心粒仅仅是 1 个或 2 个小颗粒。而在电镜下观察,中心粒是一个柱状体,长度为 0.3～0.5 μm,直径约为 0.15 μm,它是由 9 组小管状的亚单位组成的,每个亚单位一般由 3 个微管构成。这些管的排列方向与柱状体的纵轴平行(图2-4)。

三、细胞核

细胞核(nucleus)是最早发现的细胞器。人体除成熟的红细胞和血小板无细胞核外,其余细胞均有细胞核,多为 1 个核,少数细胞有 2 个至多个核。细胞核一般为圆形、卵圆形,也有其他形态,如白细胞为分叶核,一般为 2～5 叶,正常人以 2～3 叶为主,一般位于细胞中央,少数位于边缘。细胞核是真核细胞内最大、最重要的细胞器,是细胞遗传与代谢的调控中心,是真核细胞区别于原核细胞最显著的标志。细胞核是细胞遗传、代谢、生长及繁殖的控制中心,在细胞生命活动中起着决定性的作用。细胞核由核膜、染色质、核仁及核基质四部分组成(图2-6)。

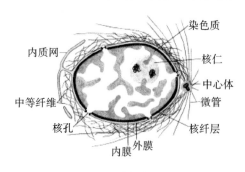

图2-6　细胞核电镜结构

(1)核膜:核膜包裹在核表面,由基本平行的内膜、外膜两层膜构成。核膜是选择性渗透膜,起着控制细胞核与细胞质之间物质交换的作用。

(2)染色质:遗传物质DNA和组蛋白在细胞间期的形态表现。在HE染色切片上,染色质有的部分着色浅淡,称为常染色质,是细胞核中进行RNA转录的部位;有的部分呈强嗜碱性,称异染色质,是功能静止的部分。故根据细胞核的染色状态可推测其功能活跃程度。在细胞分裂中,核小体进一步高度螺旋浓缩形成染色体。因此,染色质和染色体是同一物质在细胞不同时期的两种表现形式。

人类的体细胞染色体数目为23对,共46条,为双倍体。其中44条为常染色体,2条为性染色体。常染色体男、女相同,性染色体男性为XY、女性为XX。染色体的数目和形状是相对稳定的,如果有变异,将导致遗传性疾病。

(3)核仁:形成核糖体前身的部位。大多数细胞具有1~4个核仁。电镜下,核仁由细丝成分、颗粒成分与核仁相随染色质三部分构成。核仁经常出现在间期细胞核中,它是均质的球体,其形状、大小、数目依生物种类、细胞形成和生理状态而异。核仁的主要化学成分是蛋白质、RNA和DNA。核仁的功能是进行核糖体RNA的合成和核糖体的形成,是合成核糖体的主要场所。

(4)核基质:核基质是细胞核中除染色质与核仁以外的成分,是细胞核内充满着的一种黏稠的液体,包括核液与核骨架两部分。核液含水、离子、酶类等无形成分;核骨架由非组蛋白组成,对核孔、核仁及染色质起支架作用。

第二节　细胞增殖

细胞增殖是机体生命活动的重要特征,通过细胞分裂,细胞数量增加,以适应生长发育、细胞更新和损伤修复等。人体的细胞增殖受到细胞精确的自我调节控制,一旦出现异常,就会导致相关疾病的发生。

细胞增殖是通过细胞分裂实现的,连续分裂的细胞从一次分裂完成时开始到下一次分裂完成时为止为一个细胞周期。细胞周期可分为间期和分裂期两个阶段。细胞分裂的方式共3种,其中真核细胞有3种:有丝分裂、无丝分裂、减数分裂。人体细胞的分裂方式主要是有丝分裂和减数分裂。原核细胞的分裂方式为二分裂。

一、细胞周期和有丝分裂

间期分为DNA合成前期(G_1期)、DNA合成期(S期)、DNA合成后期(G_2期)(图2-7)。

1. 间期细胞的主要特点

(1)G_1期:此期特点是物质代谢活跃,迅速合成RNA、蛋白质和制备DNA所需要的各种单核苷酸,细胞体积显著增大,为下阶段S期的DNA复制做好物质和能量的准备。

G_1期细胞分为3种类型:①连续增殖细胞。此类细胞能及时进入S期,并保持旺盛的分裂能力。

如骨髓造血干细胞、上皮细胞等。②暂不增殖细胞或休止细胞，又称为 G_0 期细胞。此类细胞停滞于 G_1 期，在一定条件下才进入 S 期继续增殖，如肝细胞、淋巴细胞等。③不再增殖细胞。此类细胞进入 G_1 期后，失去分裂能力，终生处于 G_1 期，如肌细胞和神经细胞等。

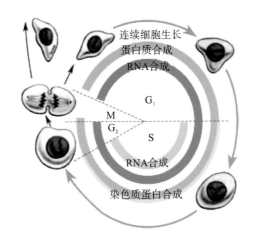

（2）S 期：此期的主要特点是复制 DNA，使 DNA 含量加倍。此期是细胞周期的关键环节，只要 DNA 复制一开始，细胞的增殖活动就会进行下去，直到分裂成两个子细胞为止。因此，干扰细胞的 DNA 复制，就是抑制细胞的分裂。

（3）G_2 期：此期主要为细胞分裂期做物质准备。G_2 期加速合成 RNA 和与纺锤体有关的蛋白质，G_2 期结束标志着 M 期开始。

图 2-7　细胞周期示意图

2. 有丝分裂的主要特点　细胞在一次分裂结束后到下一次分裂之前是分裂间期，细胞周期的大部分时间处于分裂间期，占细胞周期的 $90\%\sim95\%$。在分裂间期，细胞完成 DNA 的复制和有关蛋白质的合成。分裂间期结束之后，就进入分裂期。分裂期是一个连续的过程，人们为了研究方便，把分裂期分为四个时期：前期、中期、后期、末期（图 2-8）。

（1）前期：细胞分裂的开始。细胞外形一般变圆，中心体的中心粒分离，并向细胞的两极移动。四周出现发射状细丝。细胞核膨大、脱氧核糖核酸增多，核染色加深，不规则的染色质形成丝状染色体，并缩短变粗。核仁及核膜消失，核质与细胞质混合。

（2）中期：两个中心体接近两极，它们之间有丝相连，呈纺锤形，称为纺锤体。染色体移到细胞中央赤道部，呈星芒状排列；后来染色体纵裂为二。

（3）后期：已经纵裂的染色体分为两组，由赤道部向两极的中心体方向移动，细胞器亦随之均等分配，趋向两极。细胞体在赤道部开始横缢变窄。

（4）末期：染色体移动到两极的中心体附近，重新聚到一起，转变为染色质丝，核膜、核仁又重新出现。细胞体在赤道部更加狭窄。植物细胞的有丝分裂与动物细胞类似，但是高等植物细胞中没有中心体，纺锤丝由细胞两极发出；分裂末期不是由细胞膜向内凹陷将两个细胞分开，而是在细胞中央赤道部形成细胞板。

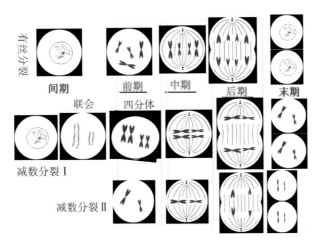

图 2-8　有丝分裂示意图

二、细胞运动性

人体的细胞均可做不同程度的运动,如上皮细胞在损伤局部的修复过程、吞噬细胞在结缔组织中的变形运动。细胞的运动形式多种多样,其中胞吞和胞吐作用就是细胞常见的两种运动形式。

胞吞指细胞对一些大分子物质或颗粒的吞饮;胞吐指细胞内的物质排到细胞外的过程。

三、细胞衰老与死亡

在生命过程中,人体总是有部分细胞不断衰老、死亡,同时又有新增殖的细胞替代它们。生长、发育、成熟、衰老与死亡是生命过程的必然规律。机体的衰老是细胞衰老的结果,但机体的衰老和死亡与细胞的衰老和死亡是不同的,机体的衰老并不意味着所有细胞同时衰老,而细胞的衰老与机体的衰老密切相关。

细胞衰老与死亡是细胞生命活动中的基本规律。在细胞衰老的过程中,细胞结构会发生一系列变化。细胞死亡有两种形式,即坏死和凋亡,这是两种截然不同的过程。坏死可引起炎症反应,而凋亡不引起炎症反应,但对于维持生物体内细胞新陈代谢具有重要意义。

(罗金忠)

在线答题

第三章 基本组织

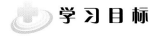

学习目标

1.知识目标:掌握基本组织的类型;血液的成分,血细胞分类、正常值;肌组织的分类;神经元和突触的结构。理解上皮组织、结缔组织、肌组织的结构特点、分类及分布;各类血细胞的形态结构和主要功能;神经纤维的分类和结构特点。了解腺上皮及腺的概念;外分泌腺的结构与功能分类;上皮细胞的特殊结构(游离面、基底面、侧面);软骨组织的分类;骨组织的一般结构;骨骼肌的超微结构;神经胶质细胞的分类、分布及功能。

2.能力目标:能熟练操作显微镜,在镜下正确观察各类组织的形态结构;能将所学知识与临床相结合,分析临床相关疾病的组织学基础,如蜂窝织炎、水肿、贫血、肌萎缩、重症肌无力、口腔癌、食管癌等;能运用所学知识设计和进行科普宣传活动,如无偿献血、老年骨折健康宣讲等。

3.素质目标:培养从"局部与整体"的辩证关系看待问题;培养团结协作精神,增强家庭责任心和社会责任感;养成科学严谨、精益求精的工匠精神;养成善于思考、理论联系实际、学以致用的临床思维;树立医者仁心、尚德尚行的崇高医德。

细胞是人体结构和功能的基本单位。在细胞之间,主要起支持、联系、营养和保护细胞功能作用的非细胞形态的物质,称为细胞外基质,也称细胞间质。细胞外基质由细胞产生,参与构成细胞生存的微环境。许多形态结构和功能相似的细胞及细胞间质(细胞外基质)共同构成组织。组织种类多、每种组织在机体中有一定的分布规律,执行一定的生理功能。不同的组织构成具有一定形态并执行特定生理功能的器官。

这些构成人体各种器官的组织,根据其结构和功能的不同可分为四大基本组织:上皮组织、结缔组织、肌组织和神经组织。

 案例导入

2022年9月10日,歌手傅松因口腔癌去世,终年36岁,其曾在社交平台上表示自己的口腔癌系长期食用槟榔所致,并呼吁大家珍惜生命,远离槟榔。随后多地如四川南充、浙江义乌等的市场监管部门发布了禁售槟榔的通知。

思考:

1.你觉得槟榔致癌是否有科学依据?你对口腔癌这种疾病是否了解?

2.该病的组织学基础是什么?

案例解析

第一节　上　皮　组　织

上皮组织（epithelial tissue）简称上皮（epithelium），由许多形态规则、密集排列的上皮细胞及少量细胞间质组成。多数上皮被覆于体表和体内各种管、腔、囊的内表面。

绝大部分上皮具有以下特征。

（1）细胞数量多，种类少，排列紧密而规则，细胞间质少。

（2）具有明显的极性，即上皮细胞的不同表面在结构和功能上有明显差别。其朝向体表或有腔器官腔面的一面称游离面。细胞的游离面分化出一些特殊的结构与其功能相适应，如分布在小肠和肾小管等上皮细胞的微绒毛、呼吸道黏膜上皮细胞的纤毛。与游离面相对、朝向深部结缔组织的一面称基底面。基底面附着一层很薄的基膜，与结缔组织相连。上皮细胞之间的连接面为侧面，也形成一些与其功能相适应的特殊结构。如紧密连接、中间连接、桥粒。

（3）无血管和淋巴管，新陈代谢依赖于毗邻的结缔组织内的血管。

（4）有丰富的感觉神经末梢，故感觉敏锐。

（5）再生能力强，如皮肤表皮的角化复层扁平上皮，不断衰老退化脱落又不断再生。

人体不同部位的不同上皮，其功能各有差异。上皮具有保护、吸收、分泌和排泄等功能。分布在体表的上皮以保护功能为主，而消化管腔的上皮除了具有保护功能以外，还有吸收和分泌的作用。

根据主要功能和分布的不同，上皮分为被覆上皮和腺上皮两大类。被覆上皮主要被覆于体表或衬贴在体内各种管腔及囊的内表面。腺上皮以分泌功能为主，构成人体各种腺。除此之外，还有具有特殊功能的特殊上皮，如感觉上皮、生殖上皮。本节主要介绍被覆上皮和腺上皮。

一、被覆上皮

被覆上皮（covering epithelium）覆盖于体表、体内管腔及囊的内表面和部分内脏器官的外表面，具有保护和吸收功能。依据构成上皮的细胞层数及细胞形状，被覆上皮分类如表 3-1 所示。

表 3-1　被覆上皮的分类和分布

细胞层数	上皮分类	分布
单层	单层扁平上皮	内皮：心、血管和淋巴管腔内面 间皮：胸膜、心包膜和腹膜的表面 其他：肺泡和肾小囊壁层等的上皮
	单层立方上皮	肾小管和甲状腺滤泡等
	单层柱状上皮	胃、肠、胆囊和子宫等的腔面
	假复层纤毛柱状上皮	呼吸道等的腔面
复层	复层扁平上皮	角化的：皮肤的表面 未角化的：口腔、食管和阴道等的腔面
	复层柱状上皮	睑结膜和男性尿道等的腔面
	变移上皮	肾盏、肾盂、输尿管和膀胱等的腔面

（一）单层上皮

1. 单层扁平上皮（simple squamous epithelium）　由一层不规则的扁平细胞组成。正面观，细胞呈多边形，其边缘呈锯齿状，彼此互相嵌合，形似鱼鳞，故又称单层鳞状上皮。细胞核椭圆形，位于细胞的中央。侧面观,细胞的胞质甚薄,仅含细胞核处略厚(图3-1、图3-2)。

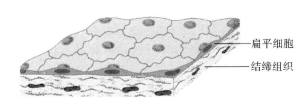

图 3-1　单层扁平上皮立体模式图

扁平细胞
结缔组织

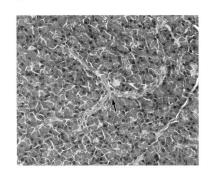

图 3-2　单层扁平上皮正面观

单层扁平上皮分布较广,根据分布部位的不同可分为内皮、间皮和其他。衬贴于心、血管、淋巴管腔内面的单层扁平上皮称内皮。该上皮薄而光滑,有利于血液、淋巴液的流动和细胞内、外物质的交换。分布于胸膜、腹膜和心包膜表面的单层扁平上皮称间皮。该上皮能分泌少量浆液,其表面湿润光滑,故有利于内脏活动、减少器官间的摩擦。还有一些单层扁平上皮参与构成肺泡壁、肾小囊壁等,此上皮提供了一个薄而光滑的表面,有利于物质交换和液体流动(图3-3)。

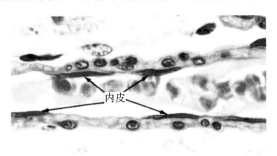

内皮

图 3-3　毛细血管内皮

2. 单层立方上皮(simple cuboidal epithelium)　由一层立方形细胞组成(图3-4)。正面观,细胞呈六角形或多角形;侧面观,细胞呈立方形。细胞核圆形,位于细胞中央。单层立方上皮分布于肾小管和甲状腺滤泡(图 3-5)等处,以吸收、分泌功能为主。

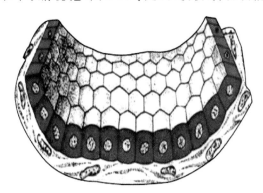

图 3-4　单层立方上皮模式图

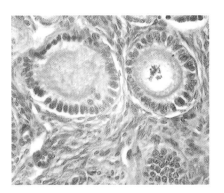

图 3-5　甲状腺滤泡单层立方上皮

3. 单层柱状上皮(simple columnar epithelium)　由一层柱状细胞紧密排列而成(图3-6)。正面观,细胞呈多角形;侧面观,细胞呈长柱状。细胞核椭圆形,位于细胞近基底部。单层柱状上皮主要分布于胃、肠、胆囊、子宫和输卵管等的腔面,具有吸收与分泌功能(图3-7)。分布在肠壁的单层柱状上皮还含有许多分散的杯状细胞(goblet cell)。此种细胞形如高脚杯,顶部膨大,富含分泌颗粒;基部细窄,有较小的三角形或扁圆形细胞核(图 3-8)。杯状细胞是一种腺细胞,能分泌黏液,可对上皮起润滑与保护作用。位于子宫和输卵管等腔面的单层柱状上皮细胞的游离面具有纤毛,称单层纤毛柱状上皮。

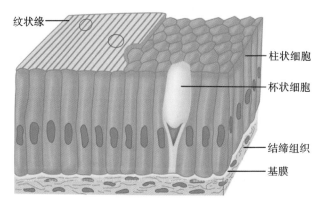

纹状缘——
柱状细胞
杯状细胞
结缔组织
基膜

图 3-6　单层柱状上皮模式图

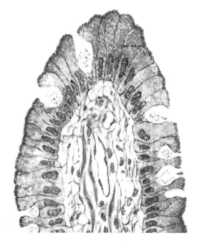

图 3-7　小肠绒毛

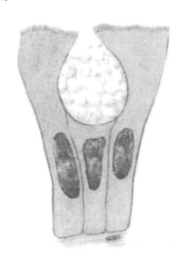

图 3-8　杯状细胞

4. 假复层纤毛柱状上皮(pseudostratified ciliated columnar epithelium)　由多种细胞组成,如柱状细胞、杯状细胞、梭形细胞、锥形细胞等(图 3-9)。侧面观,这些细胞高低不等,细胞核也位于不同平面,上皮看似复层,但各细胞基底面均附于同一基膜上,实为单层,故名假复层。这些细胞只有柱状细胞和杯状细胞的高度可达上皮的游离面,锥形细胞最矮小,梭形细胞夹在这些细胞之间。柱状

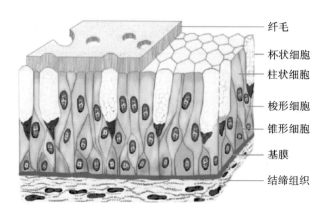

纤毛
杯状细胞
柱状细胞
梭形细胞
锥形细胞
基膜
结缔组织

图 3-9　假复层纤毛柱状上皮模式图

细胞的游离面常有能做定向节律摆动的纤毛,故该上皮称假复层纤毛柱状上皮。

假复层纤毛柱状上皮中的杯状细胞分泌的黏液,具有润滑和保护上皮的作用,也能将从空气中进入体内的灰尘和细菌黏附在上皮表面;柱状细胞的纤毛能向咽喉部做有节律的定向摆动,以将黏附有灰尘和细菌等异物的黏液推向咽喉部,通过咳嗽反射排出体外,从而起到清洁和保护呼吸道的作用。此种上皮主要分布在呼吸道腔面,具有保护和分泌等功能。

(二)复层上皮

1. 复层扁平上皮(stratified squamous epithelium)　由多层不同形态的细胞组成。浅表为多层扁平如鱼鳞状的细胞,也称为复层鳞状上皮。表面的扁平细胞衰老退化并不断脱落,中间为数层梭形细胞和多边形细胞,紧靠基膜的一层基底细胞呈低柱状(图 3-10)。该层细胞具有比较强的分裂增殖能力,其产生的新细胞逐渐向浅表移动,形状逐渐变为多边形和扁平状,以补充表层衰老死亡或损伤脱落的细胞。与上皮相邻的结缔组织常形成许多乳头状隆起凸向上皮底部,以增大两者的连接面积,既有利于上皮获得营养供应,又使二者连接更加牢固。

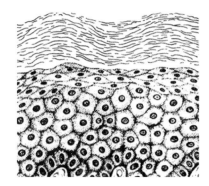
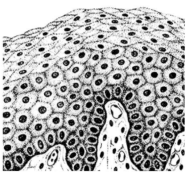

图 3-10　复层扁平上皮模式图

复层扁平上皮较厚,具有较强的机械性保护作用,主要分布于口腔、食管和阴道等的腔面和皮肤表面,具有耐摩擦和阻止异物侵入等作用。其受损伤后,有很强的修复能力。位于皮肤表面的复层扁平上皮,因浅层细胞的消失,细胞质充满角蛋白,细胞干硬,并不断脱落,称为角化的复层扁平上皮。衬贴于口腔、食管和阴道等的腔面的复层扁平上皮,因浅层细胞有细胞核,细胞质含角蛋白少,称为未角化的复层扁平上皮(图 3-11)。

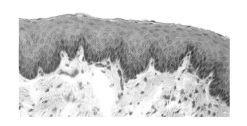

图 3-11　未角化的复层扁平上皮

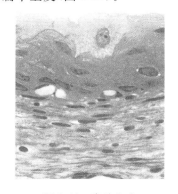

图 3-12　变移上皮

2. 复层柱状上皮(stratified columnar epithelium)　由数层细胞构成,其浅层为一层排列较整齐的低柱状细胞,深层为一层或多层多边形细胞。该上皮主要分布于睑结膜、男性尿道和一些腺体的大导管处。

3. 变移上皮(transitional epithelium)　其细胞可分为表层细胞、中间层细胞和基底细胞(图 3-12)。一个表层细胞可覆盖几个中间层细胞,也称盖细胞。变移上皮细胞的层数和形状可随所在器官的容积变化而改变。如:膀胱排空时,上皮细胞层数增多,上皮变厚;膀胱充盈扩张时,上皮细胞变扁、层数减少,上皮变薄(图 3-13)。该上皮分布在排尿管道,如肾盏、肾盂、输尿管、膀胱的腔面,具有保护功能。

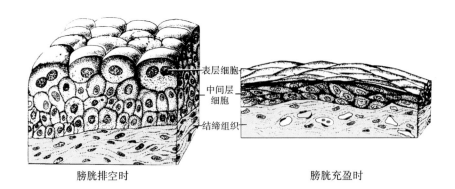

| 表层细胞
| 中间层
| 细胞
| 结缔组织

膀胱排空时　　　　　　　　　膀胱充盈时

图 3-13　变移上皮变化

(三)上皮细胞的特化结构

上皮细胞具有极性,各面常形成与功能相适应的一些特化的结构。其中,有的结构是由细胞自身构成的,有的则由细胞与细胞间质共同构成,还有的是上皮特有的。除了纤毛和少数部位较厚的基膜外,都只能在电镜下观察到。

1.上皮细胞的游离面

(1)微绒毛(microvillus):上皮细胞游离面伸出的微细指状突起,在电镜下清晰可见。微绒毛使细胞的表面积显著增大,有利于细胞对物质的吸收。其主要分布于小肠和肾小管等处上皮细胞的游离面(图 3-14)。

(2)纤毛(cilium):上皮细胞游离面伸出的较粗而长的突起,具有节律性定向摆动的能力(图3-15)。许多纤毛的协调摆动像风吹麦浪一样,把黏附在上皮表面的分泌物或颗粒物向一定方向推送,达到清除异物的目的。假复层纤毛柱状上皮即以此方式,把吸入的灰尘和细菌等推至咽部与痰一起咳出。其主要分布于呼吸道等处上皮细胞的游离面。

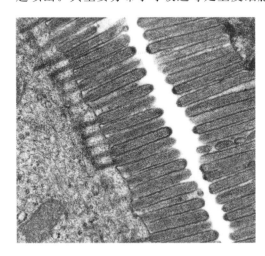

图 3-14　小肠微绒毛

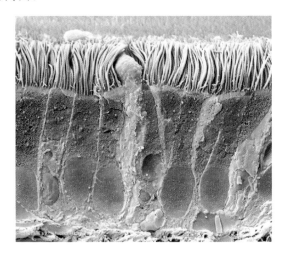

图 3-15　上皮细胞纤毛模式图

2.上皮细胞的基底面

(1)基膜(basement membrane):也称基底膜,是上皮细胞基底面与深部结缔组织之间共同形成的半透膜,由薄层细胞间质组成,化学成分主要为黏多糖等。基膜具有支持、连接和固定上皮细胞的作用。上皮内无血管,也可以通过基膜与结缔组织之间进行物质交换。除此之外,基膜还能引导上皮细胞移动,影响细胞的增殖和分化。

(2)质膜内褶(plasma membrane infolding):由上皮细胞基底面的细胞膜折向细胞质而形成,以扩大细胞面积,利于重吸收。其常见于肾小管上皮细胞的基底面。

（3）半桥粒（hemidesmosome）：其结构相当于桥粒的一半，位于上皮细胞基底面，主要作用是将上皮细胞固着于基膜上。

3.上皮细胞的侧面　上皮细胞的侧面是细胞的相邻面，细胞间隙较窄，在细胞膜接触区特化形成许多连接结构，加强了细胞间的机械联系，可维持组织结构的完整性和协调性。主要有紧密连接、中间连接和桥粒（图3-16）。这些结构可封闭近游离面的细胞间隙，防止有损组织的大分子物质进入深部组织。此外尚有缝隙连接，是相邻两细胞膜形成的间断融合，并有小管沟通，有利于细胞间物质交换和信息转导。

（四）上皮的再生与化生

在生理状态下，上皮细胞不断衰老、死亡和脱落，并不断地由上皮中的未分化细胞（干细胞）增殖补充，此过程称为上皮的更新或生理性再生。不同器官的上皮更新速度不同，如小肠绒毛上皮全部更新一次只需2～6天，表皮一般1～2个月更新一次，而胰腺上皮则需50天左右。上皮除了具有较强的生理性再生能力外，亦具有较强的损伤修复能力。当上皮由于炎症或创伤等原因受损时，其周围或深层未受损伤的上皮细胞增生补充

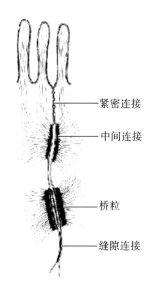

图3-16　细胞连接超微结构模式图

并迁移到受损上皮表面，形成新的上皮，从而恢复原有上皮的形态结构，此为上皮的病理性再生。例如，皮肤的表皮损伤缺失后，由伤口边缘的上皮基底层细胞或附属腺导管的上皮细胞分裂增殖，向结缔组织裸露区移动，成为单层扁平细胞，覆盖创面，以后随着移动来的细胞数目的增加而逐渐增加再生上皮的细胞层数；消化道上皮损伤脱落后，由邻近部位的正常上皮细胞或腺体颈部的上皮细胞分裂增殖，开始为立方上皮，然后逐渐增高而成为单层柱状上皮。

在某种生理或病理条件下，已分化成熟的上皮，其上皮细胞可适应改变的条件，形态、排列和功能发生转变，称为上皮化生。如气管、支气管上皮在反复受化学性气体刺激（如长期吸烟）或慢性炎症损害（如慢性支气管炎）而反复再生时，假复层纤毛柱状上皮可变成复层扁平上皮，称为鳞状上皮化生；慢性胃炎时，胃黏膜上皮转变为含有杯状细胞的小肠或大肠黏膜上皮，称为肠上皮化生。上皮化生是一种适应性反应，对抵抗不利的外界刺激（外因）有一定积极意义，但长期的外因刺激可导致细胞内部调控（内因）的紊乱，从而发生肿瘤。

二、腺上皮和腺

以产生分泌物为主要功能的细胞称为腺细胞，分泌物有酶类、黏液、激素等。由腺细胞组成的以分泌功能为主的上皮称腺上皮（glandular epithelium）。以腺上皮为主要成分的器官或结构称为腺。根据有无导管及分泌物排出途径，腺可分为外分泌腺和内分泌腺。外分泌腺的分泌物经导管排到体表或器官腔内，其分泌物经导管排泄，故又称管腺，如唾液腺、汗腺等；内分泌腺没有导管，其分泌物（激素）一般释放入血液，又称无管腺，如肾上腺、甲状腺等。

根据腺细胞数目的不同，外分泌腺可以分为单细胞腺和多细胞腺两种。此外，也常将分泌激素的单细胞腺称为内分泌细胞，分泌非激素类物质的单细胞腺称为外分泌腺（细胞）。杯状细胞属于单细胞腺。人体绝大多数外分泌腺属于多细胞腺，一般由分泌部（又称腺泡）和导管两部分组成。

（一）外分泌腺

1.分泌部　一般由单层腺细胞组成，中央有腔，称为腺腔，分泌物可由此经导管排出。分泌部的形状有管状、泡状和管泡状等，泡状和管泡状分泌部常称腺泡。根据其形态可将外分泌腺分为单管状腺、单泡状腺、复泡状腺、复管泡状腺等。根据分泌物的性质，外分泌腺又可分为浆液性腺、黏液性

腺和混合性腺(图3-17)。

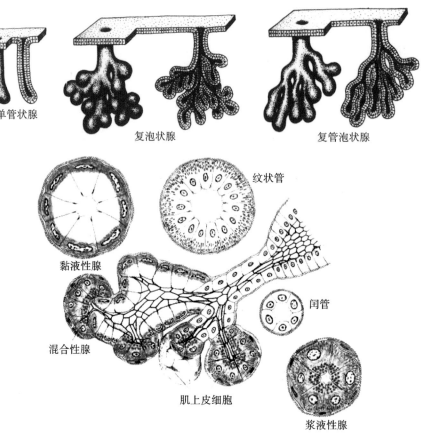

图 3-17 外分泌腺的形态

2.导管 由单层或复层上皮构成,与腺泡连通。导管可有分支或无分支,主要作用是输送分泌物,部分导管的上皮还有吸收水、电解质及分泌功能。

(二)内分泌腺

内分泌腺的结构特点是细胞常排成索状、团状或围成滤泡状,周围有丰富的毛细血管和毛细淋巴管。腺细胞的分泌物称为激素,可直接渗入周围的毛细血管或毛细淋巴管内,循环至全身,并选择性地作用于一定的细胞或器官(又称为靶细胞或靶器官)。

第二节 结缔组织

结缔组织(connective tissue)是人体内分布最广泛的组织,由细胞和细胞外基质(细胞间质)组成。细胞间质包括结缔组织细胞分泌产生的丝状纤维和无定形基质,以及基质中不断循环更新的组织液。细胞散在分布于细胞间质内,无极性。结缔组织形态多样,包括液态流动的血液、松软并富含纤维的固有结缔组织和软骨组织及骨组织。通常所说的结缔组织是指固有结缔组织。结缔组织具有支持、连接、保护、防御、修复和营养、物质运输等多种功能。

一、固有结缔组织

固有结缔组织按其结构和功能的不同,可分为疏松结缔组织、致密结缔组织、脂肪组织和网状组织等。

（一）疏松结缔组织

疏松结缔组织（loose connective tissue）又称蜂窝组织。其广泛存在于组织和器官内，由细胞、纤维和基质等成分构成（图 3-18）。其细胞种类、基质多，纤维数量较少，排列疏松，富含神经和血管，具有连接、支持、防御和修复等功能。

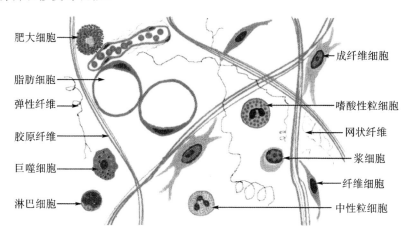

图 3-18　疏松结缔组织模式图

1. 细胞　疏松结缔组织中细胞种类较多，分散于基质中，细胞数量及分布常因所在部位和功能状态不同而不同。疏松结缔组织内有成纤维细胞、未分化间充质细胞、脂肪细胞、浆细胞、巨噬细胞、肥大细胞、白细胞等，其中前三者为结缔组织内固有的细胞，其余来自血液或淋巴组织。

（1）成纤维细胞（fibroblast）：疏松结缔组织中数量最多、最主要的细胞。光镜下，细胞胞体较大，形状不规则，细胞核大、椭圆形，细胞质丰富、呈弱嗜碱性。成纤维细胞能合成纤维和基质。成纤维细胞功能处于静止状态时，称为纤维细胞。纤维细胞小，呈长梭形，细胞质呈嗜酸性。在一定条件下，如创伤修复、结缔组织再生时，纤维细胞又能转变为成纤维细胞，合成纤维和基质。

（2）巨噬细胞（macrophage）：体内广泛分布的一种免疫细胞。光镜下，细胞形状多样，随功能状态而改变，常伸出伪足而形态不规则；细胞核小、着色较深；细胞质呈嗜酸性，常含空泡和吞噬颗粒。电镜下，细胞质内含大量溶酶体、吞噬体、吞饮泡和残余体，以及粗面内质网、高尔基复合体和线粒体（图 3-19）。巨噬细胞来源于血液中的单核细胞，后者穿过毛细血管壁进入结缔组织后增殖、分化为巨噬细胞。其功能主要是吞噬或清除异物与衰老死亡的细胞、分泌多种生物活性物质、参与调节免疫应答等。

（3）浆细胞（plasma cell）：在一般结缔组织内少见，多见于经常接触病原体及异体蛋白的部位，如消化道、呼吸道、脾、淋巴结等黏膜固有层的结缔组织内及慢性炎症病灶处。浆细胞呈圆形或椭圆形，细胞核圆形或卵圆形，多偏于一侧，染色质呈粗块状，沿核膜呈辐射状分布；细胞质丰富、呈嗜碱性（图 3-20）。电镜下，细胞质充满粗面内质网，细胞核旁浅染区内有发达的高尔基复合体。浆细胞来源于血液中的 B 细胞，其功能是合成、分泌免疫球蛋白，即抗体（antibody）和多种细胞因子，参与体液免疫应答和调节炎症反应。

（4）肥大细胞（mast cell）：来源于骨髓的造血祖细胞。经血液循环迁移至结缔组织内，多分布在小血管和小淋巴管周围，常见于皮肤真皮、呼吸道和消化道的黏膜结缔组织内。细胞胞体较大，呈圆形或卵圆形，细胞核圆小、居中，细胞质充满嗜碱性颗粒，颗粒内含组胺、白三烯、嗜酸性粒细胞趋化因子和肝素等。当肥大细胞受到某种药物或抗原刺激时，可释放大量颗粒内容物，称为脱颗粒。肝素具有抗凝血作用。组胺和白三烯可使皮肤的微静脉和毛细血管扩张、通透性增强，组织液渗出增多，形成数量不等的红色肿块，称为荨麻疹；可使细支气管平滑肌痉挛，黏液分泌增多，黏膜水肿，导致过敏性哮喘；也可使全身小动脉扩张，导致血压急剧下降，引起休克。上述病症统称过敏性反应。

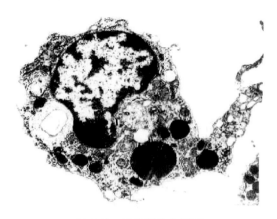

图 3-19　巨噬细胞电镜图

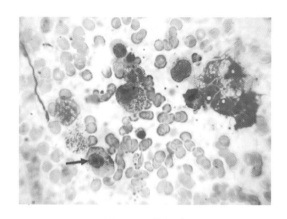

图 3-20　浆细胞

故肥大细胞的功能主要是参与机体的过敏反应。

（5）脂肪细胞（fat cell）：呈单个或成群分布。胞体较大，呈球形或多边形。细胞质内含有脂滴，将细胞核及细胞器挤到细胞的一侧，细胞核被挤压成弯月形。在 HE 染色切片上，脂滴被溶解呈空泡状。其功能是合成、储存和释放脂肪，参与脂类代谢。

（6）未分化间充质细胞（undifferentiated mesenchymal cell）：成体结缔组织内的干细胞，保留有间充质细胞的多向分化潜能。其分布广泛，多在小血管周围。其形态与成纤维细胞相似，故 HE 染色时，二者从形态上难以区别。在炎症或创伤修复过程中，此种细胞可分化为成纤维细胞、平滑肌细胞及血管内皮细胞等，参与结缔组织和小血管的修复。

（7）白细胞：血液中的白细胞常以变形运动穿出毛细血管和微静脉，进入疏松结缔组织发挥免疫防御功能。

2. 细胞间质　细胞间质包括纤维和基质。

1）纤维　包括胶原纤维、弹性纤维和网状纤维三种。

（1）胶原纤维：结缔组织中数量最多的纤维。新鲜时胶原纤维呈白色，又称白纤维；HE 染色时呈粉红色，较粗，呈波浪状，有分支交织成网，常成束存在。其化学成分胶原蛋白韧性大、抗拉力强。胶原纤维是伤口愈合的主要成分。

（2）弹性纤维：数量较胶原纤维少，分布广。新鲜时弹性纤维呈黄色，又称黄纤维；HE 染色时呈淡红色，不易与胶原纤维区分。光镜下，弹性纤维呈细丝状，有分支交织成网。化学成分为弹性蛋白，富有弹性。皮肤内的弹性纤维易受强光照射而断裂，弹性也会随年龄增长而递减。

（3）网状纤维：数量较少，纤维细，分支多，交织成网。HE 染色时不易着色，用镀银染色切片，呈黑色，又称嗜银纤维。网状纤维主要分布在网状组织内，也分布于基膜的网板、腺泡、毛细血管周围等处。

2）基质　无色透明的胶状物质，具有一定黏性，充填于纤维与细胞之间。基质的化学成分主要为蛋白多糖。透明质酸是构成蛋白多糖的主要成分，它可结合大量的蛋白质和多糖，形成带有许多微小孔隙的大分子结构，称分子筛。分子筛可限制大分子物质（如细菌等）的扩散，防止炎症蔓延。但某些细菌、肿瘤细胞、蛇毒等可产生或含有透明质酸酶，分解透明质酸而破坏分子筛，从而导致感染和肿瘤的扩散。

基质中还有少量组织液。在毛细血管动脉端，水和溶于水的电解质、单糖等小分子物质穿过毛细血管壁进入组织间隙，成为组织液。在毛细血管静脉端，大部分组织液和组织液中的 CO_2 及代谢产物又通过毛细血管壁回到血液中，小部分组织液和部分大分子物质则进入毛细淋巴管成为淋巴液（简称淋巴），最后回流入血液。组织液不断更新，有利于血液和组织细胞进行物质交换。

（二）致密结缔组织

致密结缔组织（dense connective tissue）成分与疏松结缔组织基本相同。其特点是细胞少，纤维多且粗大，排列紧密，纤维排列方向与承受张力的方向一致，主要具有支持、连接和保护功能。纤维间的细胞和基质较少、胶原纤维排列较规则者，又称规则致密结缔组织，见于肌腱和韧带（图 3-21）；胶原纤维排列不规则、互相交织而致密者，又称不规则致密结缔组织，见于皮肤的真皮、巩膜及大多数器官的被膜等（图 3-22）。

图 3-21　规则致密结缔组织

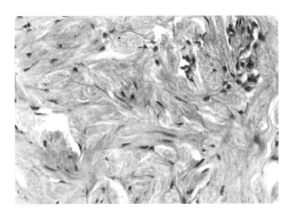

图 3-22　不规则致密结缔组织

（三）脂肪组织

脂肪组织（adipose tissue）由成群的脂肪细胞构成，被疏松结缔组织分隔成脂肪小叶。其主要分布在皮下、髓腔、网膜、系膜和肾脏周围等，具有维持体温、缓冲震荡、储存脂肪和参与脂肪代谢并产热等功能（图 3-23）。

（四）网状组织

网状组织（reticular tissue）由网状细胞、网状纤维和基质组成（图 3-24）。网状细胞呈星形，多突起，相邻细胞的突起互相连接成网状，细胞质呈弱嗜碱性，细胞核较大、卵圆形、染色浅、核仁清楚。网状纤维沿网状细胞的胞体和突起分布，交织成网状支架。网状细胞能产生网状纤维。网状纤维交织分布在基质中。网状组织主要分布在造血器官、淋巴组织和淋巴器官等处，有支持功能并为血细胞的发育提供适宜的微环境。

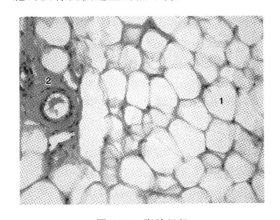

图 3-23　脂肪组织

1.脂肪组织；2.结缔组织

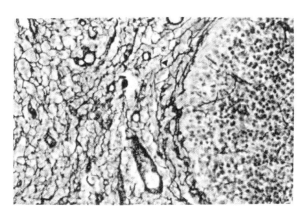

图 3-24　网状组织

二、血液

血液是循环流动在心血管系统内的液态组织,新鲜时呈红色,在心血管内不断流动。健康成人血量约为 5 L,占体重的 $7\%\sim8\%$。

(一)血浆

血浆(plasma)相当于结缔组织的细胞间质,pH 为 $7.35\sim7.45$,约占血液容积的 55%,其中 90% 是水,其余为血浆蛋白(清蛋白、球蛋白、纤维蛋白原等)、脂蛋白、糖、酶类、维生素、激素、无机盐及各种代谢产物等。血液流出血管后,如不加抗凝剂,则凝固成血块,随后析出淡黄色清亮的液体,称血清(serum)。血清中不含纤维蛋白原,凝血时血浆中的纤维蛋白原变成细丝状的纤维蛋白,将细胞成分和大分子的血浆蛋白包裹,使血液凝固成块。

(二)血细胞

血细胞(blood cell)约占血液容积的 45%,包括红细胞、白细胞和血小板。它们混悬于血液中。血细胞的形态、数量、比例及血红蛋白含量的测定结果称为血常规,是临床上诊断疾病的重要指标。临床上常把由瑞特(Wright)或吉姆萨(Giemsa)染色的血涂片置于光镜下,观察血细胞的形态结构并计算其数量和比例。

正常人各种血细胞有一定的形态结构,并且数量和比例相对恒定。血细胞主要由骨髓产生,其分类和计数的正常值如下:

$$
\left\{
\begin{array}{l}
\text{红细胞}
\left\{
\begin{array}{l}
\text{男:}(4.5\sim5.5)\times10^{12}/L \quad (\text{血红蛋白:}120\sim160\ g/L)\\
\text{女:}(3.5\sim4.5)\times10^{12}/L \quad (\text{血红蛋白:}110\sim150\ g/L)
\end{array}
\right.\\
\text{白细胞:}(4\sim10)\times10^{9}/L
\left\{
\begin{array}{l}
\text{有粒白细胞}
\left\{
\begin{array}{l}
\text{中性粒细胞:}50\%\sim70\%\\
\text{嗜碱性粒细胞:}0\sim1\%\\
\text{嗜酸性粒细胞:}0.5\%\sim3\%
\end{array}
\right.\\
\text{无粒白细胞}
\left\{
\begin{array}{l}
\text{淋巴细胞:}20\%\sim30\%\\
\text{单核细胞:}3\%\sim8\%
\end{array}
\right.
\end{array}
\right.\\
\text{血小板:}(100\sim300)\times10^{9}/L
\end{array}
\right.
$$

1. 红细胞　红细胞(erythrocyte,red blood cell)数量最多。在扫描电镜下呈双凹圆盘状,中央较薄,周缘较厚(图 3-25)。成熟的红细胞无核,无细胞器,细胞质内充满血红蛋白(图 3-26),使红细胞呈红色。红细胞内的血红蛋白具有结合和运输氧和二氧化碳的功能。通过血液循环,红细胞能将氧带给全身各组织细胞以满足其代谢所需,并带走一部分二氧化碳,维持细胞的生命活动。周围血中除大量成熟红细胞以外,还有少量未完全成熟的红细胞,称为网织红细胞(reticulocyte)。网织红细胞仍有合成血红蛋白的功能,在血液中一般经 $1\sim3$ 天充分成熟,核糖体消失。网织红细胞的计数,对血液病诊断和预后判定具有一定的临床意义。红细胞平均寿命约为 120 天,衰老的红细胞在经过脾和肝时,被巨噬细胞吞噬清除。红细胞的数量和血红蛋白的含量可因生理功能而改变,如婴儿高于成人、运动时高于安静状态、高原居民高于平原地区居民。红细胞计数和血红蛋白含量低于正常范围时,则为贫血。

2. 白细胞　白细胞(leukocyte,white blood cell)数量少,种类多。其为无色、有核、有细胞器、呈球形的细胞,体积最大,能做变形运动,可穿过毛细血管壁进入周围组织,发挥免疫防御功能。白细胞按其细胞质内有无特殊颗粒,分为有粒白细胞和无粒白细胞两大类。前者简称粒细胞,在瑞特染色的血涂片上,粒细胞根据其细胞质内特殊颗粒着色性质不同,分为中性粒细胞、嗜酸性粒细胞和嗜碱性粒细胞三种。无粒白细胞分为淋巴细胞和单核细胞(图 3-27)。

1)中性粒细胞(neutrophil)　白细胞中数量最多的一种,占白细胞总数的 $50\%\sim70\%$,呈球形。细胞核有的呈弯曲杆状,称为杆状核;有的呈分叶状,称为分叶核,一般分 $2\sim5$ 叶。正常人以 $2\sim3$

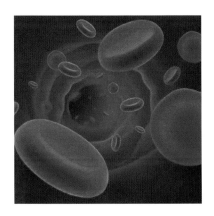

图 3-25　电镜下的红细胞形态

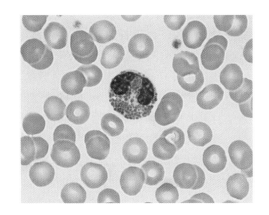

图 3-26　红细胞（血涂片）

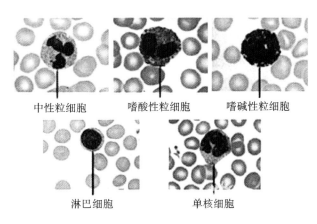

中性粒细胞　　　嗜酸性粒细胞　　　嗜碱性粒细胞

淋巴细胞　　　　　单核细胞

图 3-27　各种白细胞

叶多见。细胞核的叶数与细胞的衰老程度成正比。

中性粒细胞具有活跃的变形运动能力，以及较强的吞噬、杀菌能力，在体内起着重要的防御作用。当机体局部受到细菌感染时，中性粒细胞对细菌产物及受损组织所释放的某些化学物质有趋化性，以变形运动穿出毛细血管，聚集到病变部位，吞噬细菌并将其分解破坏。中性粒细胞还能释放一些杀菌物质，杀伤细菌。机体患有急性炎症时，中性粒细胞增多。细胞在吞噬和分解细菌后本身变性坏死成为脓细胞，与坏死组织共同组成脓液。中性粒细胞从骨髓进入周围血，停留 6～8 h 便离开血管，进入结缔组织中存活 2～3 天。当机体受到细菌特别是化脓性细菌感染时，除白细胞总数增加外，中性粒细胞的比例也显著提高。

2）嗜酸性粒细胞（eosinophil）　细胞呈球形，核分叶，常为 2 叶，细胞质内充满分布均匀、粗大的鲜红色嗜酸性颗粒。嗜酸性颗粒是一种溶酶体，含有组胺酶、过氧化物酶及芳基硫酸酯酶等。嗜酸性粒细胞能做变形运动，有选择性地吞噬抗原抗体复合物；释放组胺酶灭活组胺，从而减轻过敏反应；借助免疫物质，杀灭寄生虫。因此机体在患过敏性疾病或某些寄生虫感染时，血液中嗜酸性粒细胞数量增加。嗜酸性粒细胞进入周围血，一般停留 6～8 h 便离开血管，进入结缔组织特别是肠道的结缔组织中存活 8～12 天。

3）嗜碱性粒细胞（basophil）　数量最少，细胞呈球形；细胞核呈"S"形或不规则形，内含有许多大小不等的嗜碱性颗粒（呈暗紫蓝色），细胞核常被这些颗粒掩盖。嗜酸性颗粒有膜包被，颗粒内肝素和白三烯可引起过敏反应。嗜碱性粒细胞进入结缔组织后，分化为肥大细胞。嗜碱性粒细胞在结缔组织中可以存活 10～15 天。

4）淋巴细胞（lymphocyte）　细胞呈球形；细胞核圆形或椭圆形，一侧常有凹陷；细胞质少，染成天蓝色，内含少量嗜天青颗粒。根据细胞体积大小，淋巴细胞可分大、中、小 3 种，在血液循环中，小淋巴细胞数量最多。

淋巴细胞不仅产生于骨髓,也产生于淋巴器官和淋巴组织。根据其发生、功能的不同,分为胸腺依赖淋巴细胞(简称 T 细胞)、骨髓依赖淋巴细胞(简称 B 细胞)、自然杀伤细胞(简称 NK 细胞)三类。

(1)T 细胞:T 细胞约占淋巴细胞总数的 75%,体积小,细胞质内含少量溶酶体。T 细胞从胸腺迁移到周围淋巴器官(淋巴结、脾、扁桃体等),受抗原刺激后增殖活化,参与细胞免疫,并有调节免疫应答的作用。如排斥异体移植物、抗肿瘤免疫等。

(2)B 细胞:B 细胞在骨髓内发育,占淋巴细胞总数的 10%~15%。其体积较大,一般不含溶酶体,受抗原刺激后可增殖分化为浆细胞,产生抗体,参与体液免疫。

(3)NK 细胞:NK 细胞由骨髓内的造血干细胞发育而成,主要存在于脾和血液内。NK 细胞占血液中淋巴细胞总数的 10%。细胞质内溶酶体较多。NK 细胞不需抗原的激活,也不依赖抗体的存在即可杀伤某些靶细胞,如肿瘤细胞和感染病毒的细胞,故在抗肿瘤免疫中起重要作用。

5)单核细胞(monocyte) 白细胞中体积最大的细胞。单核细胞呈圆球形,细胞核呈肾形或马蹄形,细胞质呈弱嗜碱性,灰蓝色,内有许多细小的淡紫色嗜天青颗粒,即溶酶体。颗粒内有水解酶和溶菌酶等。单核细胞有活跃的变形运动及吞噬功能。单核细胞在血液中停留 1~5 天,再以活跃的变形运动穿过毛细血管壁进入结缔组织和体腔,增殖分化为巨噬细胞。

3.血小板 血小板(blood platelet)是骨髓中的巨核细胞脱落下来的胞质小块,体积最小,呈双凸圆盘状,当受到机械或化学刺激时伸出突起并呈不规则形。在血涂片上,血小板常呈多角形,无细胞核,聚集成群,分散于血细胞之间(图 3-28)。血小板在生理性凝血过程中起到非常重要的作用。如果血小板数量低于 $50 \times 10^9/L$,皮肤或黏膜出血时出现淤斑,即血小板减少性紫癜。血小板的寿命为 7~14 天。

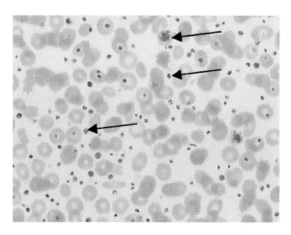

图 3-28 血小板(血涂片)

三、软骨组织与软骨

软骨(cartilage)由软骨组织及其周围的软骨膜组成。软骨组织由软骨细胞和软骨基质组成。软骨细胞包埋在软骨基质中,其大小、形态和分布在软骨内呈一定的规律,反映软骨细胞从幼稚到成熟的发育过程。软骨基质即细胞间质,呈半固态凝胶状,纤维分布其中,具有支持和保护作用。软骨组织中无血管,细胞所需的营养依靠软骨膜中的血管渗透来提供。软骨膜即覆盖在软骨表面(关节软骨除外)的薄层致密结缔组织,内有血管、神经、淋巴管。

根据软骨基质内含有的纤维成分的不同,软骨可分为三种类型,即透明软骨、弹性软骨和纤维软骨。

1.透明软骨 透明软骨(hyaline cartilage)含少量胶原原纤维,具有较强的抗压性,有一定的弹性和韧性,但在外力作用下较其他类型软骨易断裂(图 3-29)。其因新鲜时呈半透明状而得名。透明软骨分布较广,主要分布于鼻、喉、气管、支气管、关节软骨和肋软骨等处。

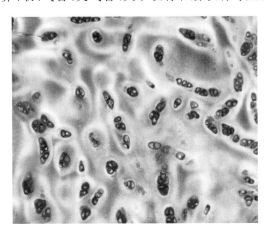

图 3-29 透明软骨

2. 弹性软骨 弹性软骨(elastic cartilage)与透明软骨结构相似,其主要特点是含大量弹性纤维,相互交织成网,具有很好的弹性(图 3-30)。新鲜时呈不透明的黄色。弹性软骨分布于耳郭、外耳道、咽喉、咽鼓管、会厌等处。

3. 纤维软骨 纤维软骨(fibrous cartilage)内含有大量成束的胶原纤维,平行或交叉排列,故有很强的韧性(图 3-31)。新鲜时呈不透明的乳白色。纤维软骨主要分布于椎间盘、耻骨联合和关节盘等处。

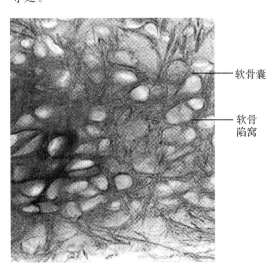

软骨囊

软骨陷窝

图 3-30 弹性软骨

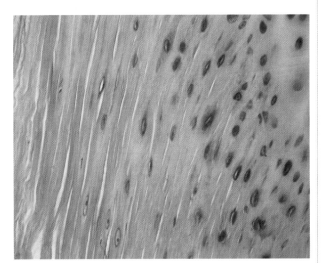

图 3-31 纤维软骨

四、骨组织与骨

骨是由骨组织、骨膜和骨髓构成的坚硬器官。骨组织(osseous tissue)是骨的结构主体,主要由细胞和钙化的细胞间质组成(图 3-32)。钙化的细胞间质称为骨质(bone matrix)。骨组织的细胞成分有骨祖细胞、成骨细胞、骨细胞和破骨细胞四种。其中骨细胞数量最多,仅骨细胞位于骨组织内部,其余三种分布在其表面。骨组织是坚硬而有一定韧性的结缔组织。体内约 99% 的钙以骨盐的形式沉积在骨组织的细胞间质内,故骨组织是人体内最大的钙库,与钙、磷代谢有着密切的关系。

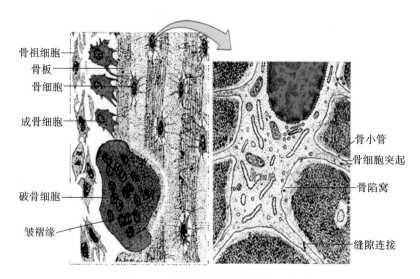

骨祖细胞
骨板
骨细胞

成骨细胞

破骨细胞

皱褶缘

骨小管
骨细胞突起

骨陷窝

缝隙连接

图 3-32　骨组织的骨板和各种细胞

（一）骨组织结构

1. 骨质　骨质又称骨基质，包括有机成分和无机成分，含水极少。有机成分主要包括大量的骨胶原纤维和少量无定形基质，存在于纤维之间，具有黏合纤维的作用。有机成分使骨具有韧性。无机成分又称骨盐，主要为钙盐，密集而规律地沿胶原原纤维长轴排列，这是骨质坚硬的主要原因。骨胶原纤维平行排列，借基质黏合在一起，钙盐密集而规则地沉积在骨胶原纤维间，形成既坚韧又硬的板状结构，称骨板。同一骨板中的纤维平行排列，相邻骨板内的纤维排列方向相互垂直，如同多层木质胶合板。这种结构使骨质具有较强的支持作用，并可承受多方面的压力。骨板以不同形式排列，形成骨松质和骨密质。

2. 细胞

（1）骨祖细胞（osteoprogenitor cell）：软骨组织和骨组织的共同干细胞。其位于软骨膜和骨膜内层，分化方向取决于所处部位和所受刺激的性质。细胞体较小，呈梭形，细胞核椭圆形，细胞质少。当骨生长、修复、改建时，骨祖细胞功能活跃，不断增殖分化为成骨细胞。

（2）成骨细胞（osteoblast）：由骨祖细胞分化而来，分布在骨组织的表面，常单层排列，不规则。细胞呈柱状或椭圆形，有小突起，细胞核大而圆。骨生长或再生时，成骨细胞分泌胶原蛋白和基质，此时的基质无钙盐沉着，称为类骨质。成骨细胞逐渐被类骨质包埋在其中，改称为骨细胞。类骨质中逐渐有基质小泡释放的钙盐沉积，即成为骨基质。成骨细胞并非持续处于活跃状态，当成骨功能相对静止时，其细胞变扁平，紧贴骨组织表面，称骨被覆细胞。当组织成骨功能重新活跃时，骨被覆细胞又可恢复为活跃状态的成骨细胞。

（3）骨细胞（osteocyte）：数量多，呈扁圆形，有许多个细长的突起，细胞核椭圆形，细胞质少、呈弱嗜碱性。相邻骨细胞的突起借缝隙连接相连。骨细胞的胞体位于骨陷窝内，突起位于骨小管内。骨陷窝和骨小管内含少量组织液，骨陷窝、骨小管相互连通构成了骨组织内部的物质运输通道。骨细胞具有溶骨和成骨的作用，参与调节钙、磷的平衡。

（4）破骨细胞（osteoclast）：散在分布于骨组织表面，数量少，形态不规则，体积大，细胞核数目不等，细胞质丰富，含有丰富的溶酶体和线粒体。其是一种可游走的多核巨细胞，由多个单核细胞融合而成，具有强大的溶骨能力。在骨组织发生、骨的生长与发育过程中，成骨细胞形成骨、破骨细胞破坏与吸收骨，两者相辅相成，共同参与完成骨的生长和改建。

（二）长骨的结构

长骨由骨松质、骨密质、关节软骨、骨膜、血管和神经等构成（图3-33）。

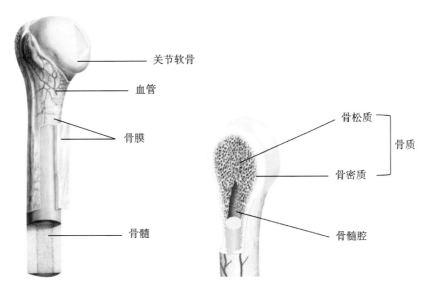

关节软骨
血管
骨膜
骨髓

骨松质
骨密质
骨质
骨髓腔

图3-33 长骨结构模式图

1. 骨松质（spongy bone） 分布于长骨两端的骨骺内及骨干的内侧面，由许多针状或片状的骨小梁交织而成，肉眼可见多孔隙网状结构，网眼内充满红骨髓。骨小梁由平行排列的骨板和骨细胞构成。骨小梁的排列方向与长骨承受压力的方向一致。

2. 骨密质（compact bone） 分布于长骨骨干以及骨骺外表面，骨板排列紧密有序，肉眼很难见明显的孔隙。在骨干，根据其排列方式不同，可分为环骨板、骨单位和间骨板三种形式（图3-34）。

（1）环骨板（circumferential lamella）：环绕骨干内、外表面的骨板，分别称为内环骨板和外环骨板。外环骨板较厚，由数层或10多层骨板组成，较整齐地环绕骨干排列，最外层紧贴骨外膜。内环骨板薄，仅有数层，排列不规则，内表面有一层很薄的骨内膜。

（2）骨单位（osteon）：又称哈弗斯系统（Haversian system），是长骨中起支持作用的主要结构（图3-35）。骨单位位于内、外环骨板之间，在骨的横切面上，每个骨单位是由10～20层同心圆状排列的骨板组成的圆筒状结构。骨单位的中轴有一条纵行的管道，称为中央管（哈弗斯管），内含结缔组织、血管和神经。相邻骨单位的中央管借横向穿行的穿通管相连通，中央管内的小血管渗出的组织液可由中央管流向周围的骨小管。骨单位是骨密质的主要结构单位。

（3）间骨板（interstitial lamella）：填充在骨单位之间或骨单位与环骨板之间的一些不规则的平行骨板，是骨生长和改建过程中未被吸收的骨单位或环骨板的残留部分。

3. 骨膜（periosteum） 由致密结缔组织构成，分为骨外膜和骨内膜。骨外膜覆盖在外表面，较厚，纤维粗大而致密，有些纤维束穿入外环骨板，称穿通纤维，有固定骨外膜的作用。骨外膜的内层疏松并富含小血管及细胞成分。骨内膜内衬在骨髓腔、中央管和穿通管内表面及覆盖在骨小梁表面，很薄，富含血管及细胞成分。骨外膜和骨内膜均含有骨祖细胞，可分化为具有造骨功能的成骨细胞，内、外环骨板就是由相应骨膜内层中的成骨细胞向骨表面不断添加新骨而形成的。因此，骨膜具有造骨功能，对骨的营养、生长、修复、重建起重要作用，在处理骨损伤时，应注意保护骨膜。

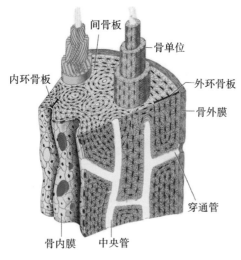

图 3-34　长骨骨干立体结构模式图

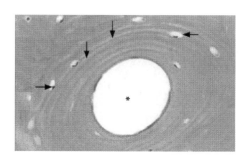

图 3-35　骨单位

* 中央管；↓骨单位骨板；←骨陷窝；→细胞核

第三节　肌　组　织

肌组织(muscular tissue)主要由能收缩的肌细胞构成。肌细胞间有少量结缔组织,内含血管和神经等。肌细胞细而长,呈纤维状,故又称肌纤维(muscle fiber)。肌细胞的膜称肌膜(sarcolemma),细胞质称肌质。肌质中有许多肌丝,是肌纤维舒缩功能的主要物质基础。肌组织根据其结构、功能和特点分三类:骨骼肌、心肌和平滑肌。

一、骨骼肌

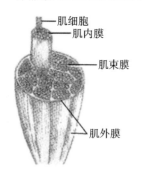

图 3-36　骨骼肌结构模式图

骨骼肌(skeletal muscle)主要分布于头颈、躯干和四肢。大多借肌腱附着于骨骼,收缩迅速有力。整块肌外面包有结缔组织而形成肌外膜,肌外膜的结缔组织伸入肌内分隔和包围大小不等的肌束形成肌束膜,每条纤维周围包有少量结缔组织,称为肌内膜(图 3-36)。骨骼肌收缩受意识支配,属于随意肌。肌纤维纵切面在光镜下显示明暗相间的横纹,又称横纹肌(图 3-37)。

（一）骨骼肌纤维在光镜下的结构

骨骼肌纤维呈长圆柱形,两端钝圆,长度不等,一般长度为 1～40 mm,具有明显的横纹。一条肌纤维有多个甚至上百个细胞核;细胞核呈扁椭圆形,染色较浅,位于肌膜下方。肌质内含有许多与细胞长轴平行排列的肌原纤维(myofibril)。

肌原纤维呈细长柱状,沿细胞长轴平行排列。每条肌原纤维上都有明暗相间的带,由于各条肌原纤维的明带、暗带都相应地排列在同一平面上,故纵切的骨骼肌纤维呈现明暗相间的横纹。明带着色较浅,又称 I 带;暗带着色较深,又称 A 带。A 带中央有一段相对较亮的 H 带,H 带中央有一条横向的 M 线。I 带正中央有一条深色线,称 Z 线(又称 Z 膜)。相邻两 Z 线之间的一段肌原纤维,称

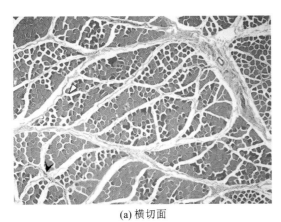
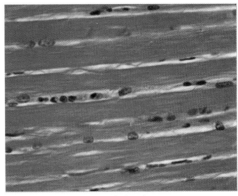

(a) 横切面　　　　　　　　　　(b) 纵切面

图 3-37　光镜下骨骼肌纤维示意图

肌节,每个肌节由 1/2 条明带＋1 条暗带＋1/2 条明带组成,肌节长度约 2.3 μm。肌节是肌原纤维结构和功能的基本单位(图 3-38)。

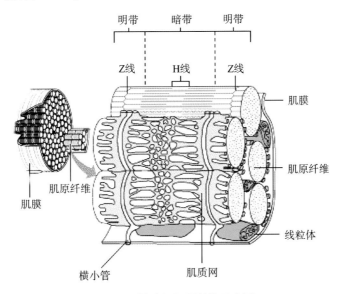

图 3-38　骨骼肌肌原纤维示意图

(二)骨骼肌纤维的超微结构

骨骼肌纤维的超微结构如图 3-39 所示。

1.肌原纤维　电镜下每条肌原纤维由大量平行排列的粗、细两种肌丝组成(图 3-40)。

(1)粗肌丝(thick filament):贯穿暗带全长,两端游离,呈长杆状,直径约 10 nm,长约 1.5 μm,由许多肌球蛋白分子平行并紧密排列而成。形似豆芽,分头和杆两部,头部有横桥,能与细肌丝中的肌动蛋白位点结合,具有 ATP 酶活性。

(2)细肌丝(thin filament):一端附着在 Z 线上,另一端伸到粗肌丝之间,直径为 5~7 nm,长约 1 μm,由肌动蛋白、原肌球蛋白和肌钙蛋白三种蛋白质组成。

2.横小管(transverse tubule)　肌膜向细胞内凹陷形成的许多横向走行的细小管道,其走向与肌纤维长轴垂直,位于暗带与明带交界处。同一平面上的横小管分支吻合,环绕每条肌原纤维,可将肌膜的兴奋迅速传导到肌纤维内部。

3.肌质网(sarcoplasmic reticulum)　细胞质中的滑面内质网,位于肌原纤维之间。其包绕在肌原纤维周围,大部分走行方向与肌原纤维长轴一致,又称纵小管。纵小管在近横小管处膨大,并相互

Note

通连形成与横小管平行并与之紧密相贴的环形管,称为终池。每条横小管及其两侧终池合称为三联体。

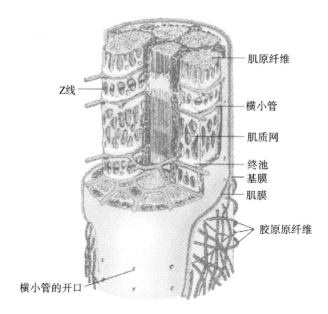

图 3-39　骨骼肌纤维超微结构立体模式图

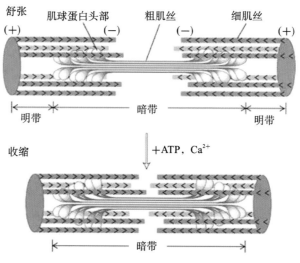

图 3-40　肌原纤维示意图

(三)骨骼肌的收缩原理

骨骼肌的收缩原理,目前比较公认的是 Huxley 提出的肌丝滑行学说。该学说认为,当肌膜兴奋通过横小管传递到肌质网后,Ca^{2+} 经终池释放进入细胞质,细胞质中 Ca^{2+} 浓度升高,促使其与肌钙蛋白结合,暴露粗、细肌丝结合位点,使粗肌丝横桥与细肌丝肌动蛋白结合。与此同时,粗肌丝横桥分解 ATP 释放能量用于牵拉细肌丝滑向 M 线。暗带长度不变,明带缩短,H 带缩短,暗带中粗肌丝和细肌丝重叠部分增加,相邻的 Z 线相互靠近。最终肌节缩短,肌纤维收缩。收缩结束后,Ca^{2+} 被泵回肌质网,肌纤维松弛。因此肌原纤维的缩短并不是由于肌丝本身的缩短或卷曲,而是细肌丝向粗肌丝滑行的结果(图 3-41)。

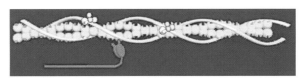

Ca²⁺与肌钙蛋白结合 → 肌动蛋白的结合位点暴露

→ 横桥与肌动蛋白结合 → 横桥分解ATP释放能量

→ 横桥摆动牵动细肌丝滑行

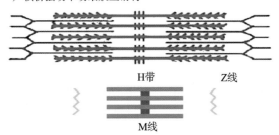

H带　　　Z线

M线

图 3-41　骨骼肌纤维的收缩机制

二、心肌

心肌(cardiac muscle)分布于心壁,主要由心肌纤维构成。心肌收缩不受意识支配,属于不随意肌,收缩持久而有节律。

(一)心肌纤维在光镜下的结构

心肌纤维呈短圆柱状,有分支并互相吻合呈网状。心肌纤维也有明暗相间的横纹,但没有骨骼肌纤维横纹明显。心肌纤维内细胞核呈椭圆形,位于心肌纤维中央,多为单个,偶见双核。肌质丰富,多聚集在细胞核两端附近,肌质内含有丰富的线粒体、糖原、少量脂滴和脂褐素,其中脂褐素随年龄增长而增多。相邻心肌纤维的连接处称闰盘(intercalated disk),呈横行或阶梯状(图 3-42)。

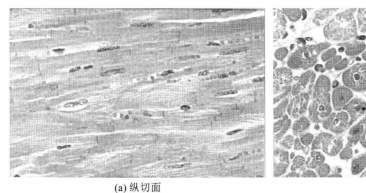
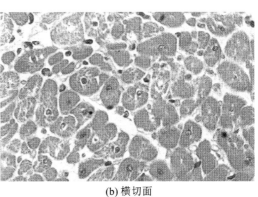

(a)纵切面　　　　　　　　　　　　　(b)横切面

图 3-42　光镜下心肌纤维纵、横切面示意图

(二)心肌纤维的超微结构

心肌纤维的超微结构与骨骼肌纤维有相似之处,其不同点如下:①肌原纤维不像骨骼肌那样规则,肌丝被分割成粗细不等的肌丝束,以致横纹不如骨骼肌的明显;②心肌的横小管口径较粗,位置相当于 Z 线水平,纵小管不如骨骼肌发达,纵小管一侧膨大的盲管(终池)与横小管形成二联体,故心肌纤维的 Ca²⁺ 储存能力较低,需不断从外界摄取 Ca²⁺;③闰盘是心肌纤维的连接结构,切面上呈阶梯状,增大了接触面积(图 3-43)。

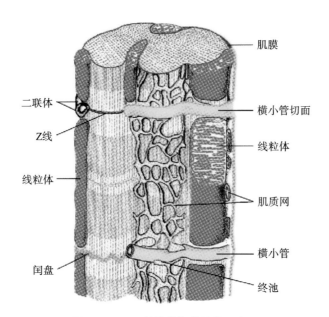

图 3-43　心肌纤维的超微结构示意图

三、平滑肌

平滑肌(smooth muscle)主要分布于内脏血管壁内,收缩缓慢而持久。平滑肌收缩不受意识支配,亦属不随意肌。

平滑肌纤维呈长梭形,无横纹,细胞核呈椭圆形或长杆状,居中央。平滑肌纤维收缩时常扭曲呈螺旋状,舒张时伸长。平滑肌的长度在不同的器官中亦有不同,小血管的平滑肌长约 20 μm,内脏处的平滑肌长约 200 μm,妊娠子宫的平滑肌长 500~600 μm。平滑肌纤维内有粗肌丝和细肌丝,此外还有中间丝。其分布与心肌、骨骼肌不同(图 3-44)。

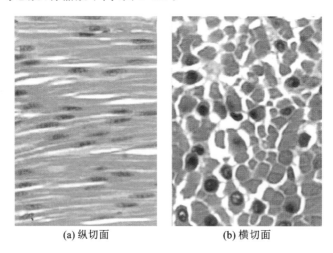

(a) 纵切面　　　　　(b) 横切面

图 3-44　光镜下平滑肌纤维结构示意图

第四节　神经组织

神经组织(nerve tissue)是高度分化的组织,是构成人体神经系统的主要成分。神经系统包括中枢神经系统和周围神经系统。神经组织由神经细胞和神经胶质细胞组成。

神经细胞又称为神经元(neuron),是神经系统和神经组织的结构和功能的基本单位。神经元形态多样、结构复杂,但都具有接受刺激、整合信息和传导神经冲动的功能。神经元常以突触方式互相连接,形成复杂的神经联络,将化学信号或电信号从一个神经元传给另一个神经元或各种效应细胞,以产生相应的生理效应,使机体成为协调统一的整体,以适应内、外环境的变化。神经胶质细胞在数量上比神经元多,虽不能接受刺激和传导冲动,但它们对神经元起到支持、绝缘、营养和保护作用,还可以对神经组织的损伤进行修复和填充。

一、神经元

(一)神经元的形态结构

神经元由胞体和突起构成,胞体是神经元的代谢和营养中心。胞体包括细胞膜、细胞质和细胞核。突起由细胞膜和细胞质共同突出而形成,分为轴突和树突(图 3-45)。

1. 胞体 主要存在于脑、脊髓灰质以及神经节内。胞体大小不一,形态各异,呈球形、锥形、梭形或星形。

1)细胞膜 包于神经元的表面,较薄。其是可兴奋细胞膜,具有接受刺激、处理信息、产生和传导神经冲动的作用。细胞膜的性质取决于膜蛋白,有些是离子通道如 Na^+ 通道、K^+ 通道、Ca^{2+} 通道和 Cl^- 通道等;有些是受体,与相应的神经递质结合,可使某种离子通道开放,从而产生神经冲动。

2)细胞核 呈圆形,位于胞体中央,染色浅且异染色质少,核仁大而明显。

3)细胞质 除含一般细胞器和发达的高尔基复合体外,还有丰富的尼氏体和神经原纤维。

(1)尼氏体(Nissl body):分布于胞体及树突的细胞质内,呈强嗜碱性。光镜下其为许多平行排列的粗面内质网和游离核糖体。尼氏体能合成蛋白质和神经递质所需要的酶,是神经元功能状态的标志。神经递质是神经元向其他神经元或效应细胞传递信息的化学载体,主要在胞体合成后以小泡的形式储存在神经元的轴突终末。

(2)神经原纤维(neurofibril):在 HE 染色切片中无法辨别,在光镜下镀银染色标本中神经元内的神经原纤维呈棕黑色细丝状、交织成网,并伸入轴突和树突内(图 3-46)。

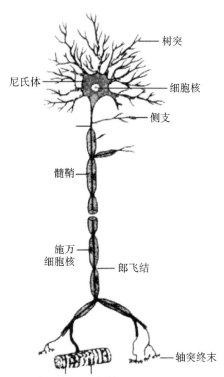

图 3-45　神经元结构模式图

电镜下神经原纤维由排列成束的神经丝和微管组成,是神经元的细胞骨架,起支持作用,并参与神经元内物质(包括神经递质、代谢产物及离子)的运输等。

2. 突起(图 3-47)

(1)树突:通常一个神经元有一个或多个树突,可接受刺激并将神经冲动传向胞体。树突多呈树枝状分支。树突多短粗,分支表面有棘状突起,称树突棘,树突棘是形成突触的地方。树突的分支和树突棘可增大神经元接受刺激的表面积。树突的功能主要是接受刺激,同时也能将冲动传向胞体,是神经元之间形成突触的主要部位。

(2)轴突:一个神经元只有一个轴突。轴突呈细索状,末端分支较多,形成轴突终末。轴突多自胞体发出,发出的部位常呈圆锥形,称轴丘。光镜下轴丘内无尼氏体。轴突表面的细胞膜称轴膜,内

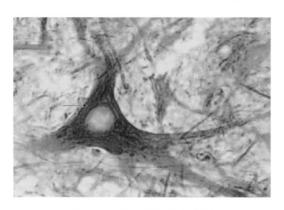

图 3-46　神经原纤维光镜图

含的细胞质称轴浆。轴浆可双向流动,称轴浆运输。轴突的主要功能是传导神经冲动,可将神经冲动从胞体传向其他神经元或肌纤维等效应细胞。

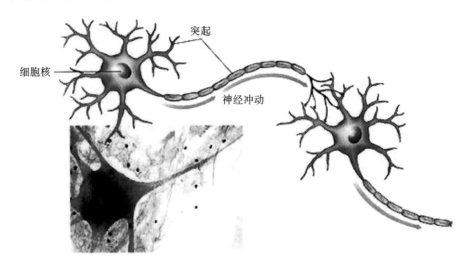

图 3-47　突起模式图

(二)神经元的分类

1. 按神经元突起数量分类(图 3-48)

(1)假单极神经元(pseudounipolar neuron):胞体发出一个突起,在距胞体不远处又分为两支,一支分布到周围其他组织器官,称周围突,其功能相当于树突,可感受刺激并将冲动传向胞体。另一支进入中枢神经系统,称中枢突,将冲动由胞体传向中枢的另一个神经元;分布于脊神经节和脑神经核。

(2)双极神经元(bipolar neuron):有一个树突和一个轴突。分布于视网膜、前庭神经节、蜗神经节和嗅黏膜等处。

(3)多极神经元(multipolar neuron):有一个轴突和多个树突。分布于中枢神经系统,如脊髓前角运动神经元等。

2. 按神经元功能不同分类(图 3-49)

(1)运动神经元(motor neuron):又称为传出神经元(efferent neuron),是将神经冲动自中枢传至周围的神经元。其功能是支配肌的收缩或腺体的分泌,如脊髓前角运动神经元等。

(2)感觉神经元(sensory neuron):又称为传入神经元(afferent neuron),是将内、外环境的各种信息自周围传向中枢的神经元。如脊神经节内的假单极神经元和视网膜的双极神经元。

(3)联络神经元(association neuron):又称为中间神经元(interneuron),位于感觉神经元与运动

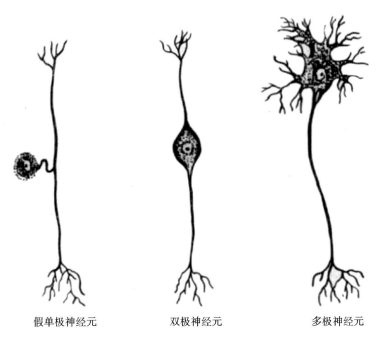

假单极神经元 　　双极神经元 　　多极神经元

图 3-48　不同突起的神经元

神经元之间,起联络作用。此类神经元数量最多,约占神经元总数的 99%。随着动物的进化,联络神经元的数量逐渐增多,在中枢神经系统内,它构成复杂的神经元网络,是记忆、学习等的基础。

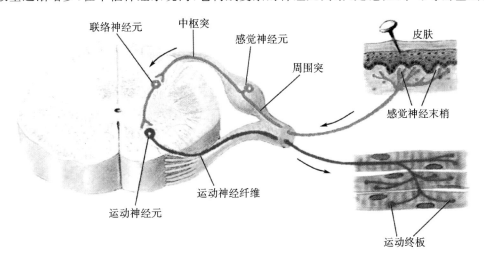

图 3-49　神经元功能分类

3. 按神经元合成、分泌的神经递质分类

(1)胆碱能神经元(cholinergic neuron):其轴突末梢释放乙酰胆碱,位于中枢神经系统和部分内脏神经中。

(2)去甲肾上腺素能神经元(noradrenergic neuron):其轴突末梢释放去甲肾上腺素等单胺类物质,广泛存在于中枢和周围神经系统。

(3)肽能神经元(peptidergic neuron):其轴突末端释放脑啡肽、P 物质、生长抑素等肽类物质,广泛存在于中枢和周围神经系统。

(4)胺能神经元:释放多巴胺、5-羟色胺。

(5)氨基酸能神经元:释放甘氨酸、谷氨酸等。

（三）突触

神经元与神经元之间，或神经元与效应细胞（如肌纤维、腺细胞等）之间进行信息传递的一种特化的细胞连接结构称为突触（synapse）。它在神经系统功能活动中起重要作用。根据神经冲动传导方式不同可将突触分为电突触和化学突触两类。电突触是神经元之间的缝隙连接，以电流作为传递信息的载体，可迅速通过缝隙连接传递信息。通常所指的突触为化学突触，它以化学物质（神经递质）作为细胞之间传递信息的媒介。

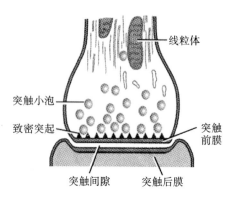

图 3-50　化学突触结构模式图

哺乳动物的神经系统中以化学突触占大多数。电镜下，化学突触的结构由突触前成分、突触间隙和突触后成分三部分组成。突触前、后成分彼此相对的细胞膜，分别称突触前膜和突触后膜；两者之间有狭窄的间隙，称突触间隙（图 3-50）。在突触前膜内侧的轴浆中有许多突触小泡以及线粒体、微丝、微管等细胞器。突触小泡内含有神经递质，如乙酰胆碱、去甲肾上腺素等。突触后膜上有能结合神经递质的特异性受体。当神经冲动传至突触前膜时，突触小泡以胞吐方式将神经递质释放到突触间隙，然后与突触后膜上的特异性受体结合，引起突触后膜的兴奋性或抑制性变化，从而使突触后神经元兴奋或抑制。神经递质产生上述效应后，立即被相应的酶分解而失去活性，以保证突触传递的灵敏性。

二、神经胶质细胞

神经胶质细胞（neuroglial cell），简称神经胶质（neuroglia），广泛分布于中枢神经系统和周围神经系统，形态各异，均有突起，但无树突、轴突之分。神经胶质细胞的数量是神经元的 10～50 倍。

（一）中枢神经系统的神经胶质细胞

1. 星形胶质细胞　星形胶质细胞是神经胶质细胞中体积最大、数量最多的一种（图 3-51）。此类细胞发出许多突起，伸展充填在神经元胞体及其突起之间。星形胶质细胞能分泌神经营养因子等多种神经因子，对神经元的分化、功能维持以及创伤后神经组织的修复和瘢痕形成具有重要意义。

2. 少突胶质细胞　其数量较多，胞体较小，呈长椭圆形或梨形，细胞核着色深、圆形或椭圆形（图 3-51）。胞体上的突起少，分支亦少。分布于中枢神经系统白质纤维之间和灰质神经元胞体的周围，具有形成髓鞘的作用。

3. 小胶质细胞　小胶质细胞由血液中的单核细胞衍变而来，有吞噬功能（图 3-51）。

4. 室管膜细胞　室管膜细胞呈立方形或柱状，单层排列为上皮样的室管膜，分布于脑室和脊髓中央管的腔面。分布于脉络丛表面的室管膜细胞可产生脑脊液。

（二）周围神经系统的神经胶质细胞

1. 施万细胞（Schwann cell）　又称为神经膜细胞，排列成串，包裹着周围神经纤维的轴突，是周围神经系统内形成髓鞘的细胞。施万细胞还能合成和分泌一些神经营养因子，可促进受损伤的神经元存活及轴突的再生。

2. 卫星细胞（satellite cell）　也称神经节细胞，是神经节内包裹神经元胞体的一层扁平或立方形细胞，细胞核呈圆形或卵圆形。

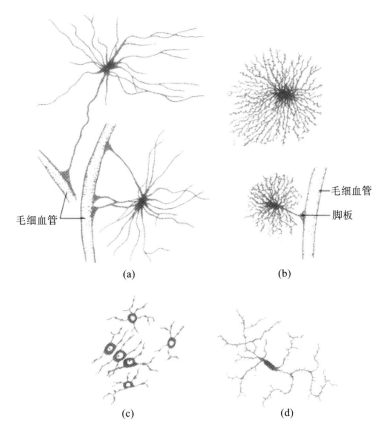

图 3-51 中枢神经系统的神经胶质细胞

(a)纤维性星形胶质细胞；(b)原浆性星形胶质细胞；(c)少突胶质细胞；(d)小胶质细胞

三、神经纤维和神经

神经纤维(nerve fiber)由神经元的轴突或长树突及其外面包绕的神经胶质细胞所组成。根据外面包绕的神经胶质细胞是否形成髓鞘，可将神经纤维分为有髓神经纤维和无髓神经纤维两种。

（一）有髓神经纤维

神经元的长突起外面包绕髓鞘，构成有髓神经纤维（图3-52）。髓鞘由神经膜细胞（或少突胶质细胞）的细胞膜呈同心圆状包裹长突起并相互融合而成。每一条长突起被许多神经膜细胞（或少突胶质细胞）呈节段性包裹，相邻两个神经膜细胞（或少突胶质细胞）的连接处无髓鞘，称郎飞结（Ranvier node）。相邻两个郎飞结之间的一段神经纤维，称结间体。

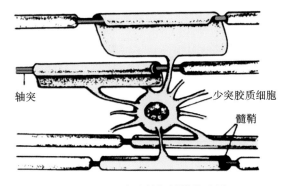

图 3-52 有髓神经纤维模式图

髓鞘具有绝缘作用,故神经冲动只能从一个郎飞结跳跃到下一个郎飞结,称跳跃式传导。结间体越长,跳跃式传导的速度越快。另外,由于髓鞘的绝缘作用,兴奋在传导时不易向周围扩散,能确保传导的精确性。

(二)无髓神经纤维

神经元长突起外仅有神经膜细胞(或少突胶质细胞)包裹,没有形成髓鞘,称无髓神经纤维。一个神经膜细胞(或少突胶质细胞)可包裹许多条长突起而不形成髓鞘。无髓神经纤维无髓鞘和郎飞结,冲动沿细胞膜连续逐一传导,故其传导速度较慢。

(三)神经

神经由周围神经系统的神经纤维聚集在一起,外被结缔组织包裹形成。

四、神经末梢

周围神经系统神经纤维的终末部分终止于其他组织或器官所形成的特有结构,称为神经末梢(nerve ending)。根据功能的不同,其可分为感觉神经末梢和运动神经末梢两类。

(一)感觉神经末梢

感觉神经末梢(sensory nerve ending)是感觉(传入)神经元周围突的终末与其他组织共同形成的感受器,它能将感受到的内、外环境刺激转化为神经冲动传向中枢。常见的感觉神经末梢有以下几种。

1. 游离神经末梢(free sensory nerve ending) 游离神经末梢由较细的有髓或无髓神经纤维的终末反复分支而成。其广泛分布在表皮、角膜、浆膜、肌肉和结缔组织(如肌腱、韧带、骨膜、牙髓等)处,具有感受冷、热、轻触和疼痛等刺激的作用。

2. 有被囊神经末梢

(1)触觉小体(tactile corpuscle):又称迈斯纳小体(Meissner corpuscle),呈卵圆形,周围有结缔组织形成的被囊,内含许多横向排列的扁平细胞(图 3-53)。有髓神经纤维进入被囊前失去髓鞘,裸露的轴索进入小体后分成细支,盘绕在扁平细胞间。其分布在皮肤真皮乳头内,常见于手指掌侧的皮肤,数量随年龄增长而递减,主要具有感受触觉的功能。

(2)环层小体(lamellar corpuscle):又称帕奇尼小体(Pacinian corpuscle),呈圆形或椭圆形,被囊由数十层呈同心圆排列的扁平细胞组成(图 3-54)。小体中央有一条均质状的圆柱体,裸露轴突穿行于小体中央的圆柱体内。其分布在皮下组织、骨膜、肠系膜、韧带和关节囊等处,具有感受压觉和振动觉的功能。

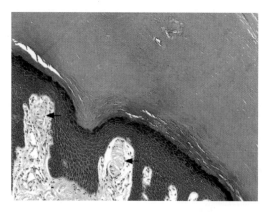

图 3-53 触觉小体

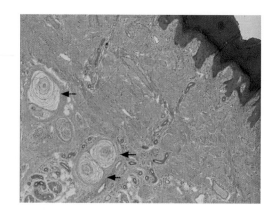

图 3-54 环层小体

(3)肌梭(muscle spindle):分布在骨骼肌内的梭形小体,是一种本体感受器,主要感受肌纤维的收缩变化(图3-55)。

(二)运动神经末梢

运动神经末梢(motor nerve ending)又称为效应器,它是运动神经元长轴突终末与肌纤维或腺细胞形成的末梢装置,可引起肌肉收缩或腺体分泌。运动神经末梢又分为躯体运动神经末梢和内脏运动神经末梢两类。

1. 躯体运动神经末梢(somatic motor nerve ending)
分布于骨骼肌的运动神经末梢,又称为运动终板或神经-肌连接。来自脊髓灰质前角或脑干的躯体运动神经元,其轴突末梢到达骨骼肌纤维的肌膜时失去髓鞘,再形成爪状分支,其终末膨大成球状,在骨骼肌表面形成椭圆形的板状隆起,即运动神经末梢,又称神经肌肉突触(图 3-56)。

2. 内脏运动神经末梢(visceral motor nerve ending)
自主神经的无髓神经纤维中的轴突末端分支,呈串珠状膨大,并与效应细胞(平滑肌纤维、心肌纤维或腺细胞等)表面接触,串珠膨大中的突触小泡含有神经递质,如去甲肾上腺素、肽类及乙酰胆碱等。内脏运动神经末梢可调节平滑肌、心肌和腺体的分泌活动。

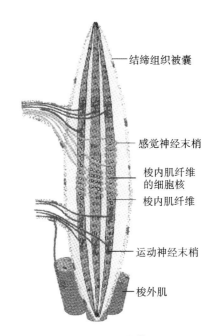

图 3-55　肌梭

(结缔组织被囊、感觉神经末梢、梭内肌纤维的细胞核、梭内肌纤维、运动神经末梢、梭外肌)

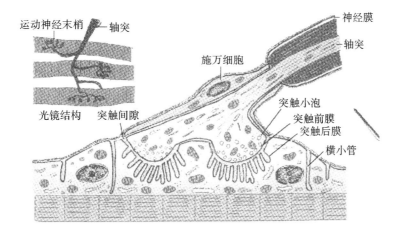

图 3-56　运动神经末梢超微结构模式图

(运动神经末梢、轴突、施万细胞、神经膜、轴突、突触小泡、突触前膜、突触后膜、横小管、光镜结构、突触间隙)

(谌木清)

思政案例1

思政案例2

在线答题

第四章 运动系统

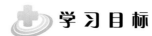

学习目标

1.知识目标:掌握骨的分类、构造;各部骨的名称、位置、形态及结构;颅骨的组成、脑颅和面颅各骨的名称、颅的整体观;滑膜关节的基本结构和辅助结构;颞下颌关节及人体上、下肢六大关节的构成、结构特点及运动;各部重要肌的位置及主要作用;腹股沟管的位置、构成和内容物。熟悉脑颅和面颅各骨的形态、新生儿颅的特征及其生后变化;肌的命名、肌的辅助装置结构特点与分布概况。了解骨骼肌的形态、构造、起止、配布和作用;手肌的分群、各肌的位置与作用;足肌的分群、位置及作用。

2.能力目标:能正确在体表找到人体各部的骨性标志、肌性标志并明确其意义;能够明确各部重要肌的位置、作用及意义;具有应用运动系统的解剖学知识解决临床相关问题的能力。

3.素质目标:能够应用运动系统的器官结构与功能的相关知识,对关节疾病患者进行健康指导;能够应用运动系统的器官结构与功能的相关知识,进行骨髓捐献宣讲;能够理解适度运动对共建健康中国的重要意义。

运动系统(locomotor system)由骨、骨连结和骨骼肌组成,约占成人体重的60%。全身骨借关节连接起来构成骨骼,形成人体基本轮廓,起着保护、支持和运动作用。骨骼肌附着于骨,并跨过关节。在神经系统的支配下,骨骼肌收缩时以关节为支点,牵引骨改变位置而产生运动。在运动中,骨起着杠杆作用,关节是运动枢纽,骨骼肌则是运动的动力器官。

第一节 骨和骨连结

案例导入

患者,男,46岁,搬重物时突感腰部剧痛,疼痛向左侧大腿和小腿放射,并有麻木及刺痛感。体格检查发现脊柱腰曲变小,躯干歪向右侧,腰椎活动受到限制,右侧下肢上举时疼痛明显。临床诊断:第5腰椎间盘突出。

思考:

1.椎间盘位于何处? 由哪几部分组成?

2.椎间盘的毗邻结构有哪些?

3.为何易形成椎间盘突出?

一、概述

(一)骨学概述

骨(bone)是一种器官,主要由骨组织构成,具有一定的形态和构造,富含血管、淋巴管和神经,能不断进行新陈代谢、生长发育,并具有修复、再生和改建的能力。

1.骨的形态 成人的骨共 206 块(图 4-1),按其在人体中的位置分为颅骨、躯干骨及四肢骨三部分。按骨的形态,则可分为长骨、短骨、扁骨和不规则骨四类。

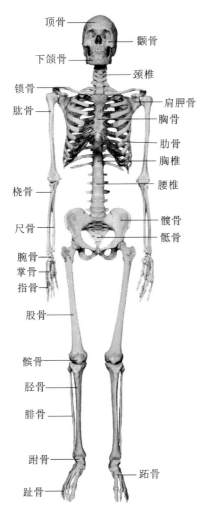

顶骨
颧骨
下颌骨
颈椎
锁骨
肩胛骨
肱骨
胸骨
肋骨
胸椎
腰椎
桡骨
尺骨
髋骨
骶骨
腕骨
掌骨
指骨
股骨
髌骨
胫骨
腓骨
跗骨
跖骨
趾骨

图 4-1 全身骨骼

(1)长骨:呈管状,分一体两端。中间为骨体,又称骨干,内有髓腔,容纳骨髓;两端膨大称骺,常有光滑的关节面,上覆关节软骨。骨干与骺相移行的部分称干骺端,幼年时保留一片软骨,称骺软骨,骺软骨细胞不断分裂增殖和骨化,使骨增长。成年后,骺软骨骨化,骨干与骺融合,遗留骺线,骨不再加长。长骨分布于四肢,如股骨、肱骨等。

(2)短骨:近似立方体,主要分布于既稳固又有一定活动的部位,如腕骨、跗骨。

(3)扁骨:扁薄呈板状,分布于头部、躯干等处,构成颅腔、胸腔和盆腔的壁,以保护腔内部器官,如顶骨、胸骨等。

(4)不规则骨:形状不规则,如椎骨、某些颅骨等。有的不规则骨内有空腔,称含气骨,如筛骨、上颌骨等。

2. 骨的构造　骨主要由骨质、骨膜、骨髓以及血管、神经等构成（图4-2）。

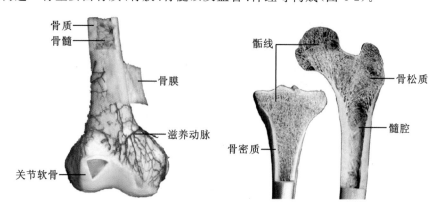

图4-2　骨的构造

（1）骨质：由骨组织构成，是骨的主要成分，分为骨密质和骨松质。骨密质分布于骨的表层，致密坚硬，抗压性强。骨松质充于骨的内部，呈海绵状，由许多片状的骨小梁交织排列而成，骨小梁的排列与骨所承受压力或张力的方向趋于一致。

长骨的骨干主要由骨密质构成，形成坚厚的管状壁。短骨、扁骨、不规则骨和长骨骺端表层为较薄的骨密质，内部则由骨松质构成。颅盖骨的内、外面为骨密质，分别称内板和外板；中间为骨松质，称板障。

（2）骨膜（periosteum）：由致密结缔组织构成。除关节面以外，骨的内、外表面均被覆一层骨膜。骨膜富含血管、神经、成骨细胞和破骨细胞，对骨有营养、再生及感觉作用。骨膜内层的成骨细胞和破骨细胞参与骨的生长，使骨增粗。

（3）骨髓（bone marrow）：充填于髓腔和骨松质的网眼内，分红骨髓和黄骨髓。在胎儿和幼儿期，骨髓内含不同发育阶段的红细胞和某些白细胞，呈红色，称红骨髓，具有造血功能。大约从5岁开始，髓腔内的红骨髓逐渐被脂肪组织代替，变成黄色，称黄骨髓，失去造血功能。但当严重失血或重度贫血时，黄骨髓又可转化为红骨髓，恢复造血功能。短骨、扁骨、不规则骨和长骨骺的骨松质内，终生都是红骨髓，故临床上常选髂骨、胸骨等处进行骨髓穿刺。

3. 骨的化学成分和物理性质　骨的化学成分由有机质和无机质构成。有机质主要是骨胶原纤维和黏多糖蛋白等，使骨具有韧性和弹性；无机质主要是碳酸钙、磷酸钙及氯化钙等，使骨具有硬度和脆性。两者的比例随着年龄而变化，幼儿骨有机质和无机质各占一半，故柔韧性大而硬度小，易发生变形，在外力作用下不易骨折或折而不断，称青枝骨折；成人骨有机质和无机质比例约为3∶7，最为合适，因而具有很大的硬度和一定的弹性；老年人骨无机质所占比例则更大，故韧性差、脆性大，易发生骨折。

知识拓展

造血干细胞捐献（也被称为骨髓捐献）是造血干细胞移植（骨髓移植）的前提，没有捐献的造血干细胞就不可能实施造血干细胞移植。骨髓移植是目前治疗白血病、淋巴瘤和骨髓瘤等血液肿瘤较为有效和理想的方法，已在临床治疗中得到不断的推广应用。我国血液肿瘤的发病率，仅白血病就约为3/10万，即每年约有36万人得白血病。而这些患者中，大多数年龄在30岁以下，其中15岁以下的人群占50%以上，给社会和家庭带来很大的负担。骨髓移植是治疗特发肿瘤的理想方法，因此寻找与患者组织相容性抗原基因相匹配、不被排斥的造血干细胞意义重大。

（二）骨连结概述

骨与骨之间的连接装置称为骨连结,分为直接连结和间接连结两种(图 4-3)。

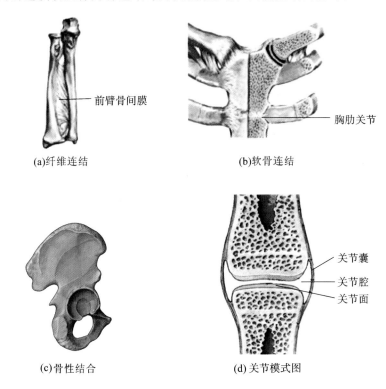

(a)纤维连结

(b)软骨连结 —— 胸肋关节

前臂骨间膜

(c)骨性结合

(d) 关节模式图 —— 关节囊 关节腔 关节面

图 4-3　骨连结的分类与构造

1. 直接连结　骨与骨之间借纤维结缔组织、软骨或骨直接相连,其间无间隙,连接比较牢固,一般无活动性。

(1)纤维连结:两骨之间借纤维结缔组织相连,如相邻颅骨之间的缝,桡、尺骨之间的前臂骨间膜,胫、腓骨之间的小腿骨间膜等。

(2)软骨连结:两骨之间借软骨相连,如椎体之间的椎间盘等。

(3)骨性结合:两骨之间借骨相连,常由纤维连结或软骨连结骨化而成,如颅骨缝的骨化及骶椎骨性结合为骶骨等。

2. 间接连结　间接连结又称关节(articulation),其结构特点是骨与骨之间有腔隙,内有滑液,因而通常具有较大的活动性。

(1)关节的基本结构:关节的基本结构包括关节面、关节囊和关节腔。

关节面(articular surface)构成关节的骨面,表面被覆一薄层关节软骨。关节软骨多数为透明软骨,少数为纤维软骨。关节软骨非常光滑,且有一定的弹性,运动时可减小摩擦,缓减冲击和震荡。

关节囊(articular capsule)由结缔组织构成,附着于关节面周缘及附近骨面上,封闭关节腔。其可分为内、外两层。外层为纤维膜,由致密结缔组织构成,厚而坚韧。纤维膜在某些部位增厚形成韧带,可增强关节的稳固性,并限制其过度运动。内层为滑膜,由疏松结缔组织构成,薄而柔润,衬贴于纤维膜的内面,附着于关节软骨的周缘。滑膜富含血管网,可产生滑液,以减小关节运动时的摩擦,并对关节软骨等有营养作用。

关节腔(articular cavity)为关节囊滑膜和关节面共同围成的密闭腔隙,内有少量透明的滑液。关节腔内呈负压,对维持关节的稳固性有一定的作用。

(2)关节的辅助结构:除上述基本结构外,一些关节为适应其功能还形成了特殊的辅助结构,这对增加关节的灵活性、稳固性及缓冲震荡等有重要作用。

韧带(ligament)为连于构成关节的各骨之间的致密结缔组织束,有增加关节稳固性和限制关节过度运动的作用。位于关节囊外者称囊外韧带,位于关节囊内者称囊内韧带。

关节盘(articular disc)为位于两关节面之间的纤维软骨板,其周缘附于关节囊,多呈圆盘状,中间薄、周缘厚,把关节腔分隔为两部分。膝关节内的关节盘呈半月形,称半月板。关节盘使两个关节面更为适合,增加关节的稳定性,扩大关节的运动范围,并缓减冲击和震荡。

关节唇(articular labrum)为附着于关节窝周缘的纤维软骨环,可加深关节窝,增大关节面,增加关节的稳固性。

(3)关节的运动:关节的运动可分为四种基本形式。

屈(flexion)和伸(extension):通常是指沿冠状轴进行的一组运动。运动时两骨互相靠拢,角度变小为屈;反之为伸。

收(adduction)和展(abduction):通常是指沿矢状轴进行的一组运动。运动时骨向正中矢状面靠拢为收;反之为展。但手指的收、展以中指为中轴,足趾的收、展以第二趾为中轴,向中轴靠拢为收,反之为展。

旋转(rotation):关节沿垂直轴所做的一组运动称旋转。骨的前面转向内侧称旋内;反之称旋外。在前臂,旋内又称旋前,旋外又称旋后。

环转(circumduction):关节头在原位转动,骨的另一端做圆周运动。运动时全骨描绘出一圆锥形的轨迹。环转实为屈、展、伸、收的依次连续运动。

二、躯干骨及其连接

躯干骨包括椎骨、肋及胸骨,它们分别参与脊柱、骨盆及骨性胸廓构成。

(一)椎骨

椎骨(vertebrae)幼年时共有 32 或 33 块,包括 7 块颈椎、12 块胸椎、5 块腰椎、5 块骶椎及 3~4 块尾椎。成年后,5 块骶椎融合为 1 块骶骨,尾椎融合为 1 块尾骨,共计 26 块。

1. 椎骨的一般形态 椎骨由前方的椎体(vertebral body)和后方的椎弓(vertebral arch)组成(图 4-4)。椎弓与椎体围成椎孔(vertebral foramen),各椎骨的椎孔连贯起来构成椎管(vertebral canal),其内容纳脊髓。

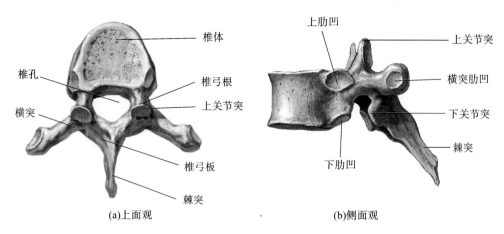

(a)上面观　　　　　　　　(b)侧面观

图 4-4　胸椎

椎体呈短柱状,是椎骨承重的主要部分,内部为骨松质,外表为薄层骨密质。椎弓由椎弓根和椎弓板构成。椎弓根是椎弓连于椎体的缩窄部分,其上、下缘各有一个切迹,分别称椎上切迹和椎下切迹,相邻椎骨的椎上、下切迹围成椎间孔(intervertebral foramen),有脊神经及血管通过。椎弓后方的骨板为椎弓板,椎弓上有 7 个突起:棘突 1 个,在正中线伸向后方或后下方,其尖端可在体表扪及;

横突 1 对,在椎弓根与椎弓板结合处伸向两侧;关节突 2 对,在椎弓根与椎弓板结合处分别向上、下方突起,即上关节突和下关节突,上位椎骨的下关节突与下位椎骨的上关节突构成关节突关节。

2.各部椎骨的主要特征

(1)颈椎(cervical vertebra)(图 4-5):椎体较小,呈椭圆形,椎孔较大,呈三角形。横突根部有孔,称横突孔,内有椎动脉、椎静脉穿行。第 2～6 颈椎棘突较短,末端分叉。

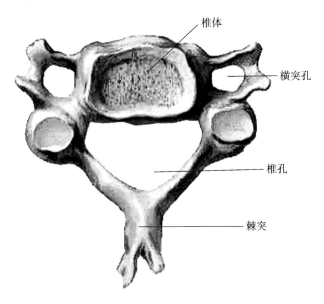

图 4-5　颈椎

第 1 颈椎又名寰椎(atlas)(图 4-6):呈环形,无椎体、棘突和关节突,由前弓、后弓及两个侧块构成。前弓后面正中有齿突凹,与枢椎的齿突形成关节。侧块的上关节面与枕髁形成关节,下关节面与枢椎的上关节面形成关节。

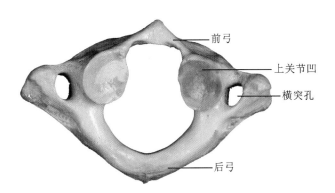

图 4-6　寰椎(上面观)

第 2 颈椎又名枢椎(axis)(图 4-7),椎体向上伸出一指状突起,称齿突,与寰椎前弓后面的齿突凹形成关节。

第 7 颈椎又名隆椎(图 4-8),棘突特长,末端不分叉,呈结节状,活体易触及,常为计数椎骨的标志。

(2)胸椎(thoracic vertebra)(图 4-4):椎体后外侧有半圆形的上、下肋凹,与肋骨头形成关节;横突末端的前面有横突肋凹,与肋结节形成关节。棘突较长,斜向后下方,倾斜度大,呈叠瓦状排列。

(3)腰椎(lumbar vertebra)(图 4-9):椎体粗壮,棘突宽厚呈板状,水平向后伸,棘突间空隙较宽,临床上常在腰椎棘突之间行腰椎穿刺。上、下关节突较粗大。

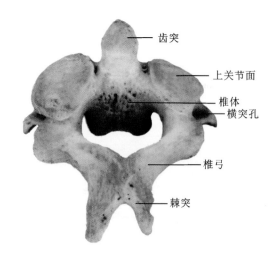

图 4-7　枢椎

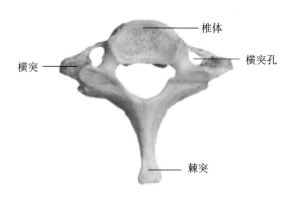

图 4-8　隆椎(上面观)

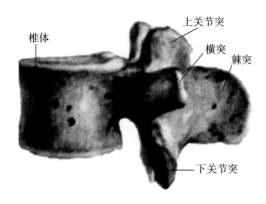

图 4-9　腰椎

(4)骶骨(sacrum)(图 4-10):略呈三角形,底朝上,尖向下,中央有纵贯全长的骶管。骶管上通椎管,下端的裂孔称骶管裂孔,裂孔两侧有向下突出的骶角(sacral cornu),可在体表扪及,骶管麻醉时常以骶角为确定骶管裂孔的标志。骶骨底前份中央的粗糙面微向前突,称骶岬(promontory),是产科骨盆测量的一个重要标志。

骶骨前面光滑凹陷,称盆面,中部有平行排列的 4 条横线,是椎体融合的痕迹。横线两侧有 4 对骶前孔,与骶管相通,有骶神经前支通过。骶骨背面粗糙隆凸,正中线上的骨嵴称骶正中嵴,其外侧有 4 对骶后孔,也与骶管相通,有骶神经后支通过。骶骨外侧缘上宽下窄,上份的关节面称耳状面,与髋骨的耳状面形成关节。

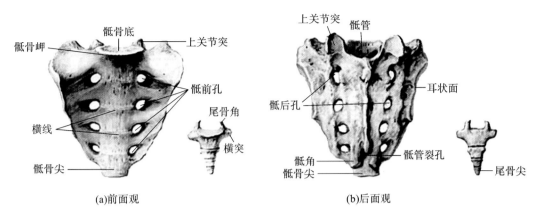

图 4-10　骶骨和尾骨

（5）尾骨（coccyx）（图 4-10）：略呈三角形，底与骶骨相接，尖向前下游离。

（二）胸骨

胸骨（sternum）（图 4-11）位于胸前壁正中，是一块长而扁、上宽下窄的扁骨，由上而下分为胸骨柄、胸骨体和剑突三部分。胸骨柄上缘中份微凹，称颈静脉切迹；两侧为锁切迹，与锁骨形成关节；外侧缘上份接第 1 肋软骨，胸骨体侧缘与第 2～7 肋软骨相接。胸骨柄与胸骨体相接处微向前突起，称胸骨角，可在体表扪及，两侧平对第 2 肋，是计数肋的标志。剑突扁而薄，末端游离，形态变化较大。

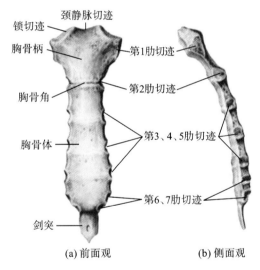

图 4-11　胸骨（前面观）

（三）肋

肋（rib）由肋骨和肋软骨构成，共 12 对，第 1～7 肋的前端与胸骨相连接，称真肋；第 8～12 肋的前端不直接与胸骨相连接，称假肋。其中第 8～10 肋的肋软骨依次附于上位肋软骨，形成肋弓；第 11、12 肋短小而直，末端游离，称浮肋。

1. 肋骨（costal bone）（图 4-12）　属扁骨，肋骨后端稍膨大，称肋头，与胸椎的肋凹形成关节。肋体扁薄，分内、外面和上、下缘。下缘的内面有一浅沟，称肋沟，有肋间神经和血管经过；肋体后份急转弯处形成肋角。肋头与肋体之间为较细的肋颈，其外侧有粗糙的突起，称肋结节，与胸椎的横突肋凹形成关节。

2. 肋软骨（costal cartilage）　位于各肋骨前端，由透明软骨构成，终生不骨化。

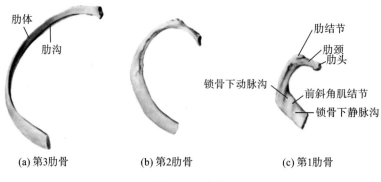

(a) 第3肋骨　　　　　(b) 第2肋骨　　　　　(c) 第1肋骨

图 4-12　肋骨

(四) 椎骨间的连接

椎骨间的连接可分为椎体间的连接和椎弓间的连接。

1. 椎体间的连接　相邻椎体之间借椎间盘、前纵韧带和后纵韧带相连。

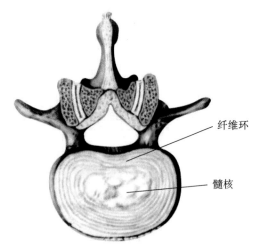

图 4-13　椎间盘和关节突关节

椎间盘(intervertebral disc)(图 4-13)是连接于相邻椎体间的纤维软骨盘(第1、2颈椎间除外)。椎间盘由周围部的纤维环和中央部的髓核构成。纤维环(annulus fibrosus)由多层同心圆排列的纤维软骨环组成,前宽后窄,质坚韧;髓核(nucleus pulposus)为柔软而富有弹性的胶状物质,是胚胎时期脊索的残留物。成人有 23 个椎间盘,以中胸部较薄,颈部较厚,腰部最厚,故颈、腰部活动度较大。颈、腰部的椎间盘前厚后薄,胸部反之,与整个脊柱的弯曲度相适应。椎间盘除连接椎体外,还可承受压力、缓冲震荡,以保护脑,并有利于脊柱向各个方向运动。脊柱过度劳损或猛然的屈转及暴力撞击,可能导致纤维环破裂,髓核膨出,压迫脊髓或脊神经根引起牵涉性痛,临床上称为椎间盘脱出症,腰部多见。

知识拓展

　　腰椎间盘突出症是较为常见的疾病之一,主要是因为腰椎间盘各部分(髓核、纤维环及软骨板),尤其是髓核,有不同程度的退行性改变后,在外力因素的作用下,椎间盘的纤维环破裂,髓核组织从破裂处突出(或脱出)于后方或椎管内,导致相邻脊神经根遭受刺激或压迫,从而产生腰部疼痛,一侧下肢或双下肢麻木、疼痛等一系列临床症状。腰椎间盘突出症以腰4~5、腰5~骶1发病率较高,约占 95%。常见的诱发因素有腹压增加、腰姿不正、突然负重、妊娠、受寒和受潮等。治疗可采用牵引、理疗、髓核化学溶解法、经皮髓核切吸术/髓核激光汽化术、显微椎间盘摘除、显微内镜下椎间盘摘除、经皮椎间孔镜下椎间盘摘除等。

　　前纵韧带(anterior longitudinal ligament)(图 4-14)是附着于椎体和椎间盘前面的纵长韧带,上起于枕骨大孔前缘,下至骶骨,宽而坚韧,有限制脊柱过度后伸和防止椎间盘向前脱出的作用。

　　后纵韧带(posterior longitudinal ligament)(图 4-14)位于椎管内,是附着于椎体和椎间盘后面的纵长韧带。其上起枢椎,下达骶管,窄而坚韧,有限制脊柱过度前屈和防止椎间盘向后脱出的作用。

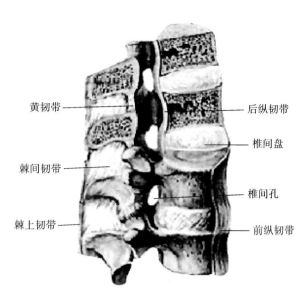

图 4-14 脊柱的韧带

2. 椎弓间的连接 椎弓间的连接包括椎弓板、棘突、横突间的韧带和上、下关节突间的关节。

黄韧带（ligament flava）（图 4-14）为连接于相邻椎弓板之间的短韧带，由黄色的弹性纤维构成，坚韧且富有弹性。其参与构成椎管后壁，并有限制脊柱过度前屈的作用。

棘上韧带（supraspinal ligament）（图 4-14）为附着于各椎骨棘突尖端的纵长韧带。

棘间韧带（interspinal ligament）（图 4-14）为连于相邻棘突之间的短韧带，向前与黄韧带相连，向后续于棘上韧带。棘上韧带和棘间韧带也有限制脊柱过度前屈的作用。

关节突关节（zygapophysial joint）由相邻椎骨的上、下关节突构成，仅能做轻微的滑动。

（五）脊柱的整体观和功能

脊柱（vertebral column）由全部椎骨、骶骨和尾骨借骨连结构成（图 4-15），形成躯干的中轴，上承载头颅，下连接下肢带骨，并参与胸腔、腹腔及盆腔后壁的构成。脊柱内有椎管，容纳脊髓。成年男性脊柱长约 70 cm，女性及老年人略短。

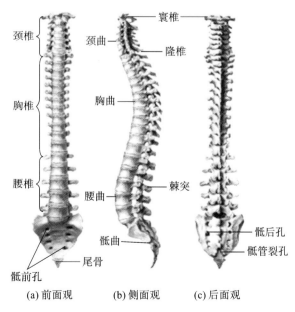

图 4-15 脊柱

1. 前面观 椎体自上而下随负载增加而逐渐增大,至第 2 骶椎为最宽。在骶骨耳状面以下,明显变小。

2. 后面观 椎骨的棘突循后正中线形成纵嵴,其两侧为纵沟,容纳背部的深层肌。颈椎棘突短而分叉,近水平位。胸椎棘突细长,呈叠瓦状斜向后下。腰椎棘突呈板状,水平后伸。

3. 侧面观 成人脊柱有颈曲、胸曲、腰曲、骶曲 4 个生理性弯曲,其中颈曲和腰曲凸向前,胸曲和骶曲凸向后。胸曲和骶曲在胚胎时已形成,颈曲和腰曲在出生后随着抬头、坐立而相继形成。脊柱的生理性弯曲使脊柱更具弹性,可缓减冲击和震荡,并对维持人体的重心稳定有重要意义。胸曲和骶曲在一定意义上扩大了胸腔和盆腔的容积。

脊柱可做屈、伸、侧屈、旋转和环转运动。每对关节运动的范围很小,但各椎骨之间运动的总和使整个脊柱的运动范围变得很大,特别是颈、腰部运动幅度更大。

(六)胸廓

胸廓由 12 个胸椎、12 对肋和胸骨借骨连结构成(图 4-16)。胸廓近似圆锥形,上窄下宽,横径长,前后径短。胸廓具有上、下两口和前、后壁及外侧壁。胸廓上口由第 1 胸椎、第 1 肋和胸骨柄上缘围成。胸廓上口略向前下倾斜,胸骨柄上缘平对第 2、3 胸椎间的椎间盘。胸廓下口由第 12 胸椎、第 12 肋、第 11 肋前端、肋弓及剑突围成。两侧肋弓在中线相接,形成向下开放的胸骨下角(infrasternal angle)。胸廓下口不平整,由膈封闭。胸廓前壁最短,后壁较长,外侧壁最长。相邻两肋之间的窄隙称为肋间隙。

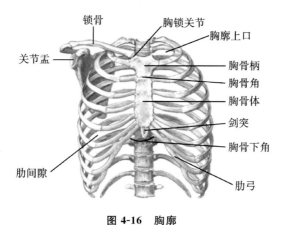

图 4-16 胸廓

胸廓除对胸腔内器官有保护作用外,主要参与呼吸运动。吸气时,在肌的作用下,肋的前端上举,伴胸骨上升并前移,肋体向外扩展,从而加大胸廓的前后径和横径,使胸腔的容积增大。呼气时,在重力和肌的作用下,胸廓做相反的运动,使胸腔容积减小。

三、颅骨及其连接

(一)颅骨

颅(skull)由 23 块形状和大小不同的扁骨和不规则骨组成(不含 3 对听小骨)。除下颌骨和舌骨外,彼此借缝或软骨牢固连接。颅以眶上缘和外耳门上缘的连线为界,分为后上部的脑颅和前下部的面颅两部分。

1. 脑颅骨 脑颅骨共 8 块,其中成对的有顶骨和颞骨,不成对的有额骨、筛骨、蝶骨和枕骨,共同围成颅腔,容纳和保护脑。额骨位于颅的前上部,其下部中线两旁的骨质内,左、右各含有一空腔,称额窦。筛骨位于两眶之间,在冠状面上呈"巾"字形,分筛板、垂直板和筛骨迷路三部分。蝶骨位于颅底中央,形似蝴蝶,分为体、大翼、小翼和翼突四部。颞骨位于颅的两侧,参与构成颅底和颅腔侧壁,形状不规则,以外耳门为中心分为鳞部、岩部及鼓部。

2. 面颅骨　面颅骨共 15 块,包括成对的鼻骨、泪骨、颧骨、上颌骨、下鼻甲和腭骨,不成对的犁骨、下颌骨和舌骨。面颅骨参与构成眶、骨性鼻腔和骨性口腔。上颌骨位于面颅的中部,分一体四突,上颌体内有较大的空腔,称上颌窦。腭骨位于上颌骨腭突与蝶骨翼突之间,呈"L"形,分为水平板和垂直板两部。舌骨呈半环形,位于颈前部,介于舌与喉之间,借肌和韧带与其他颅骨相连。

下颌骨(图 4-17)呈马蹄形,位于面颅前下部,分一体两支。下颌体呈弓形,分内、外面和上、下缘,上缘构成牙槽弓,有容纳下颌牙的牙槽;下缘钝圆,为下颌底。外面正中下部为凸向前的颏隆凸,前外侧面有颏孔;内面正中有 2 对小棘,称颏棘。下颌支为长方形骨板,突向后上方,下颌支上方有两个突起,前方的称冠突,后方的为髁突,两突起之间为下颌切迹。髁突上端的膨大为下颌头,与颞骨下颌窝形成关节;下颌头的下方较细,称下颌颈。下颌支后缘与下颌体下缘相交处称下颌角,角的外侧面为咬肌粗隆,内侧面为翼肌粗隆。下颌支内侧面中央有下颌孔,通下颌管。

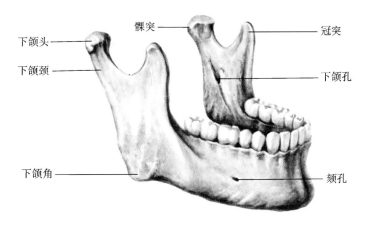

图 4-17　下颌骨

3. 颅的整体观

1)颅的前面观　分为额区、眶、骨性鼻腔及骨性口腔(图 4-18)。

(1)眶(orbit):呈四棱锥体形,容纳视器,分一尖一底和四壁。眶尖向后内,有视神经管通颅中窝;底即眶口,略呈四边形,朝向前外,其上、下缘分别称眶上缘、眶下缘,眶上缘中、内 1/3 交界处有眶上孔(眶上切迹),眶下缘中点下方有眶下孔。上壁由额骨眶部及蝶骨小翼构成,与颅前窝相隔,其前外侧有泪腺窝,容纳泪腺。外侧壁较厚,由颧骨和蝶骨构成。上、外侧壁交界处的后份有眶上裂,

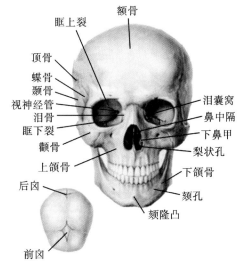

图 4-18　颅的前面观

通颅中窝。下壁是上颌体的上面，与上颌窦相隔，其中份有眶下沟前行，经眶下管向外开口于眶下孔。下、外侧壁交界处的后份有眶下裂，向后与颞下窝和翼腭窝相通。内侧壁最薄，主要由泪骨和筛骨眶板构成，与筛窦和鼻腔相隔，前下方有泪囊窝，经鼻泪管通鼻腔。

（2）骨性鼻腔（图4-19）：位于面颅中央，介于两眶和上颌骨之间，被由筛骨垂直板和犁骨构成的骨性鼻中隔分为左、右两部。鼻腔前方的开口称梨状孔，后方为成对的鼻后孔。鼻腔顶的前部为鼻骨，后部为筛骨筛板和蝶骨体；鼻腔底由上颌骨和腭骨构成，前端有切牙管通口腔；鼻腔外侧壁上有3个向下卷曲的骨片，依次为上鼻甲、中鼻甲和下鼻甲，前二者属筛骨，后者为下鼻甲骨；鼻甲下方为相对应的上鼻道、中鼻道和下鼻道。上鼻甲后上方有蝶筛隐窝。

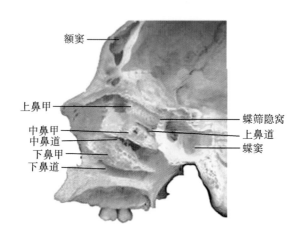

图4-19　骨性鼻腔（外侧壁）

（3）鼻旁窦：鼻腔周围的颅骨内有含气的空腔，与鼻腔相通，称鼻旁窦，共4对。额窦（frontal sinus）位于额骨眉弓深面，左、右各一，开口于中鼻道。蝶窦（sphenoidal sinus）位于蝶骨体内，被内板隔成左、右两腔，开口于蝶筛隐窝。筛窦（ethmoidal sinus）位于筛骨迷路内，呈蜂窝状，分前、中、后三群，前、中群筛窦开口于中鼻道，后群筛窦开口于上鼻道。上颌窦（maxillary sinus）位于上颌骨体内，开口于中鼻道；此窦最大，窦口高于窦底，故直立时不易引流。

（4）骨性口腔：由上颌骨、腭骨和下颌骨围成。

2）颅的侧面观　颅侧面可见到额骨、顶骨、颞骨、蝶骨、枕骨等（图4-20）。侧面中部有外耳门，其后方为乳突，前方为颧弓，二者均可在体表摸到。颧弓将颅侧面分为上方的颞窝和下方的颞下窝。颞窝前下部最薄弱，有额骨、顶骨、颞骨、蝶骨四骨交会形成的"H"形骨缝，称翼点（pterion），其内面有脑膜中动脉前支经过，骨折时极易损伤动脉。颞下窝向上借卵圆孔和棘孔通颅中窝，向前经眶下裂通眶，向内侧通翼腭窝。

3）颅底内面观　颅底内面光滑而高低不平（图4-21），有许多脑回及血管分支的压迹。颅底内面有呈阶梯状的窝，分为颅前窝、颅中窝及颅后窝。

（1）颅前窝：由筛板、额骨眶部及蝶骨小翼构成。主要承托端脑额叶，下方与鼻腔及眶相邻。窝的正中线上有额嵴和鸡冠，鸡冠前方有盲孔，筛板上有筛孔。

（2）颅中窝：由蝶骨体及大翼和颞骨岩部构成。主要承托端脑颞叶及部分间脑等。中间狭窄，两侧宽广。中央为蝶鞍，上有垂体窝，窝前方的横行浅沟称前交叉沟，前外侧有视神经管通眶，管口的外侧有向后的突起，称前床突。蝶鞍后方横位的骨嵴称鞍背，鞍背两侧向上的突起称后床突。蝶鞍两侧的浅沟称颈动脉沟，其后端有破裂孔，颈动脉管内口亦开口于此。在蝶骨大、小翼之间有眶上裂。大翼内侧由前内向后外依次有圆孔、卵圆孔和棘孔。颞骨岩部尖端前面有三叉神经压迹，岩部中央的骨性隆起为弓状隆起，其外侧为鼓室盖。

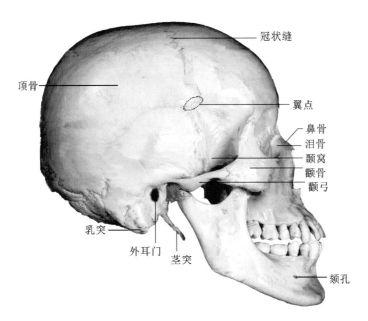

图 4-20　颅的侧面观

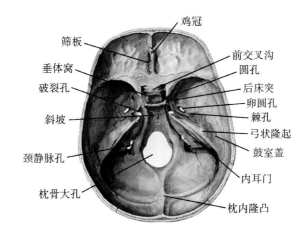

图 4-21　颅底内面观

（3）颅后窝：主要由枕骨及颞骨岩部构成，承托脑干及小脑。中央有枕骨大孔，孔前上方的平坦斜面称斜坡；前外侧缘有舌下神经管内口；后方十字形隆起的交会处称枕内隆凸，由此向外侧的浅沟称横窦沟，转而向下续于乙状窦沟，终于颈静脉孔。颞骨岩部的后面有内耳门，通内耳道。

4）颅底外面观　颅底外面高低不平（图 4-22），神经、血管通过的孔、裂甚多。颅底前部主要是牙槽弓和骨腭，正中有腭中缝，其前端有切牙孔，近骨腭后缘的两侧各有一腭大孔。中部深陷，其前方有鼻后孔，两侧与颞骨岩部的尖端相结合处为破裂孔，翼突根部有翼管的开口，其后外方可见卵圆孔和棘孔；中区的外侧为颞下窝。后部宽阔隆凸，中央为枕骨大孔，其前外侧有卵圆形的枕髁，枕髁根部外侧有舌下神经管外口，枕髁外侧有颈静脉孔，其前方为颈动脉管外口。颈静脉孔的后外侧有茎突，茎突后方为乳突，二者间有茎乳孔。外耳门前内侧的浅窝为下颌窝，与下颌头形成关节，窝前缘隆起，称关节结节。

5）颅的顶面观　呈卵圆形，前窄后宽。额骨与顶骨之间为冠状缝，两顶骨之间为矢状缝，枕骨与顶骨之间为人字缝。顶骨中央最隆凸处称顶结节。

6）颅的后面观　可见人字缝、枕鳞和乳突。枕鳞中央最凸出部为枕外隆凸，由此向两侧延伸至乳突根部的骨崤称上项线，其下方与之平行的是下项线。

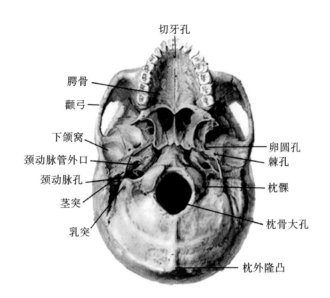

图 4-22 颅底外面观

4. 新生儿颅的特征及生后变化 胎儿咀嚼器官和呼吸器官的发育相比脑和感觉器的发育相对缓慢,尤其是牙未萌出、鼻旁窦尚未发育,致使新生儿脑颅远比面颅大,二者之比约为 8：1(成人为4：1)。颅尚未发育完全,骨缝较宽,由纤维组织连接,在多骨的交会处间隙较大,称颅囟(cranial fontanelle)(图 4-23)。前囟位于矢状缝与冠状缝汇合处,呈菱形,最大,一般在 1～2 岁时闭合;后囟位于矢状缝与人字缝汇合处,呈三角形。此外,还有颞窝处的蝶囟和顶、枕、颞骨间的乳突囟等,均在出生后不久相继闭合。

临床联系:颅囟(尤其是前囟)闭合的早晚可作为婴儿发育的标志,是儿科医生常用的观察婴儿发育状况的窗口,也是某些疾病的临床体征。

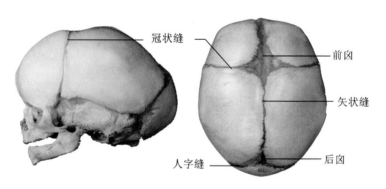

图 4-23 新生儿颅

5. 颅骨间的连接 各颅骨之间,大多借缝或软骨连接,彼此结合得很牢固。随着年龄的增长,先后骨化而成为骨性结合。舌骨借韧带和肌与颅底相连。只有下颌骨与颞骨之间形成关节,即颞下颌关节。

颞下颌关节(temporomandibular joint)(图 4-24),又称下颌关节,由下颌头与颞骨的下颌窝和关节结节构成。关节面软骨由纤维软骨构成。关节囊松弛,前部薄弱,外侧有外侧韧带加强。关节腔内有纤维软骨构成的关节盘,其周缘附于关节囊,将关节腔分为上、下独立的两部分。

颞下颌关节属联动关节,可做上提与下降、前进与后退、侧方运动。由于关节囊前部薄弱而松弛,当张口过大时,易发生颞下颌关节前脱位。

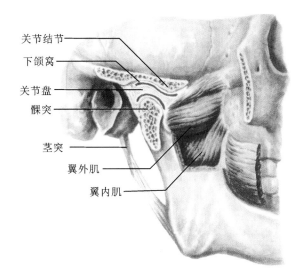

图 4-24　颞下颌关节

四、四肢骨及其连接

（一）上肢骨

上肢骨由上肢带骨和自由上肢骨组成，两侧共 64 块。

1. 上肢带骨　包括锁骨和肩胛骨。

（1）锁骨（clavicle）（图 4-25）：呈"～"形弯曲，架于胸廓的前上方，可于体表扪及。其内侧 2/3 凸向前，外侧 1/3 凸向后。内侧端粗大，称胸骨端，与胸骨柄形成关节；外侧端扁平，称肩峰端，与肩胛骨的肩峰形成关节。锁骨上面光滑；下面粗糙，有肌和韧带附着。锁骨骨折好发于中、外 1/3 交界处。

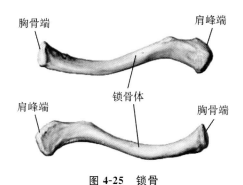

图 4-25　锁骨

（2）肩胛骨（scapula）（图 4-26）：三角形扁骨，贴于胸廓后外侧，介于第 2～7 肋之间。肩胛骨可分为三缘、三角和三窝。

上缘短且薄，其中、外 1/3 交界处有肩胛切迹；切迹的外侧有弯向前外的指状突起，称喙突（coracoid process）。内侧缘长而锐薄，邻近脊柱，又称脊柱缘。外侧缘肥厚，邻近腋窝，又称腋缘。上角为上缘与内侧缘汇合处，平对第 2 肋。下角为内、外侧缘汇合处，平对第 7 肋或第 7 肋间隙。上、下角均为计数肋的标志。外侧角为上缘与外侧缘汇合处，最为肥厚，有梨形关节面，称关节盂，与肱骨头形成关节。关节盂的上、下方分别有粗糙的盂上结节和盂下结节。肩胛骨前面与胸廓相对，为一大浅窝，称肩胛下窝。后面有一横向骨嵴，称肩胛冈（spine of scapula），其上、下方的浅窝分别称为冈上窝和冈下窝；肩胛冈伸向外侧的扁平突起称肩峰（acromion），与锁骨肩峰端形成关节。

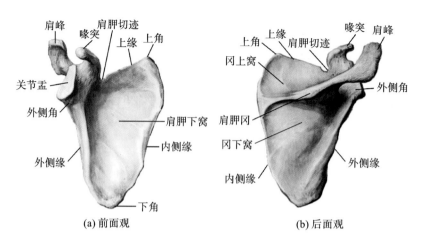

(a) 前面观　　　　　　　　(b) 后面观

图 4-26　肩胛骨

2. 自由上肢骨　包括肱骨、桡骨、尺骨和手骨。

（1）肱骨（humerus）（图 4-27）：位于臂部，分一体两端。上端有半球状的关节面，称肱骨头，与肩胛骨的关节盂形成关节，头周围的环状浅沟称解剖颈。上端外侧的隆凸称大结节，前方的隆凸称小结节，二者之间的沟称结节间沟，两结节向下延伸的骨嵴，分别称大结节嵴和小结节嵴。上端与体交界处稍细，称外科颈，易发生骨折。

肱骨体中部的外侧有一粗糙的隆起，称三角肌粗隆。后面中部有一自内上斜向外下的浅沟，称桡神经沟，有桡神经和肱深动脉经过。肱骨中段骨折易损伤桡神经。

下端较扁，外侧份有半球状关节面，称肱骨小头；内侧份有滑车状关节面，称肱骨滑车。滑车前、后上方的深窝分别为冠突窝及鹰嘴窝。下端的内、外侧各有一较明显的隆凸，分别称内上髁和外上髁，在体表可扪及。内上髁后下方有一浅沟，称尺神经沟，有尺神经经过。

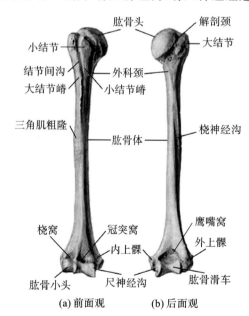

(a) 前面观　　　(b) 后面观

图 4-27　肱骨

（2）尺骨（ulna）（图 4-28）：位于前臂内侧，分一体两端。上端粗大，后上方有大的突起，称鹰嘴（olecranon）；前下方有较小的突起，称冠突。两突起之间大而深陷的关节面，称滑车切迹，与肱骨滑车形成关节。冠突外侧有桡切迹，前下方粗糙的隆起称尺骨粗隆。下端细小，称尺骨头，其前、外、后三面有环状关节面，与桡骨的尺切迹形成关节。头的后内侧有向下突起的尺骨茎突。

（3）桡骨（radius）（图 4-28）：位于前臂外侧，分一体两端。上端细小，称桡骨头，头上面有关节凹，与肱骨小头形成关节；头周围有环状关节面，与尺骨的桡切迹形成关节；头下方较细，称桡骨颈，桡骨颈前内下方的粗糙隆起，称桡骨粗隆。下端粗大，前凹后凸，内侧有尺切迹，与尺骨头环状关节面形成关节；下面有腕关节面，与腕骨形成关节；外侧有向下的突起，称桡骨茎突。

鹰嘴、桡骨头、桡骨茎突及尺骨茎突在体表均可扪及。

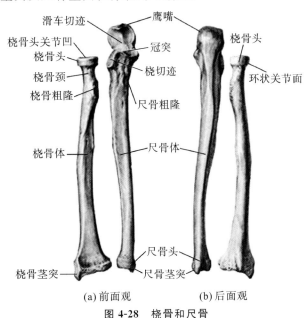

图 4-28　桡骨和尺骨

（4）手骨：包括腕骨、掌骨和指骨（图 4-29）。

腕骨（carpal bone）共 8 块，属短骨，排成两列。近侧列由桡侧向尺侧依次为手舟骨、月骨、三角骨和豌豆骨；远侧列由桡侧向尺侧依次为大多角骨、小多角骨、头状骨和钩骨。相邻各骨之间构成腕骨间关节。手舟骨、月骨和三角骨近侧端形成椭圆形的关节面，与桡骨腕关节面及尺骨下端的关节盘构成桡腕关节；远侧列腕骨与掌骨形成关节。

掌骨（metacarpal bone）共 5 块，属长骨，分一体两端。近端为底，与远侧列腕骨形成关节。远端为头，与近节指骨底形成关节。

指骨（phalanx）共 14 块，属长骨。除拇指为 2 节外，其余各指均为 3 节，分别为近节指骨、中节指骨和远节指骨。每节指骨近端为底，远端为滑车。近节指骨底与相应掌骨头形成关节；各节指骨间以滑车与指骨底形成关节；远节指骨远端掌侧面粗糙，称指骨粗隆。

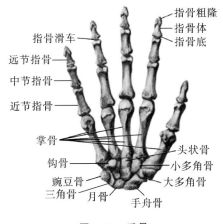

图 4-29　手骨

(二)上肢骨间的连接

上肢骨间的连接包括上肢带骨间的连接和自由上肢骨间的连接。

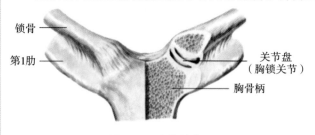

图 4-30 胸锁关节

1. 上肢带骨间的连接

（1）胸锁关节（sternoclavicular joint）（图 4-30）：上肢骨与躯干骨之间唯一的关节。由锁骨的胸骨端与胸骨柄的锁切迹和第 1 肋软骨的上面构成，属多轴关节。关节囊坚韧，并有韧带加强。关节腔内有纤维软骨构成的关节盘，将关节腔分成外上和内下两部分。胸锁关节运动时，可使锁骨外侧端向前、后（垂直轴），上、下（矢状轴）运动，并能做微小的旋转（冠状轴）和环转运动。活动度虽小，但扩大了上肢的活动范围。

（2）肩锁关节：由锁骨的肩峰端与肩胛骨肩峰的关节面构成，活动度很小。

（3）喙肩韧带（coracoacromial ligament）（图 4-31）：连于肩胛骨的喙突与肩峰之间，呈三角形。喙肩韧带与喙突、肩峰共同构成喙肩弓，架在肩关节上方，可防止肱骨头向上脱位。

2. 自由上肢骨间的连接

（1）肩关节（shoulder joint）（图 4-31）：由肱骨头与肩胛骨的关节盂构成，属多轴关节。肱骨头呈球形且较大，关节盂浅而小。关节盂周缘有纤维软骨构成的盂唇附着，使窝面略微加大。关节囊薄而松弛，其上、前、后壁都有肌腱纤维，以增加关节的稳固性。但下壁无肌腱纤维加强，是肩关节的薄弱处，故肩关节易发生前下方脱位。关节囊内有肱二头肌长头腱穿过。肩关节是全身最灵活的关节，可做屈、伸、收、展、旋内、旋外及环转运动。

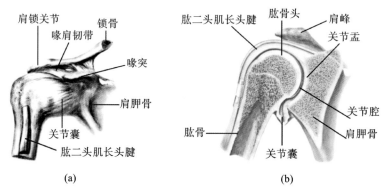

(a)　　　　　　　　　　(b)

图 4-31 肩关节

（2）肘关节（elbow joint）（图 4-32）：由肱骨下端与桡骨、尺骨上端构成的复关节，包括 3 个关节，共同包在一个关节囊内。

肱尺关节（humeroulnar joint）：由肱骨滑车与尺骨的滑车切迹构成。

肱桡关节（humeroradial joint）：由肱骨小头与桡骨头的关节凹构成。

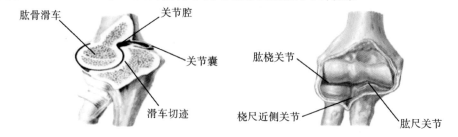

图 4-32 肘关节

桡尺近侧关节(proximal radioulnar joint):由桡骨头环状关节面与尺骨的桡切迹构成。

关节囊的前、后壁薄而松弛;两侧壁厚而紧张,分别有桡侧副韧带和尺侧副韧带增强;后壁最薄弱,故临床常见桡骨、尺骨后脱位。桡骨环状韧带(annular ligament of radius)环绕桡骨头,以防止其脱出。幼儿桡骨头发育不完全,易发生桡骨头半脱位。

肱尺关节和肱桡关节可同时进行屈、伸运动;肱桡关节和桡尺近、远侧关节则可同时进行旋转运动。

肘关节伸直时,肱骨内、外上髁与尺骨鹰嘴三点成一直线;当屈肘90°时,三点则连成一等腰三角形。肘关节脱位时,此三点的位置关系发生改变。

3. 桡尺连结　桡骨、尺骨借桡尺近侧关节、桡尺远侧关节和前臂骨间膜相连。

(1)前臂骨间膜:坚韧的纤维膜,连接在桡骨、尺骨体相对的骨间缘之间。

(2)桡尺近侧关节:见"肘关节"部分。

(3)桡尺远侧关节:由尺骨头环状关节面与桡骨的尺切迹及尺骨头下方的关节盘共同构成。

桡尺近侧关节、桡尺远侧关节及肱桡关节是联动关节,运动时能使前臂旋前和旋后。

4. 手关节(joint of hand)(图4-33)

(1)桡腕关节(radiocarpal joint):通称腕关节,由桡骨腕关节面和尺骨头下方的关节盘组成关节窝,手舟骨、月骨和三角骨的近侧面组成关节头。关节囊松弛,周围有韧带加强。腕关节可做屈、伸、收、展及环转运动。

(2)腕骨间关节:由8块腕骨相对面之间构成的微动关节。

(3)腕掌关节:由远侧列腕骨与5个掌骨底构成。除拇指和小指的腕掌关节外,其他各指的腕掌关节运动范围很小。拇指腕掌关节由大多角骨与第1掌骨底构成,关节囊厚而松弛,可做屈、伸、收、展、环转及对掌运动。对掌运动是人类和灵长目动物特有的功能。

(4)掌指关节:由掌骨头与近节指骨底构成,可做屈、伸、收、展及环转运动。

(5)指骨间关节:由相邻两节指骨的底和滑车构成,仅能做屈、伸运动。

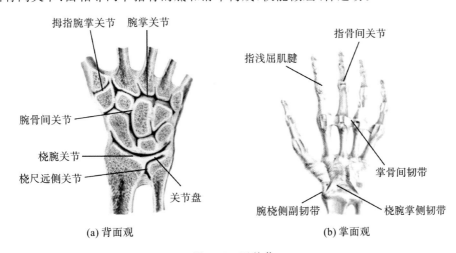

拇指腕掌关节　腕掌关节
指骨间关节
指浅屈肌腱
腕骨间关节
桡腕关节
桡尺远侧关节
关节盘
掌骨间韧带
腕桡侧副韧带　桡腕掌侧韧带

(a)背面观　(b)掌面观

图4-33　手关节

(三)下肢骨

下肢骨由下肢带骨和自由下肢骨组成,两侧共62块。

1. 下肢带骨　下肢带骨为髋骨(hip bone)(图4-34),属于不规则骨,构成骨盆的前壁和侧壁。髋骨由髂骨、耻骨和坐骨组成,幼年时三者在髋臼处以软骨相连,16岁左右完全骨化融合,中部外侧有一深窝,称髋臼,其下缘的缺口称髋臼切迹。前下部有一大孔,称闭孔。

(1)髂骨(ilium):构成髋骨的上部,分为髂骨翼和髂骨体。髂骨翼上部扁阔,上缘肥厚的弓形骨嵴称髂嵴。髂嵴前、后端分别称髂前上棘和髂后上棘，二者下方各有一突起，分别称髂前下棘和髂后下棘。在髂前上棘后方5～7 cm处，髂嵴向外侧的突起称髂结节。髂翼内侧面的浅凹，称髂窝，其下界为斜行的弓状线；后份下方有粗糙的耳状面，与骶骨形成关节。髂后下棘下方骨缘深陷，称坐骨大切迹。

（2）坐骨（ischium）：构成髋骨的后下部，分为坐骨体和坐骨支。坐骨体粗壮，组成髋臼的后下2/5，体后缘有一尖的突起，称坐骨棘，棘下方为坐骨小切迹。体下部肥厚而粗糙，为坐骨结节，髋关节屈曲时易于扪及。坐骨支是从坐骨结节向前内上方延伸的骨板，与耻骨下支相结合。

（3）耻骨（pubis）：构成髋骨的前下部，分为体和上、下二支。耻骨体组成髋臼的前下1/5，与髂骨体结合处上缘骨面粗糙，称髂耻隆起，由体向前内侧伸出耻骨上支，其末端急转向后下方延伸为耻骨下支。耻骨上支的上缘锐利，称耻骨梳，向前终于耻骨结节，向后与弓状线相接；内侧的粗糙面，称耻骨联合面。两侧联合面以纤维软骨相连，构成耻骨联合。耻骨下支伸向下后外，与坐骨支结合。坐骨与耻骨共同围成闭孔。

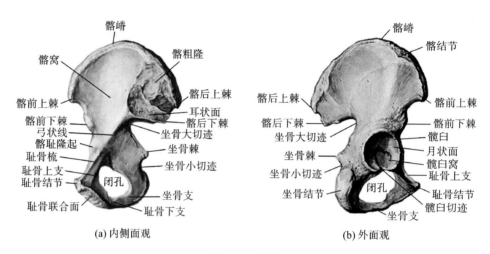

图 4-34　髋骨

2. 自由下肢骨　包括股骨、髌骨、胫骨、腓骨和足骨。

（1）股骨（femur）（图 4-35）：位于股部，是人体最长的骨，约为身高的1/4，分一体两端。上端为球形的股骨头，朝向内上，与髋臼形成关节，头中央微凹，称股骨头凹，头下方较狭细的部分称股骨颈，易骨折。颈与体移行处有2个隆凸，外上方较大的称大转子，内下方较小的称小转子。二者之间，前面有转子间线，后面有转子间嵴。大转子在体表可扪及，为重要的体表标志。股骨体向前略弓，前面光滑，后面有一纵行粗糙骨嵴，称粗线。此线向上外侧延续为臀肌粗隆，向上内延续为耻骨肌线。下端膨大，有两个向后膨出的隆凸，分别称内侧髁和外侧髁。两髁后份之间的深窝为髁间窝；两髁侧面最突出处，分别称为内上髁及外上髁。

（2）髌骨（patella）（图 4-36）：位于股骨下端前面，在股四头肌腱内，是人体最大的籽骨，上宽下窄，前面粗糙，后面光滑为关节面，与股骨形成关节。

（3）胫骨（tibia）（图 4-37）：位于小腿的内侧，分一体两端。上端粗大，向两侧突出，形成内侧髁和外侧髁；两髁上面各有微凹的关节面，分别与股骨内、外侧髁形成关节；两关节面之间有向上的粗糙隆起，称髁间隆起。上端前面的粗糙隆起，称胫骨粗隆；外侧髁的后外下方有腓关节面，与腓骨头形成关节。胫骨体呈三棱柱形，前缘锐利，内侧面光滑，二者紧贴皮下，可于体表扪及。下端内侧伸向内下方的突起，称内踝，可于体表扪及，为重要的体表标志；下端外侧有腓切迹，与腓骨相连。

（4）腓骨（fibula）（图 4-37）：细长，位于胫骨的外后方，分一体两端。上端稍膨大，称腓骨头；下端膨大，呈三角形，称外踝。腓骨头和外踝在体表可扪及。

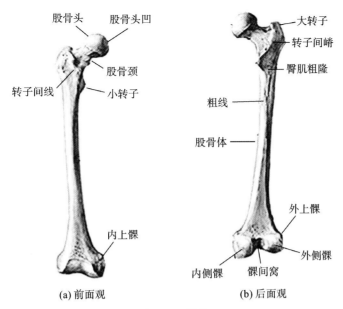

图 4-35 股骨

(a) 前面观　　　(b) 后面观

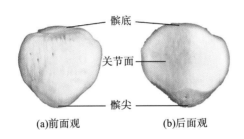

图 4-36 髌骨

(a)前面观　　　(b)后面观

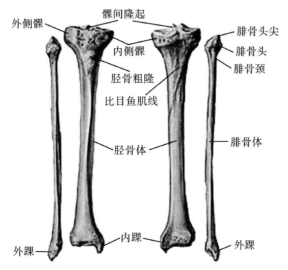

图 4-37 胫骨和腓骨

（5）足骨：包括跗骨、跖骨和趾骨（图 4-38）。

跗骨（tarsal bone）：共 7 块，属短骨，排成前、中、后三列。后列上方为距骨，其上面前宽后窄，称距骨滑车，与胫、腓骨下端形成关节；下方为跟骨，其后端粗糙，称跟骨结节。中列为位于距骨前方的足舟骨，其内下方的隆起称舟骨粗隆。前列由内侧向外侧依次为内侧楔骨、中间楔骨、外侧楔骨和骰骨。相邻跗骨的相对面均有关节面，相互构成关节。

跖骨(metatarsal bone):共 5 块,属长骨,分一体两端。近端为底,与跗骨形成关节;中间为体;远端为头,与近节趾骨形成关节。第 5 跖骨底向后突出,称第 5 跖骨粗隆,可于体表扪及。

趾骨(phalange of toe):共 14 块,属长骨。除蹈趾为 2 节外,其余各趾均为 3 节,其形态和名称与指骨相同。

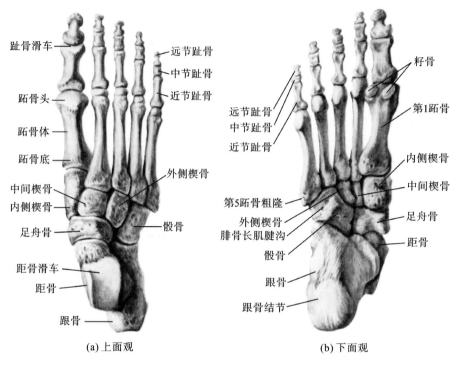

左侧标注:趾骨滑车、跖骨头、跖骨体、跖骨底、中间楔骨、内侧楔骨、足舟骨、距骨滑车、距骨、跟骨

右侧标注:远节趾骨、中节趾骨、近节趾骨、外侧楔骨、骰骨

(a) 上面观

右侧标注(下面观):籽骨、第1跖骨、内侧楔骨、中间楔骨、足舟骨、距骨、跟骨、跟骨结节

左侧标注(下面观):远节趾骨、中节趾骨、近节趾骨、第5跖骨粗隆、外侧楔骨、腓骨长肌腱沟、骰骨

(b) 下面观

图 4-38　足骨

(四)下肢骨间的连接

下肢骨间的连接包括下肢带骨间的连接和自由下肢骨间的连接。

1. 下肢带骨间的连接

(1)耻骨联合(pubic symphysis)(图 4-39):由两侧耻骨的耻骨联合面,借纤维软骨的耻骨间盘连接而成。耻骨间盘内有一矢状位的裂隙,女性较宽大。耻骨联合的上、下缘分别有韧带加强。

(2)骶髂关节(sacroiliac joint)(图 4-39):由骶骨与髂骨相对的耳状面构成,关节面凹凸不平,彼此结合十分紧密。关节囊紧张,其前、后方分别有韧带加强。骶髂关节具有相当大的稳固性。

(3)骶结节韧带和骶棘韧带(图 4-39):骶结节韧带(sacrotuberous ligament)位于骨盆后方,起自骶骨、尾骨侧缘,止于坐骨结节;骶棘韧带(sacrospinous ligament)位于骶结节韧带的前方,起自骶骨、尾骨侧缘,止于坐骨棘。骶棘韧带与坐骨大切迹围成坐骨大孔(greater sciatic foramen),骶棘韧带、骶结节韧带与坐骨小切迹围成坐骨小孔(lesser sciatic foramen)。二孔均有肌、血管和神经等通过。

封闭闭孔的致密结缔组织膜,称闭孔膜。其上缘与耻骨上支的闭孔沟围成闭膜管,有神经、血管通过。

(4)骨盆(pelvis)(图 4-39):由骶骨,尾骨,左、右髋骨及其骨连结构成。人体直立时,骨盆向前倾斜,两侧的髂前上棘与耻骨结节位于同一冠状面上。

骨盆以界线为界,可分为上方的大骨盆(greater pelvis)和下方的小骨盆(lesser pelvis)。界线(terminal line)是由骶岬经两侧的弓状线、耻骨梳、耻骨结节至耻骨联合上缘连成的环形线。大骨盆几乎没有骨性前壁。小骨盆即通常所说的骨盆,可分为骨盆上口、骨盆下口和骨盆腔。骨盆上口由

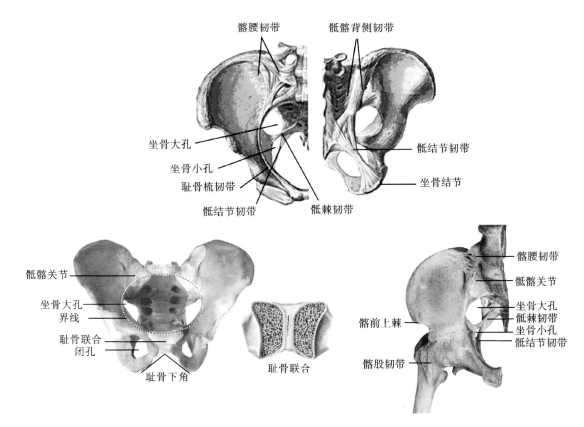

图 4-39　骨盆

界线围成。骨盆下口由尾骨尖、骶结节韧带、坐骨结节、坐骨支、耻骨下支和耻骨联合下缘围成。两侧的坐骨支和耻骨下支连成耻骨弓，其夹角称耻骨下角。骨盆上、下口之间的腔为骨盆腔（固有盆腔），容纳直肠、膀胱及部分生殖器。小骨盆前壁短，侧壁和后壁长而弯曲，故盆腔是一略弯曲的骨性管道。骨盆具有传导重力和支持、保护盆腔脏器的作用，女性骨盆尚有孕育和娩出胎儿的功能，故骨盆性别差异显著（表 4-1）。

表 4-1　骨盆的性别差异

区别要点	男性	女性
骨盆形状	窄长	宽短
骨盆上口	心形	椭圆形
骨盆下口	较窄	较宽
骨盆腔	漏斗形	圆筒形
耻骨下角	70°～75°	90°～100°

临床联系：通常女性骨盆较男性骨盆宽而浅，有利于胎儿娩出。骨盆各平面的各径线的值常作为判断产妇能否顺产的依据，如小骨盆上口的前后径（也称真直径或内直径）是指骶岬上缘中点至耻骨联合上缘中点的距离，平均为 11 cm，低于此数值则提示正常产道产出存在危险性。

2. 自由下肢骨间的连接

（1）髋关节（hip joint）（图 4-40）：由髋臼与股骨头构成。髋臼周缘有纤维软骨的髋臼唇，以加深关节窝。髋臼横韧带架于髋臼切迹上，使髋臼半月形的关节面扩大为环形。股骨头韧带（ligament of head of femur）连于髋臼横韧带与股骨头凹之间，内含营养股骨头的血管。关节囊紧张而坚韧，上附髋臼周缘及髋臼横韧带；下附股骨颈，前面至转子间线包裹股骨颈的全部，后面则仅包裹股骨颈的内侧 2/3。故股骨颈骨折有囊内、囊外及混合骨折之分。关节囊有多条韧带加强，前壁的髂股韧带（iliofemoral ligament）最强厚，呈三角形，对维持人体的直立姿势有重要意义；后下壁相对薄弱，故髋关节发生脱位时，股骨头大多从此处向下方脱出。

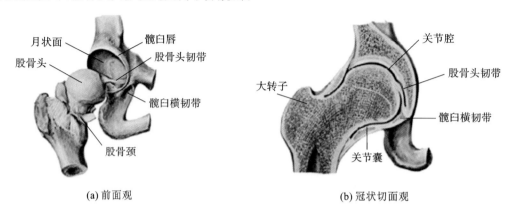

(a) 前面观   (b) 冠状切面观

图 4-40　髋关节

髋关节属于多轴关节，可做屈、伸、收、展、旋内、旋外及环转运动，其运动幅度远不及肩关节，但具有较大的稳固性。

（2）膝关节（knee joint）（图 4-41）：由股骨内、外侧髁与胫骨内、外侧髁及髌骨构成，是人体最大而复杂的关节。膝关节囊薄而松弛，有较多的韧带加强。囊的前壁有股四头肌腱、髌骨和髌韧带，髌韧带（patellar ligament）自髌骨下缘向下止于胫骨粗隆；内侧壁有胫侧副韧带（tibial collateral ligament）；外侧壁有独立于囊外的腓侧副韧带（fibular collateral ligament）。

膝关节腔内有膝交叉韧带和半月板，是膝关节的特征性结构（图 4-42）。膝交叉韧带非常强韧，分为前、后交叉韧带。前交叉韧带（anterior cruciate ligament）起自股骨外侧髁的内侧面，止于胫骨髁间隆起的前方，在伸膝时最紧张，能防止胫骨前移。后交叉韧带（posterior cruciate ligament）起自股骨内侧髁的外侧面，止于胫骨髁间隆起的后方，在屈膝时最紧张，可防止胫骨后移。半月板是垫于股骨与胫骨之间的两个半月形纤维软骨板，上面凹，下面平，内缘薄，外缘厚且与关节囊相连。内侧半月板（medial meniscus）呈"C"形，较大。外侧半月板（lateral meniscus）近似"O"形，较小。半月板使关节窝略加深，增加了关节的稳固性，也能缓冲压力、吸收震荡。膝关节主要做屈、伸运动，在半屈膝时，还可做小幅度的旋内、旋外运动。

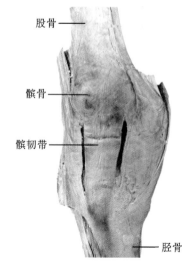

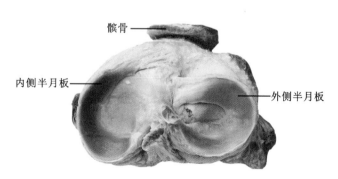

图 4-41　右膝关节（前面观）　　　　　　图 4-42　右膝关节半月板（上面）

（3）胫腓连结：胫骨、腓骨上端构成微动的胫腓关节，下端借韧带相连，两骨体之间以小腿骨间膜相连。所以小腿两骨之间几乎不能运动。

（4）足关节(joint of foot)。

①距小腿关节(talocrural joint)：通称踝关节(ankle joint)（图4-43），由胫骨、腓骨下端与距骨滑车构成。关节囊前、后壁薄而松弛，两侧有韧带加强。内侧韧带（又称三角韧带）强厚，自内踝向下呈扇形展开，附着于足舟骨、距骨和跟骨。外侧韧带较薄弱，为3条独立的韧带，自外踝分别向前、后、下止于距骨和跟骨，常因过度内翻而损伤。距小腿关节主要做背屈（伸，足尖向上）和跖屈（屈，足尖向下）运动；当跖屈时，还可做轻微的侧方运动。

②跗骨间关节（图4-43）：由7块跗骨相对面构成的多个微动关节，主要有距跟关节（距下关节）、距跟舟关节和跟骰关节。距跟关节和距跟舟关节为联动关节，能使足内翻和外翻。足的内侧缘抬起、足底转向内侧称内翻(inversion)；足的外侧缘抬起、足底转向外侧称外翻(eversion)。内翻时常伴有跖屈，外翻时常伴有背屈。跟骰关节和距跟舟关节常合称为跗横关节，又称Chopart关节，其关节线呈横位的"S"形，临床上常沿此关节线行足的离断术。跗骨之间还有许多坚强的韧带相连，对维持足弓具有重要意义。

③跗跖关节：由前列4块跗骨与5块跖骨底构成，活动甚微。

④跖趾关节：由跖骨头与近节趾骨底构成，可做轻微的屈、伸、收、展运动。

⑤趾骨间关节：由相邻两节趾骨的底与滑车构成，能做屈、伸运动。

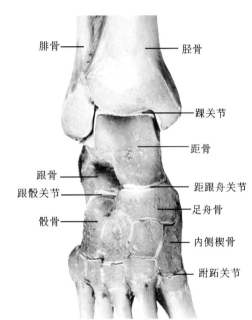

图4-43　足关节

（5）足弓(arch of foot)（图4-44）：由跗骨、跖骨及其骨连结构成的弓，凸向上方，形似"拱桥"，称足弓。足弓可分为前后方向的内、外侧纵弓和内外方向的横弓。内侧纵弓由跟骨、距骨、舟骨、3块楔骨和第1~3跖骨连接构成，外侧纵弓由跟骨、骰骨和第4、5跖骨连接构成，横弓由3块楔骨、骰骨和跖骨连接构成。站立时，足仅以第1跖骨头、第5跖骨头和跟骨结节三点着地，有如一个弹性的"三脚架"，能稳固地站在地面，并能保护足底的血管、神经免受压迫。足弓的弹性有利于在进行各种运动时缓冲震荡，减少疲劳。足弓平坦或无足弓时称扁平足，不耐长时间的行走、跑跳等活动，并且易疲劳。

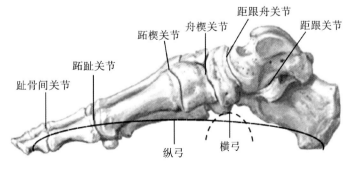

图4-44　足弓

附:人体重要的骨性标志

人体某些部位的骨,常在人的体表形成较明显的隆起或凹陷,并能在体表触摸到,临床上常作为定位等应用的标志,称为骨性标志。体表突出的骨性标志部位长期受压时,容易发生压疮。学习时应结合活体,进行认真的触摸和辨认。

1. 头颈部

乳突:位于外耳下方,其根部前缘的前内方有茎乳孔,面神经由此出颅。乳突深面的后半部为乙状沟。

下颌角:下颌支后缘与下颌体下缘交界处,此处骨质较薄,容易骨折。

枕外隆凸:位于枕部向后最凸出的隆起,其深面为窦汇。

颧弓:位于眶下缘和枕外隆凸之间连线的同一水平面上,下方一横指处为腮腺管。

翼点:顶骨、额骨、蝶骨和颞骨四骨汇合处。在颧弓中点上方3~4 cm处,是颅骨的薄弱部位,其深面附近的沟内有脑膜中动脉的前支经过。

第7颈椎棘突:位于颈背部最凸出的隆起,头部前屈时更容易触及,为计数椎骨的标志。

2. 躯干部

胸骨颈静脉切迹:位于胸骨上缘,两侧胸锁关节之间的凹陷,其上方为胸骨上窝。

胸骨角:胸骨柄与胸骨体的连接处向前的横形突起,自颈静脉切迹向下约两横指处,是重要的骨性标志。其平对第4胸椎体下缘,也相当于气管杈,主动脉弓的前、后端,心脏上界,食管的第二个狭窄处和胸导管左移处的水平。胸骨角的两侧接第2肋软骨,为计数肋骨的标志。胸骨角平面是上、下纵隔的分界线。

肩胛下角:自然体位时平对第7肋,可作为在背部计数肋骨的定位。

剑突:胸骨下方的突出,位于两侧肋弓之间,剑突与左侧肋弓的交点处是心包穿刺的常用部位。

骶角:沿骶中嵴向下摸到骶管裂孔,在裂孔的两侧可摸到骶角。

3. 上肢

肩峰:高耸于肩关节的上方,为肩部的最高点。

尺骨鹰嘴:肘背部后方的突起。

肱骨内、外侧髁:肱骨下端向内、外侧的突起。

尺骨茎突:尺骨下端向内侧的突起。

桡骨茎突:桡骨下端向外下的突起。

豌豆骨:腕部远侧皮纹内侧的突起。

4. 下肢

髂嵴:髂嵴全长在体表均能摸到,其前端为髂前上棘,后端为髂后上棘,髂嵴最高点的水平线平对第4腰椎棘突,腰椎穿刺可通过髂嵴定位。

耻骨结节:位于腹股沟内侧端,瘦人较易摸到。

坐骨结节:位于臀大肌下缘内侧,屈大腿时在臀部摸到的骨性突起。

股骨大转子:大腿外侧上部的突起。屈髋时,由坐骨结节至髂前上棘的连线通过股骨大转子。

胫骨粗隆:位于髌骨下缘四横指处。

内踝和外踝:踝部两侧的明显隆起分别是内踝和外踝,外踝低于内踝。

第二节　骨骼肌

案例解析

案例导入

患者,男,53岁,5年前右下腹开始出现坠胀感,站立及劳动后症状加重,此后,右下腹出现一逐渐增大的包块,站立时加重,平卧休息或用手可还纳。最近右下腹包块逐渐增大,并进入右侧阴囊,还纳困难。临床诊断:右腹股沟斜疝。

思考:

1.发生腹股沟斜疝的解剖学依据有哪些?

2.腹股沟斜疝和直疝的如何鉴别?

一、概述

人体的肌根据组织结构和功能不同,可分为平滑肌、骨骼肌和心肌三类。运动系统的肌属于骨骼肌(skeletal muscle),它常以两端附着于不同的骨上,中间跨越一个或多个关节,可随人的意志而收缩,所以又称随意肌。

骨骼肌在人体内分布极为广泛,有600多块,约占体重的40%。每块肌都具有一定的形态、结构和辅助结构,有丰富的血管和淋巴管分布,并接受一定的神经支配,具有运动、维持姿势和产热的功能,所以每块肌都可视为一个器官。

1.肌的形态和构造　肌的形态多样,常按其外形分为长肌(long muscle)、短肌(short muscle)、扁肌(flat muscle)和轮匝肌(orbicular muscle)四类(图4-45)。长肌呈长条状,肌纤维束的排列多与肌的长轴平行,收缩时肌显著缩短,可引起大幅度的运动,多分布于四肢。短肌较短,收缩的幅度不大,但收缩力强大和持久,多分布于椎骨之间。扁肌宽扁呈薄片状,多分布于胸腹壁,可整个收缩或部分收缩,从而完成各种动作。轮匝肌的肌纤维呈环形,分布于孔裂周围,收缩时可关闭孔裂。

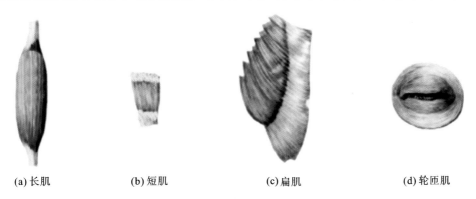

(a)长肌　　　　(b)短肌　　　　　(c)扁肌　　　　　(d)轮匝肌

图4-45　肌的形态

每块骨骼肌都由肌腹和肌腱两部分组成。肌腹(muscle belly)柔软,色红,呈带状或阔片状,具有收缩力,由许多肌纤维束构成。肌腱(tendon)位于肌腹的两端,由致密结缔组织构成,色白,强韧而无收缩力。扁肌的腱呈扁平膜状,故称腱膜(aponeurosis)。

Note

2. 肌的起止、配布和作用　肌收缩可使两骨或数骨彼此靠近而产生关节的运动。一般来说,两骨中总有一骨的位置相对不变,另一骨相对移动。肌在固定骨上的附着点称为该肌的起点(origin)或定点,而在移动骨上的附着点称为该肌的止点(insertion)或动点。通常把躯干肌靠近身体正中面或四肢肌在近侧的附着点看作起点,反之为止点。肌运动时,一般是止点向起点移动,但由于人体运动的复杂多样性,肌的起点和止点常可发生相互转换,如胸大肌起于胸廓、止于肱骨,收缩时使上肢向胸廓靠拢,但在做引体向上时,就发生了起、止点的转换,即肱骨上的附着点成了定点,而躯干骨上的附着点成了动点(图 4-46)。

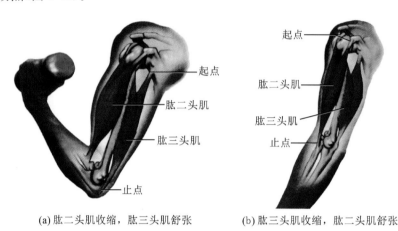

(a) 肱二头肌收缩,肱三头肌舒张　　(b) 肱三头肌收缩,肱二头肌舒张

图 4-46　肌的起、止点

　　肌多数围绕关节配布,肌纤维的方向和肌跨越关节的形式决定肌在运动中所起的作用。通常每个动作的完成都是许多肌共同参与的结果,每块肌所起的作用不同,既对立统一又相辅相成。肌在关节周围的配布与此关节的运动轴有关。围绕关节的每一个运动轴都有两组作用相反的肌,在运动轴一侧发起并完成相应动作的主要肌为原动肌;配合原动肌,协助其完成动作的肌为协同肌;而运动轴另一侧对抗原动肌作用的肌为拮抗肌;另有一些肌起着固定附近一些关节的作用,以防原动肌产生一些不必要的动作,这些肌称为固定肌。原动肌、拮抗肌、协同肌和固定肌也是相对概念,同一块肌在不同的运动中作用不同,它可以是原动肌,也可以是拮抗肌、协同肌或固定肌。

　　3. 肌的辅助装置　在肌的周围有辅助装置协助肌的活动,具有保持肌的位置、减少运动时的摩擦等功能。肌的辅助装置包括筋膜、滑膜囊、腱鞘和籽骨等。

　　(1)筋膜(fascia):遍布全身,分为浅筋膜、深筋膜(图 4-47)。

　　浅筋膜(superficial fascia),也称皮下组织或皮下筋膜,位于皮肤深面,包被全身各部,连接于皮肤与深筋膜之间。其由疏松结缔组织构成,其内分布有浅血管、浅淋巴管、浅淋巴结、皮神经、皮肌及脂肪组织等。其对深部组织起保护和缓冲作用。

　　深筋膜(deep fascia),也称固有筋膜,由致密结缔组织构成。它在浅筋膜深面,包被骨骼肌并深入肌群附着于骨,随肌分层形成肌外膜,分隔肌群而构成肌间隔。在四肢,深筋膜包裹各肌群构成浅筋膜深面的筋膜鞘,可保护并增强肌的作用,以保证肌的单独活动。深筋膜包被血管、神经形成血管神经鞘。了解身体各部筋膜的情况,对临床外科手术和诊断疾病都有重要的临床意义。

　　(2)滑膜囊(synovial bursa):疏松结缔组织分化而成的密闭性扁囊,内有滑液,多位于肌腱和骨面、韧带或韧带样结构之间,以减少摩擦,有利于运动。

　　(3)腱鞘(tendinous sheath):包裹在长肌腱外面的结缔组织鞘管,存在于活动性较大的部位,如腕、踝、手指和足趾等处(图 4-48)。其具有将肌腱固定于一定的位置,并减少肌腱与骨面间的摩擦的作用。腱鞘可分为纤维层和滑膜层两部分。腱鞘的纤维层也称腱纤维鞘,位于外层,为深筋膜增厚所形成的骨性纤维性管道,起着滑车和约束肌腱的作用。腱鞘的滑膜层也称腱滑膜鞘,位于腱纤维

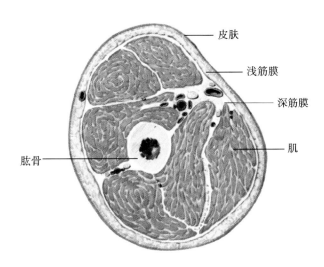

图 4-47 筋膜及其形成结构

鞘内,是由滑膜构成的呈双层圆筒状的鞘。其内层紧贴肌腱表面,称为脏层;外层贴于腱纤维鞘的内表面及骨面,称为壁层。内、外两层之间含有少量滑液,肌腱可在这个鞘内自由滑动。内、外两层在肌腱与骨面间相互移行的纵襞称为腱系膜,内有供应肌腱的血管、神经通过。腱鞘损伤或感染时,常形成临床上的腱鞘炎,是多发的常见病。

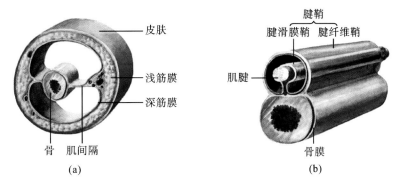

图 4-48 腱鞘

(4)籽骨:发生在肌腱内的小骨,位于某些肌腱与关节表面之间,有减少肌腱与骨面的摩擦的作用。人体最大的籽骨是髌骨。在手掌、足底的一些长腱中也可出现一些小籽骨。

二、头颈肌

头肌包括面肌和咀嚼肌两部分。颈肌可依其所在位置和结构分为颈浅肌群,舌骨上、下肌群和颈深肌群三层。

(一)面肌

面肌(facial muscle)又称表情肌(expression muscle),位于面部浅筋膜内,起于颅骨,止于皮肤,肌薄弱短小,属于皮肌(图 4-49)。其主要围绕眼、鼻、口等孔、裂呈环形或放射状分布。面肌收缩时开大或缩小上述孔、裂,牵动面部皮肤产生喜、怒、哀、乐等各种表情。

1. 颅顶肌 主要有枕额肌(occipitofrontalis),由枕部的枕腹(起于枕骨上项线)和额部的额腹(附着于额部皮肤)及连接两个肌腹的腱膜结构三部分构成。腱膜薄宽而坚韧,似帽子一样覆盖于颅顶,故称帽状腱膜(galea aponeurotica)。枕腹收缩可向后牵拉帽状腱膜,使其紧张;额腹收缩可提眉,使额部皮肤出现横向皱纹并提上睑,故枕额肌瘫痪时,额部皮肤皱纹变平且上眼睑下垂。

2. 眼轮匝肌(orbicularis oculi) 位于眼裂周围,呈椭圆形,收缩时闭眼。由于少量肌束附着于泪

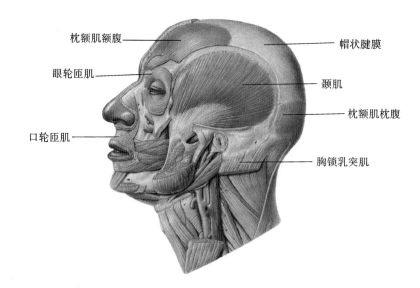

枕额肌额腹

眼轮匝肌

口轮匝肌

帽状腱膜

颞肌

枕额肌枕腹

胸锁乳突肌

图 4-49 头颈肌

囊后面，闭眼时可扩张泪囊，使泪囊产生负压，吸引泪液进入泪囊再经鼻泪管流向鼻腔。

3. 口周围肌 环绕口裂周围，呈环形和辐射状。环绕在口裂周围的环形肌称口轮匝肌（orbicularis oris），收缩时闭口。辐射状肌数量众多，收缩时可上提上唇、下降下唇或牵动口角向外上、外下。颊肌位于面颊深层，紧贴口腔侧壁黏膜，收缩时可使唇、颊紧贴牙齿，协助咀嚼、吸吮。

4. 鼻肌 不发达，是围绕鼻孔的几块扁小肌，收缩时扩大鼻孔，助深吸气。

（二）咀嚼肌

咀嚼肌（masticatory muscle）包括咬肌、颞肌、翼内肌和翼外肌 4 对，它们使下颌关节运动，完成咀嚼运动。

1. 咬肌（masseter） 起于颧弓的下缘和内面，向后下止于下颌支外侧面的咬肌粗隆，收缩时上提下颌骨。

2. 颞肌（temporalis） 呈扇形起于颞上窝骨面，肌束向前下汇聚，通过颧弓深面，以肌腱止于下颌骨的冠突，收缩时使下颌骨上提，后部纤维使下颌骨向后。

3. 翼内肌（medial pterygoid） 起于翼突窝和上颌结节，肌纤维行向后下止于下颌支内侧面的翼肌粗隆。

4. 翼外肌（lateral pterygoid） 起于蝶骨大翼的下面和翼突的外侧板，向后外止于下颌颈，收缩时拉下颌关节盘连同下颌头向前至关节结节的下方，做张口运动。

（三）颈浅肌群

1. 颈阔肌（platysma） 位于颈部浅筋膜中的一层薄而宽阔的皮肌（图 4-50）。它起于胸大肌和三角肌表面的筋膜，止于口角及附近皮肤。作用：拉口角向下，并使颈部皮肤出现皱褶。

2. 胸锁乳突肌（sternocleidomastoid） 位于颈部两侧皮下，大部分被颈阔肌覆盖，是颈部浅层一对强有力的长肌（图 4-49）。它起于胸骨柄前面和锁骨的胸骨端，两个头汇合后向后外上走行，止于颞骨乳突。作用：一侧肌收缩使头歪向同侧，面转向对侧并向上仰；两侧肌同时收缩可使头后仰。一侧胸锁乳突肌病变挛缩时，可致病理性斜颈。

（四）舌骨上、下肌群

舌骨上、下肌群位于颈前部，颈阔肌的深面。

1. 舌骨上肌群 位于舌骨与下颌骨之间，包括二腹肌、下颌舌骨肌、茎突舌骨肌和颏舌骨肌 4 对。作用：上提舌骨，举舌，协助吞咽；当舌骨固定时，可拉下颌骨协助张口。

2. 舌骨下肌群 位于颈前部、舌骨下方正中线的两旁,居喉、气管、甲状腺的前方。每侧4块肌,包括胸骨舌骨肌、肩胛舌骨肌、胸骨甲状肌、甲状舌骨肌,各肌均依起、止点命名。作用:下降舌骨和喉,甲状舌骨肌在吞咽时可提喉使之靠近舌骨。

（五）颈深肌群

颈深肌群位于颈椎的前方和两侧,分为内侧群和外侧群,其作用为使脊柱颈段前屈和侧屈,外侧群还可提第1、2肋,助深吸气。外侧群位于颈椎两侧,有前斜角肌（scalenus anterior）、中斜角肌（scalenus medius）和后斜角肌（scalenus posterior）(图4-51)。各肌均起自颈椎横突,前、中斜角肌止于第1肋,后斜角肌止于第2肋。前、中斜角肌与第1肋之间围成的间隙称斜角肌间隙（scalenus interspace）,有臂丛神经和锁骨下动脉通过。前斜角肌是寻找、鉴别锁骨下动、静脉的重要标志。前斜角肌肥厚时可压迫这些结构产生相应症状,称前斜角肌综合征。

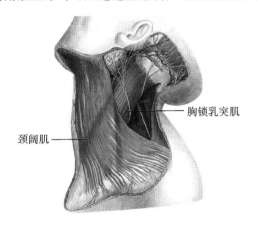

图 4-50 颈阔肌

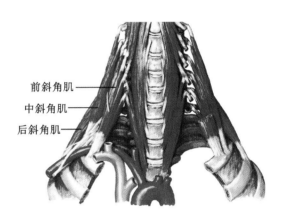

图 4-51 颈深肌群

三、躯干肌

躯干肌包括胸肌、背肌、膈肌、腹肌和会阴肌。会阴肌（包括盆肌）将在生殖系统中介绍。

（一）胸肌

胸肌可分为胸上肢肌和胸固有肌两群(图4-52)。

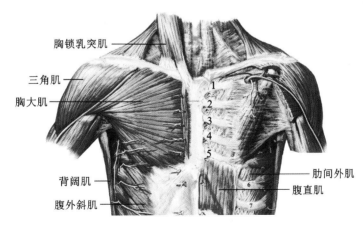

图 4-52 胸腹肌浅层

1. 胸上肢肌 包括胸大肌、胸小肌和前锯肌,它们位于胸廓与上肢骨之间,固定肩胛骨并运动上肢,也可运动胸廓协助呼吸。

胸大肌（pectoralis major）位于胸前外侧壁浅面,为扇形宽大扁肌。起自锁骨内侧半下缘、胸骨和第1~6肋软骨，各部肌束向外聚合，以扁腱止于肱骨大结节嵴。作用：使肩关节前屈、旋内和内收；臂固定时，可引体向上。临床上常利用胸大肌肌瓣修补胸壁缺损或填补残腔。

胸小肌（pectoralis minor）为位于胸大肌深面的三角形扁肌，起于第3~5肋骨，行向外上止于喙突。作用：拉肩胛骨向前下紧贴胸壁；肩胛骨固定时，可提肋助吸气。

前锯肌（serratus anterior）为位于胸廓侧后壁的扁肌，以数个肌齿起于上8~9个肋骨的外面，肌束行向后内上，环绕胸廓侧后壁，止于肩胛骨内侧缘和下角。作用：拉肩胛骨向前和紧贴胸廓，下部肌束使肩胛骨下角旋外；当肩胛骨固定时，可提肋助吸气。单纯前锯肌瘫痪，可使肩胛骨向后内上移位离开胸廓而突出于皮下，表现为"翼状肩"。

2. 胸固有肌 封闭肋间隙，参与胸壁的构成。主要有肋间内、外肌，是主要的呼吸肌。

肋间外肌（intercostale externi）位于各肋间隙的浅层，起自上位肋骨下缘，肌束斜向前下，止于下位肋骨上缘。在肋间隙前部，肋间外肌缺如，包绕它的深筋膜移行成一层结缔组织膜，称为肋间外膜。作用：提肋，助吸气。

肋间内肌（intercostale interni）位于肋间外肌的深面，起自下位肋骨上缘，肌束斜向前上，止于上位肋骨下缘。肋角内侧的肋间隙部分无肋间内肌纤维，为一层结缔组织膜，称为肋间内膜。作用：降肋，助呼气。

（二）背肌

背肌位于躯干背面，可分浅、深两层。浅层主要有斜方肌、背阔肌、肩胛提肌和菱形肌等，作用是参与肩胛骨的固定及上肢的运动（图4-53）；深层主要有竖脊肌、夹肌及其深面的一些短肌，运动椎骨、颅骨和肋骨，并与韧带一起稳固各椎骨之间的连接。

1. 斜方肌 位于项部和背上部的三角形扁肌，因左、右侧合在一起呈斜方形而得名。该肌起自上项线、枕外隆凸、项韧带、第7颈椎及全部胸椎的棘突，上部肌纤维行向外下，中部肌纤维水平向外，下部肌纤维斜向外上，止于锁骨的外侧部1/3部分、肩峰和肩胛冈。作用：使肩胛骨向脊柱靠近，并可上提或下降肩胛骨；肩胛骨固定时，一侧肌收缩可使颈向同侧屈，面转向对侧；两侧肌同时收缩可使头后仰。斜方肌瘫痪后常出现"塌肩"。

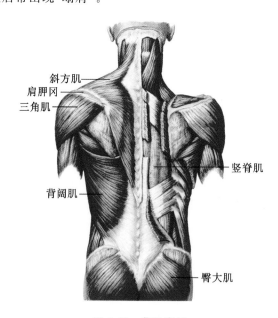

图4-53 背肌浅层

2. 背阔肌（latissimus dorsi） 位于背下部的全身最大的扁肌。该肌以腱膜起自下6个胸椎棘突、腰椎棘突、骶正中嵴和髂嵴后部等处，并参与胸腰筋膜的构成；肌纤维斜向外上，以扁腱止于肱骨小结节嵴。作用：使肩关节内收、旋内和后伸；当上肢固定时，可引体向上。

3.竖脊肌(erector spinae)　又称骶棘肌，是背肌中最长的肌，纵行位于脊柱两侧的脊沟内，起自骶骨背面、腰椎棘突和髂嵴的后部，向上分出许多肌齿，沿途止于椎骨和肋骨，最终向上止于颞骨乳突、上项线和下项线。作用：一侧肌收缩可使脊柱侧屈，两侧肌同时收缩使脊柱后伸和使头后仰。

胸腰筋膜(thoracolumbar fascia)是包被竖脊肌和腰方肌周围的深筋膜，在腰部明显增厚。胸腰筋膜构成坚韧的竖脊肌鞘，腰部在做剧烈活动时，竖脊肌肿胀并和胸腰筋膜一起扭伤，是造成腰背劳损的常见原因。

（三）膈肌

膈肌(diaphragm)是分隔胸腔和腹腔的重要呼吸肌，向上膨隆呈穹隆状（图4-54）。膈肌的周边是肌腹，中央为腱膜结构，称中心腱(central tendon)。膈肌的肌腹在胸廓下口周缘和腰椎前面有三个起始部位：胸骨部起于剑突后面；肋部起自下6对肋骨和肋软骨；腰部以左、右膈脚起自上2～3个腰椎。

膈肌有三个裂孔：①主动脉裂孔(aortic hiatus)：在第12胸椎前方，由左、右膈脚与第12胸椎椎体共同围成，有主动脉和胸导管通过。②食管裂孔(esophageal hiatus)：位于主动脉裂孔的左前上方，约平对第10胸椎水平，有食管和迷走神经通过。③腔静脉孔(vena caval foramen)：位于食管裂孔右前上方的中心腱部，约在第8胸椎水平，有下腔静脉通过。

膈肌收缩时膈肌穹隆下降，胸腔容积扩大，以助吸气；舒张时膈肌穹隆上升并恢复原位，胸腔容积减小，以助呼气。膈肌与腹肌同时收缩，可增加腹压，协助排便、咳嗽、分娩及呕吐等生理活动。

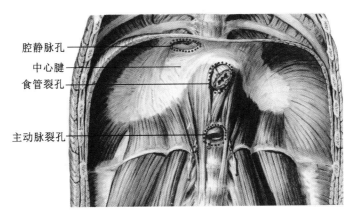

腔静脉孔
中心腱
食管裂孔
主动脉裂孔

图4-54　膈肌和腹后壁肌

（四）腹肌

腹肌连于胸廓与骨盆之间，参与构成腹前外侧壁和后壁，可分为前外侧群和后群两部分。

1.前外侧群　包括腹直肌、腹外斜肌、腹内斜肌和腹横肌（图4-55、图4-56、图4-57）。

（1）腹直肌(rectus abdominis)：腹前正中线两侧腹直肌鞘内上宽下窄的长肌，起自耻骨联合和耻骨嵴，肌束向上止于剑突和第5～7肋软骨的前面。腹直肌是多腹肌，全长被3～4条横行的腱划分成多个肌腹。腱划与腹直肌鞘前层紧密结合，不易剥离，在腹直肌的后面，腱划不明显，未与腹直肌鞘的后层愈合，易于分离。

（2）腹外斜肌(obliquus externus abdominis)：位于腹前外侧壁浅层的扁肌，以8个肌齿起自下8位肋骨的外面，肌束行向前内下方，如插口袋方向；前上部肌束向内侧移行为腱膜，覆于腹直肌前面，参与构成腹直肌鞘前层，至前正中线处与对侧同名腱纤维交织构成腹白线；后下部肌束止于髂嵴前份。腹外斜肌腱膜下缘向下附着于髂前上棘与耻骨结节之间，腱膜卷曲增厚形成腹股沟韧带(inguinal ligament)。在耻骨结节的外上方，腹外斜肌腱膜形成似三角形的裂孔，称为腹股沟管浅环

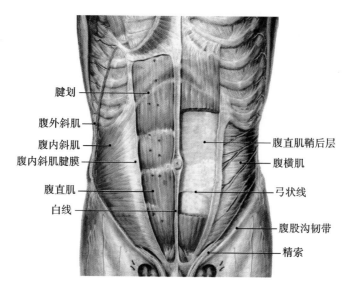

图 4-55　腹肌前外侧群

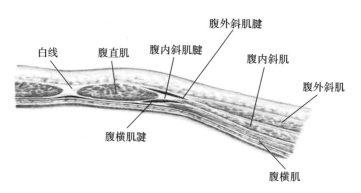

图 4-56　腹前外侧壁横断面

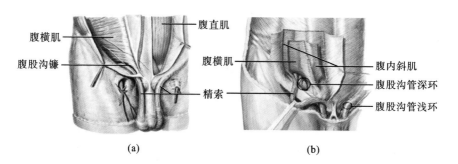

(a)　　　　　　　　　　　　　(b)

图 4-57　腹前外侧壁下部

(superficial inguinal ring),又称腹股沟管皮下环,环内有精索(男性)或子宫圆韧带(女性)通过。腹股沟韧带内侧端有一小束腱纤维折向后下附于耻骨梳外侧面,称腔隙韧带或陷窝韧带,沿耻骨梳向后外上的附着部分称耻骨梳韧带。腹股沟韧带和耻骨梳韧带都是腹股沟疝修补术用来加强腹股沟管壁的重要结构。

　　(3)腹内斜肌(obliquus internus abdominis):位于腹外斜肌深面,肌纤维走行大部分与腹外斜肌垂直,起自胸腰筋膜、髂嵴和腹股沟韧带的外侧1/2。肌束呈扇形,斜行走向前内上。后部肌束向上止于下3个肋骨中部;中部肌束向前内约在腹直肌外侧缘移行为腱膜,分前、后两层包裹腹直肌,参与构成腹直肌鞘的前、后层,但弓状线以下部分的腱膜全部在腹直肌前面通过;下部肌束呈弓形向内跨过精索(男性)或子宫圆韧带(女性)后延续为腱膜,在此处与腹横肌腱膜融合为腹股沟镰(或称联合腱），向内止于耻骨梳内侧端及耻骨结节附近。腹内斜肌与腹横肌最下部的肌束一起包绕精索和睾丸，并随之降入阴囊，称为提睾肌，收缩时可上提睾丸。

（4）腹横肌（transversus abdominis）：位于腹内斜肌深面，起自下 6 对肋软骨的内面、胸腰筋膜、髂嵴和腹股沟韧带外侧 1/3。肌束横行向前延续为腱膜并与腹内斜肌腱膜后层愈合，形成腹直肌鞘后层，经腹直肌后方至腹前正中线交织于白线；弓状线以下外侧三层肌的腱膜全部经腹直肌前面至前正中线加固腹直肌鞘的前层，故此处后层缺如。下部肌束则参与构成腹股沟镰和提睾肌。

腹肌前外侧群的作用：保护腹腔脏器，同膈肌一起维持腹压，协助完成各种生理活动，如腹式呼吸、排便、呕吐、分娩等活动；使脊柱前屈、侧屈和旋转。

2. 后群 有腰大肌和腰方肌，腰大肌见下肢肌。

腰方肌（quadratus lumborum）位于腹后壁脊柱两侧，为方形扁肌，起自髂嵴后部，向上止于第 12 肋和第 1～4 腰椎横突。作用：下降第 12 肋，并使脊柱侧屈。

3. 腹肌形成的局部结构

（1）腹直肌鞘（sheath of rectus abdominis）：腹直肌鞘呈鞘状包裹腹直肌，由腹前外侧壁三层扁肌的腱膜形成。弓状线以上部分有前、后两层，前层由腹外斜肌腱膜和腹内斜肌腱膜的前层愈合而成，后层由腹内斜肌腱膜的后层与腹横肌腱膜愈合而成。弓状线（脐下 4～5 cm）以下部分形成腹直肌鞘后层的结构完全转至腹直肌前面，与腹直肌鞘前层融合，即腹外侧壁三层肌的腱膜结合在一起加固下腹壁，故此处腹直肌鞘的后层缺如，后层残留的游离下缘形成凹向下方的弧形线，称弓状线（arcuate line）。此线以下的腹直肌后面直接与腹横筋膜相贴。

（2）腹股沟管（inguinal canal）：腹股沟管是位于腹股沟韧带内侧半上方的由外上斜向内下的潜在性肌和腱之间的裂隙，长 4～5 cm，内有男性精索或女性子宫圆韧带通过。其可分为四壁、两口。四壁：前壁为腹外斜肌腱膜和腹内斜肌；后壁为腹横筋膜和腹股沟镰（联合腱）；上壁为腹内斜肌和腹横肌形成的弓状下缘；下壁为腹股沟韧带的内侧半。两口：内口称为腹股沟管深环（deep inguinal ring），又称腹股沟管腹环，位于腹股沟韧带中点上方约 1.5 cm 处，是腹横筋膜形成的一个卵圆形突出口；外口即腹股沟管浅环（腹股沟管皮下环），是腹外斜肌腱膜形成的裂孔。腹股沟管是下腹壁的薄弱区，腹腔脏器可经腹股沟管深环突入腹股沟管，形成腹股沟斜疝，严重时可经腹股沟管皮下环突出降入阴囊或阴唇。

（3）白线（linea alba）：白线位于腹前壁正中线上，在左、右腹直肌鞘之间，由两侧的三层扁肌腱纤维交织融合而成，连于剑突和耻骨联合之间。中部有圆形的腱环，称脐环，是胎儿脐带的遗迹；此处是腹壁的一个薄弱区，腹腔脏器若由此膨出，则称脐疝。白线坚韧而缺少血管，是临床上腹盆部手术的常见切口部位之一。

（4）海氏三角（Hesselbach triangle）：海氏三角又称腹股沟三角，位于腹前壁下部，是由腹壁下动脉、腹直肌外侧缘和腹股沟韧带围成的三角形区域。该区缺乏肌纤维，是腹壁的另一个薄弱区，腹腔脏器若由此三角突出，则形成腹股沟直疝。

四、四肢肌

（一）上肢肌

上肢肌包括上肢带肌、臂肌、前臂肌和手肌。

1. 上肢带肌 上肢带肌配布于肩关节周围，均起自上肢带骨，止于肱骨，包括三角肌、冈上肌、冈下肌、大圆肌、小圆肌和肩胛下肌（图 4-58）。它们能运动肩关节，并能增强肩关节的稳固性。

（1）三角肌（deltoid）：位于肩部，因呈三角形而得名。起自锁骨外侧 1/3 前面、肩峰和肩胛冈，各部肌束向外下方汇聚，止于肱骨体外侧面的三角肌粗隆。作用：使肩关节外展；前部肌束可使肩关节前屈和旋内；后部肌束可使肩关节后伸和旋外。腋神经受损可致三角肌瘫痪萎缩，使肩峰突出于皮

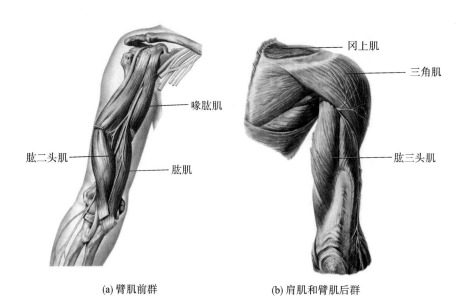

(a) 臂肌前群　　　(b) 肩肌和臂肌后群

图 4-58　上肢带肌和臂肌

下,形成骨性轮廓,这种体征称"方肩"。

(2)冈上肌(supraspinatus):位于斜方肌深面,呈三角形。起自冈上窝,肌束向外上移行为肌腱,经肩峰和喙肩韧带的下方跨越肩关节,止于肱骨大结节的上部,腱纤维编入肩关节囊上壁。作用:使肩关节外展。

(3)冈下肌(infraspinatus):位于冈下窝,呈三角形。起自冈下窝,肌束向外上移行为肌腱,经过肩关节后面,止于肱骨大结节中部,腱纤维编入肩关节囊后壁上部。作用:使肩关节旋外。

(4)小圆肌(teres minor):位于冈下肌的下方、三角肌的深面。起自肩胛骨外侧缘背侧面,止于肱骨大结节的下部,腱纤维编入肩关节囊后壁下部。作用:使肩关节旋外。

(5)大圆肌(teres major):位于小圆肌下方,呈圆柱状的长肌,下缘被背阔肌遮盖。起自肩胛骨下角的背侧面,肌束行向外上,止于肱骨小结节嵴。作用:使肩关节后伸、内收和旋内。

(6)肩胛下肌(subscapularis):位于肩胛骨的前面,起自肩胛下窝,肌束行向外上经肩关节的前面,止于肱骨小结节,腱纤维编入肩关节囊前壁。作用:使肩关节内收和旋内。

2.臂肌　臂肌围绕肱骨,包绕臂肌的深筋膜鞘深入肱骨形成内、外侧肌间隔,分隔臂肌为前群和后群(图 4-58)。

(1)前群:肱二头肌(biceps brachii)为梭形长肌,起端有两个头,长头以长腱起自肩胛骨盂上结节,通过肩关节囊由结节间沟下降;短头起自肩胛骨喙突。两头在臂部会合成一个肌腹,在肘窝前方移行为肌腱,止于桡骨粗隆。作用:屈肘关节;当前臂处于旋前位时,能使其旋后;协助屈肩关节。

喙肱肌(coracobrachialis)在肱二头肌短头后内侧,起自肩胛骨喙突,止于肱骨体中部内侧。作用:使肩关节屈和内收。

肱肌(brachialis)位于肱二头肌深面,起自肱骨体下半部前面,行向内下止于尺骨粗隆。作用:屈肘关节。

(2)后群:肱三头肌(triceps brachii)起端有三个头,长头以肌腱起自肩胛骨的盂下结节,向下经大、小圆肌之间;外侧头起自肱骨体后面桡神经沟外上方的骨面;内侧头起自肱骨体后面桡神经沟内下方的骨面。三个头向下会合成一坚韧的肌腱,止于尺骨鹰嘴。作用:伸肘关节;长头可使肩关节后伸和内收。

3.前臂肌　前臂肌位于尺骨、桡骨的周围,分前、后两群,大多数是长肌。肌腹位于近侧,使前臂上半部膨隆,细长的肌腱位于远侧,使下半部逐渐变细。前臂肌多以作用命名。

（1）前群：前群共有 9 块肌，分浅、深两层排列。其作用是屈肘关节；屈、收和展腕关节；屈掌指关节、指间关节和使前臂旋前（图 4-59）。

前群浅层肌有 6 块，它们主要起于肱骨内上髁，向前下走行，从桡侧到尺侧依次为肱桡肌、旋前圆肌、桡侧腕屈肌、掌长肌、指浅屈肌和尺侧腕屈肌。

肱桡肌单独起自肱骨下端前外侧骨面，向内下止于桡骨茎突，屈肘关节，并协助前臂旋前。肱桡肌位置表浅，有较恒定的血供和神经支配，切除后可由其他协同肌代偿而不影响前臂的功能，常作为肌瓣移植的供体。

其他 5 块肌共同起自肱骨内上髁和前臂深筋膜。掌长肌为退化肌，肌腹小而腱细长，向下连于掌腱膜（palmar aponeurosis），屈腕关节并紧张掌部皮肤，临床上可取其腱用于肌腱移植。

前群深层肌有 3 块，分别是拇长屈肌、指深屈肌和旋前方肌。

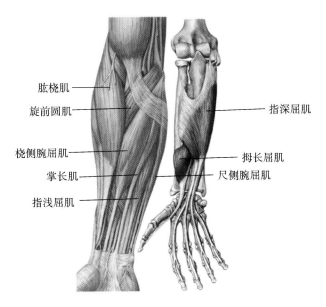

图 4-59　前臂肌前群

拇长屈肌位于前臂深层桡侧，起自桡骨中部和骨间膜前面，向下穿过腕管止于拇指远侧指骨底，可屈拇指指间关节和掌指关节。

指深屈肌位于前臂尺侧，起自尺骨上端和骨间膜的前面，肌束向下移行成 4 条肌腱，经腕管穿过屈肌总腱鞘至手掌，在指浅屈肌腱的深面分别越过第 2～5 掌骨头进入相应的屈指腱鞘，该腱在中节指骨部有指浅屈肌腱两脚夹持，止于远节指骨底前面，可屈第 2～5 指的远侧指间关节、近侧指间关节、掌指关节及腕关节。

旋前方肌紧贴于尺骨、桡骨下端和骨间膜的前面，拇长屈肌和指深屈肌的后面，为四方形扁肌。其起自尺骨前面，止于桡骨前外侧面。作用是使前臂旋前。

（2）后群：后群共 10 块肌，也分浅、深两层排列，是前臂肌前群的拮抗肌，主要伸肘关节和手关节，也可收展腕关节及使前臂旋前（图 4-60）。

后群浅层肌有 5 块，从桡侧向尺侧依次为桡侧腕长伸肌、桡侧腕短伸肌、指伸肌、小指伸肌和尺侧腕伸肌。它们主要以肌腱起自肱骨外上髁和前臂深筋膜，各肌止点和作用介绍如下。

桡侧腕长伸肌向内下移行为长腱，斜行穿过拇长展肌腱、桡侧腕短伸肌腱和拇长伸肌腱的深面，止于第 2 掌骨底背面。桡侧腕短伸肌起自前臂骨间膜背面，肌束向内下移行为长腱，于桡侧腕长伸肌腱的背内侧止于第 3 掌骨底背面。上述 2 条肌的作用是伸腕关节，同桡侧腕屈肌一起收缩可外展腕关节，协助屈肘关节。

指伸肌向下通过伸肌支持带深面，分为 4 条腱至手背远侧、掌骨头附近。作用是伸指间关节和

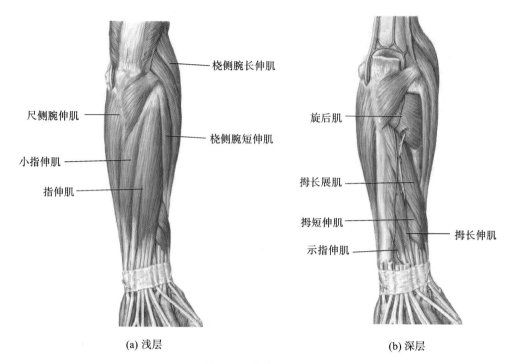

(a) 浅层　　　　　　　　　　　　(b) 深层

图 4-60　前臂肌后群

腕关节,并协助伸肘关节。

　　小指伸肌细长,其长腱经手背到小指,止于小指的指背腱膜。作用是伸小指。

　　尺侧腕伸肌通过伸肌支持带深面止于第 5 掌骨底背面。收缩时伸腕关节,同尺侧腕屈肌一起收缩可内收腕关节。

　　后群深层肌有 5 块,上部为旋后肌,起自肱骨外上髁背面和尺骨上端背外侧面,肌束行向外下,包绕桡骨止于桡骨上端前面,使前臂旋后并协助伸肘关节。下部有 4 块肌,自桡侧向尺侧依次为拇长展肌、拇短伸肌、拇长伸肌和示指伸肌。

　　4. 手肌　手肌是一些短小的肌,集中配布于手的掌侧和掌骨间隙,可分为外侧群、中间群和内侧群(图 4-61)。

　　(1)外侧群:外侧群位于手掌拇指侧,较发达,是手掌桡侧外形隆起的主要结构基础,称鱼际,有 4 块肌分两层排列。浅层外侧是拇短展肌,内侧为拇短屈肌;深层外侧为拇对掌肌,内侧为拇收肌。外侧群的作用是使拇指做前屈、外展、内收及对掌运动。

　　(2)内侧群:内侧群位于手掌的小指侧,在手掌尺侧形成较小的隆起,称小鱼际,有 3 块肌分两层排列。浅层内侧为小指展肌,外侧为小指短屈肌;深层为小指对掌肌。内侧群的作用是使小指做前屈、外展和对掌运动。

　　(3)中间群:中间群位于掌骨前面和掌骨间隙,共有 11 块肌,分浅、深两层排列。浅层有 4 块细束状的蚓状肌,深层肌位于掌骨之间,包括 3 块骨间掌侧肌和 4 块骨间背侧肌。蚓状肌协助屈掌指关节和伸指间关节;骨间掌侧肌和拇收肌收缩可使五指向中指靠拢(内收);骨间背侧肌收缩可使五指分开(外展)。

　　(二)下肢肌

　　下肢肌因适应机体维持直立姿势、持重和行走等生理功能的需要,其形态结构区别于其他部位,肌肉和筋膜厚大粗壮、坚韧有力,尤以髋肌后群、大腿前群和小腿后群较明显。下肢肌按部位分为髋

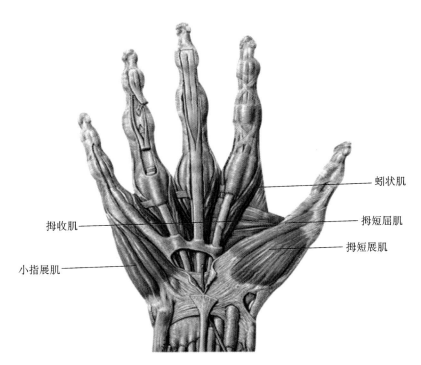

图 4-61　手肌

肌、大腿肌、小腿肌和足肌四部分。

1. 髋肌　位于髋关节周围,起自骨盆,止于股骨,主要运动髋关节,分前群和后群(图 4-62、图 4-63、图 4-64)。

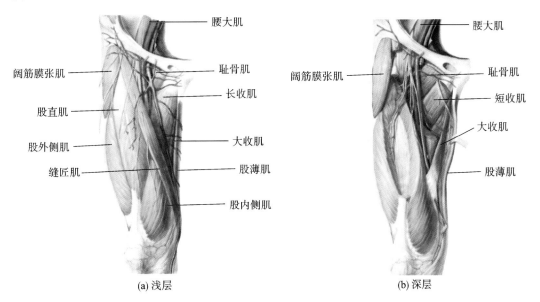

(a)浅层　　　　　　　　　　　　(b)深层

图 4-62　髋肌和大腿肌前面观

(1)前群:位于髋关节前内侧和前外侧,主要包括髂腰肌和阔筋膜张肌。

髂腰肌(iliopsoas)由腰大肌(psoas major)和髂肌(iliacus)组成。腰大肌起于脊柱腰部椎体及横突前面,肌束行向前外下,至髂窝处在髂肌的内侧与起自髂窝的髂肌会合后,经腹股沟韧带深面外侧部的肌腔隙下行,由髋关节的前内下经过,止于股骨上端后内侧的股骨小转子。包被髂腰肌的深筋膜称髂腰筋膜,腰椎和髂骨病变可经其引流至大腿根部。作用:使髋关节前屈和旋外,并协助内收;下肢固定时,可使躯干前屈或侧屈。

81

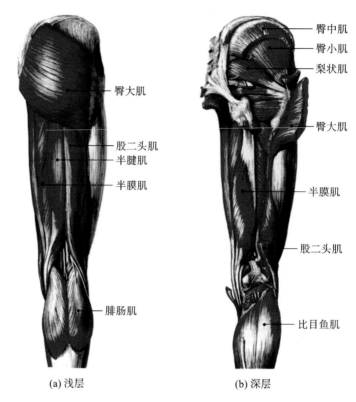

(a) 浅层   (b) 深层

图 4-63 髋肌和大腿肌后面观

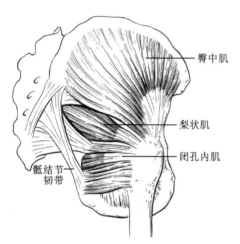

图 4-64 髋肌后群深层

阔筋膜张肌(tensor fasciae latae)是股部前外侧阔筋膜中附着的肌,在缝匠肌后外起自髂前上棘,肌束向下移行为髂胫束(iliotibial tract),髂胫束下端止于胫骨外侧髁。作用:紧张阔筋膜,使髋关节前屈,并协助旋内。临床上常用髂胫束作为体壁缺损、薄弱部位或膝关节交叉韧带重建的材料。

(2)后群:后群又称臀肌,位于髋关节后方的臀部皮下,包括臀大肌、臀中肌、臀小肌、梨状肌、闭孔内肌、闭孔外肌和股方肌等。

臀大肌(gluteus maximus)位于臀部浅层,是臀肌中最大、最厚的四方形扁肌,形成臀部隆起特有的曲线美。起自髂后上棘、胸腰筋膜、骶骨与尾骨背面和骶结节韧带,肌束行向外下,上部止于阔筋膜和髂胫束,下部止于股骨的臀肌粗隆。作用:使髋关节后伸和旋外;下肢固定时,使骨盆向后,维持人体直立。

臀中肌(gluteus medius)和臀小肌(gluteus minimus)均位于臀大肌深面臀部外上区,前者表浅,后者深在。臀中肌起自髂骨翼背面后部、髂嵴外下缘和臀筋膜,肌束向外下集中形成短腱,止于股骨大转子;臀小肌起自髂骨翼背面前部,前部肌纤维和臀中肌愈着,肌束行向外下止于股骨大转子。作用:均可使髋关节外展,前部肌束可协助髋关节旋内,后部肌束使髋关节旋外。

梨状肌(piriformis)呈扇形起自盆腔骶骨前面,肌束行向前外穿出坐骨大孔,至臀部深间隙向外止于股骨大转子尖。作用:使髋关节旋外,并协助后伸、外展。

闭孔内肌(obturator internus)和闭孔外肌(obturator externus)分别位于骨盆内、外侧面,起自闭孔膜两侧面及附近骨面。闭孔内肌为扇形扁肌,向后外移行为细长肌腱穿出坐骨小孔,行向外侧止于转子窝;闭孔外肌为三角形扁肌,向后外上绕髋关节以肌腱止于转子窝。作用:使髋关节旋外。

股方肌(quadratus femoris)为方形扁肌,起自坐骨结节,肌束向外止于转子间嵴。作用:使髋关节旋外。

临床联系:三角肌和臀肌是临床上常用的肌内注射部位,但肌肉深部有腋神经和坐骨神经分布,为避免损伤神经,临床上常确定某一特定区域作为注射部位。

2. 大腿肌 大腿肌分前群、后群和内侧群(图 4-62、图 4-63)。

(1)前群:缝匠肌(sartorius)位于大腿前面和内侧,呈扁长带状,是全身最长的肌。起于髂前上棘,跨越大腿全长,肌束由外上斜向内下,止于胫骨上端内侧面。作用:屈髋关节和膝关节,使小腿旋内和屈曲,恰似缝鞋匠缝鞋时的姿势,故名缝匠肌。

股四头肌(quadriceps femoris)是全身最大的肌,有四个头,其中股直肌起自髂前下棘;股内侧肌和股外侧肌分别起自股骨上端的内侧和外侧;股中间肌在股直肌深面,股内、外侧肌之间,起于股骨前面。四个头在股骨下端前面聚合移行为强韧的肌腱,包绕髌骨跨越膝关节前方形成髌韧带,止于胫骨粗隆。作用:屈髋关节,伸膝关节。

(2)内侧群:内侧群位于大腿内侧,共有 5 块肌,均起自耻骨和坐骨,多数止于股骨内侧。自外上向内下分别是耻骨肌(pectineus)、长收肌(adductor longus)、股薄肌(gracilis)、短收肌(adductor brevis)和大收肌(adductor magnus)(图 4-65)。它们的主要作用是内收髋关节,故又称内收肌群。股薄肌内收作用不大,位置表浅,外科常用它作移植肌瓣的供体,如重建肛门括约肌等。

(3)后群:后群有股二头肌、半腱肌和半膜肌。

股二头肌(biceps femoris)位于大腿后部的外侧,有两个头,长头起自坐骨结节,短头起自股骨粗线,两头会合后以细长的肌腱止于腓骨头。作用:屈膝关节、伸髋关节。

半腱肌(semitendinosus)和半膜肌(semimembranosus)位于大腿后部的内侧,半腱肌的肌腱细长,而半膜肌的腱膜宽大,均约占肌全长的一半,故得名。它们均起自坐骨结节,止于胫骨上端内侧骨面。作用:屈膝关节、伸髋关节。

3. 小腿肌 小腿肌分为三群:前群、后群和外侧群。与前臂肌比较,小腿肌的数目较少,但因适应行走、维持人体直立姿势而一般比较粗大,特别是小腿肌后群对保持下肢骨骼竖直有重要作用,因此小腿后部特别隆起。

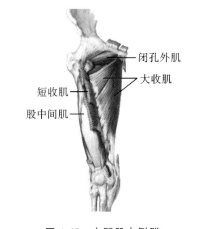

图 4-65 大腿肌内侧群

(1)前群(图 4-66):胫骨前肌(tibialis anterior)起自胫骨前外侧面,肌束贴附胫骨向下移行为肌腱,穿经伸肌上、下支持带深面内侧至足背内侧,止于内侧楔骨和第 1 跖骨底。作用:伸踝关节(背屈);使足内翻,对足弓的维持有作用。

趾长伸肌(extensor digitorum longus)位于胫骨前肌的外侧,起自腓骨前面、胫骨上端和小腿骨间膜,肌束向下移行为肌腱,穿过伸肌支持带的深面至足骨分为 4 条肌腱至第 2~5 趾。作用:伸踝关节,伸趾。

𧿹长伸肌(extensor hallucis longus)位于胫骨前肌和趾长伸肌之间,起自腓骨内侧面下 2/3 和骨间膜,止于𧿹趾远节趾骨底上面。作用:伸踝关节,伸𧿹趾。

(2)外侧群(图 4-66):外侧群有腓骨长肌(peroneus longus)和腓骨短肌(peroneus brevis),均起自腓骨外侧面。两肌的肌腱均通过腓骨肌上、下支持带的深面,经外踝后方转向前,腓骨短肌止于第 5 跖骨,腓骨长肌止于内侧楔骨和第 1 跖骨底。作用:使足外翻,并协助屈踝关节,对足弓的维持有重要作用。

(3)后群(图 4-67):小腿三头肌(triceps surae)由腓肠肌的外侧头、内侧头和比目鱼肌(soleus)的一个头为起点,故得名。腓肠肌内侧头和外侧头分别起自股骨内、外侧髁后面,深面的比目鱼肌起自

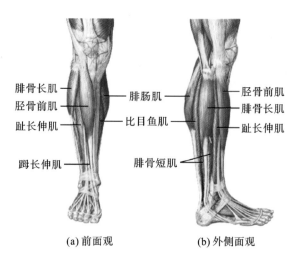

腓骨长肌　　　　　　腓肠肌　　　　　　胫骨前肌
胫骨前肌　　　　　　比目鱼肌　　　　　　腓骨长肌
趾长伸肌　　　　　　　　　　　　　　　趾长伸肌

踇长伸肌　　　　　　腓骨短肌

(a) 前面观　　　　　　　(b) 外侧面观

图 4-66　小腿肌前群和外侧群

胫骨上端后面的比目鱼肌线和腓骨后面上部。三个肌腹合在一起下降移行为全身最粗大的肌腱,称跟腱(tendo calcaneus),止于跟骨结节。作用:屈踝关节,并屈膝关节,是维持人体直立重要的肌。

趾长屈肌(flexor digitorum longus)起自胫骨后面和小腿深筋膜,肌束沿胫骨后面下降移行为肌腱,长腱至内踝后方、屈肌支持带深面穿过踝管至足底,分为四条肌腱分别到第 2～5 趾止于远节趾骨底。作用:屈踝关节和屈第 2～5 趾。

踇长屈肌(flexor hallucis longus)起自腓骨后面,其肌腱经踝管后外侧部到足底,与趾长屈肌腱交叉后行,向前止于踇趾远节趾骨底。作用:屈踝关节和屈踇趾。

胫骨后肌(tibialis posterior)位于趾长屈肌和踇长屈肌之间,起自胫骨、腓骨和小腿骨间膜的后面,肌束向下移行为细长的肌腱,在内踝后方经踝管前内侧部至足底内侧缘,止于足舟骨粗隆和内、中、外楔骨。作用:屈踝关节,并使足内翻。

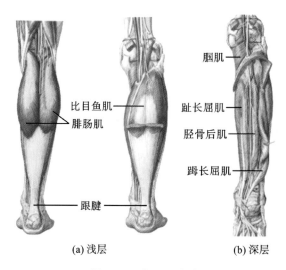

　　　　　　　　　　　　　　　　　腘肌

比目鱼肌　　　　　　　　　　　　趾长屈肌

腓肠肌　　　　　　　　　　　　胫骨后肌

　　　　　　　　　　　　　　　　踇长屈肌

跟腱

(a) 浅层　　　　　　　(b) 深层

图 4-67　小腿肌后群

4. 足肌　足肌主要与维持足弓有关,并运动趾骨,可分为足背肌和足底肌。足背肌较薄弱,有踇短伸肌和趾短伸肌,协助伸趾间关节。足底肌与手掌肌相似,有内侧群、中间群和外侧群(图 4-68)。总的来说,足底肌主要作用是维持足弓。

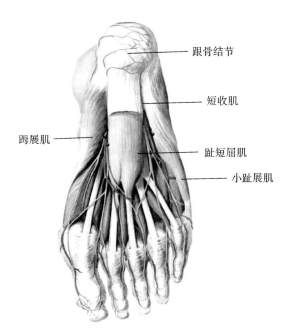

图 4-68　足底肌

附：人体重要的肌性标志

1. 头颈部

咬肌：用力咬牙时，在下颌角到颧弓下方摸到的坚硬条状隆起。

颞肌：用力咬牙时，在颧弓上方的颞侧部摸到的坚硬块状隆起。

胸锁乳突肌：使面转向对侧，在颈部看到的胸骨柄和乳突间的条状隆起。

2. 躯干部

斜方肌：用力做扩胸动作，在项背部可见斜方肌的轮廓。

背阔肌：用力向背后拉物，遇到强大阻力时，在背下部可见背阔肌的轮廓。

竖脊肌：俯卧用力抬起躯干成弓状时，可见棘突两侧纵行的肌隆起，即为竖脊肌的轮廓。

胸大肌：上肢水平向前用力挤压某物时，胸前壁所见肌隆起。

前锯肌：用力向前送肘时在胸外侧壁的肌隆起，发达者可见其肌齿轮廓。

腹直肌：用力收腹时，在前正中线两侧见到的纵行肌隆起，即为腹直肌的轮廓；肌肉发达者可见有数条横沟，分隔数段肌隆起，横沟即为腹直肌腱划的部位。

3. 四肢肌

（1）上肢肌。

三角肌：手握哑铃水平抬起上肢时，在肩部可见三角肌轮廓。

肱二头肌：手握哑铃用力屈肘关节时，臂部前面所见的肌隆起，此时在肘窝中央，可摸到肱二头肌腱。

肱桡肌：握拳用力屈肘关节时，在肘窝外侧壁可见肱桡肌膨隆的肌腹。

掌长肌：手握拳用力屈腕时，在前臂腕部前面的中间可见挑起的掌长肌腱。

桡侧腕屈肌：用力握拳屈腕并使腕关节外展时，在掌长肌腱的外侧可见桡侧腕屈肌腱。

尺侧腕屈肌：用力伸展手指并内收腕关节时，在腕部内侧豌豆骨上方可摸到尺侧腕屈肌腱。

鼻烟窝：用力伸展拇指时，在腕部背外侧面，自外向内可见拇长展肌、拇短伸肌和拇长伸肌的肌腱。其中拇短伸肌腱和拇长伸肌腱之间深陷的三角形窝称鼻烟窝。

指伸肌腱：伸直手指，在手背面可见此肌四条肌腱隆起。

小指伸肌腱:伸直手指,在手背面可摸到小指伸肌腱。

(2)下肢肌。

阔筋膜张肌:站位用力向前外送骨盆时,在股部前外侧、髂结节下方可见宽短的肌隆起,即为阔筋膜张肌的轮廓。

缝匠肌:使一侧大腿做前屈、外展和旋外运动时,可见缝匠肌轮廓。

股四头肌:抬腿踢腿时,可见大腿下部前面膝关节上方的股内侧肌和股外侧肌轮廓,发达者特别明显,并可见髌韧带轮廓。

臀大肌:臀部圆隆的外形主要由臀大肌形成。

股二头肌:在腘窝的外上侧壁,可摸到股二头肌腱,屈膝时更为明显。

半腱肌和半膜肌:在腘窝的内上侧壁,可摸到半腱肌和半膜肌的肌腱止于胫骨;屈膝时半腱肌的细长肌腱在腘窝内上侧壁的外侧最表浅,最容易摸到。

胫骨前肌:用力使踝关节背屈时,在踝关节前面可摸到踇长伸肌腱;在小腿前外侧面胫骨前缘外侧的肌隆起,是胫骨前肌的轮廓。

踇长伸肌:用力伸踇趾时,在踝关节前面和足背均可摸到踇长伸肌腱。

趾长伸肌:用力使踝关节背屈、伸直四趾时,在踝关节前方可摸到踇长伸肌腱;在足背可清晰见到四条至各趾的肌腱。

小腿三头肌:形成小腿后面明显膨隆的外形,下端为粗条索状的跟腱轮廓,在踝关节跖屈时更为明显。

(李艳伟　林赛月)

第五章 消化系统

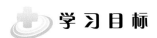

学习目标

1.知识目标:掌握消化系统的组成;上、下消化道的概念;食管的狭窄及临床意义;盲肠和结肠的特征性结构;胆汁的产生及排出途径;三大唾液腺、肝、胰腺的功能及消化液排出途径。

2.能力目标:理解消化道的一般结构;舌的结构;咽的分部;食管的形态和位置;小肠的分部、形态和微细结构的特点;直肠的弯曲和膨大;肛管的位置、结构;胰腺的位置、形态和微细结构。了解胰腺的位置、形态和微细结构。

3.素质目标:培养科学精神,运用科学的思维方式认识消化系统结构与疾病的关系;以人为本,以整体的观念正确认识消化系统正常结构与全身脏器的关系。

第一节 概 述

一、内脏器官的分类

内脏器官在形态结构、位置、功能和发生上都具有密切联系和相似之处,内脏器官依照其基本结构分为中空性器官和实质性器官两大类。

(一)中空性器官

此类器官呈管状或囊状,内部有空腔,如食管、胃、空肠、结肠、输尿管、支气管、输卵管等,管壁由黏膜、肌层、外膜等数层组织构成。

(二)实质性器官

此类器官多属腺组织,表面包以结缔组织被膜或浆膜,如肝、胰、生殖腺等。分布于实质性器官的血管、神经和淋巴管,以及该器官的导管等出入器官处,常为一凹陷,称该器官的门,如肺门和肝门等。

二、胸部标志线和腹部分区

内脏大部分器官位于胸腔和腹腔内,它们的位置是相对固定的,而掌握内脏器官的正常位置,对于临床诊断检查有十分重要的意义。为了便于描述内脏器官的位置及体表投影,通常在胸、腹部体表确定一定的标志线和分区(图5-1)。

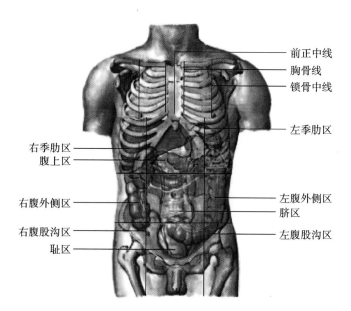

图 5-1　胸部标志线和腹部分区

（一）胸部标志线

1. 前正中线（anterior median line）　沿身体前面正中所作的垂直线。

2. 胸骨线（sternal line）　沿胸骨最宽处的外侧缘所作的垂直线。

3. 锁骨中线（midclavicular line）　沿锁骨中点向下所作的垂直线。

4. 胸骨旁线（parasternal line）　经胸骨线与锁骨中线之间连线的中点所作的垂直线。

5. 腋前线（anterior axillary line）　沿腋前襞向下所作的垂直线。

6. 腋中线（midaxillary line）　经腋窝中点向下所作的垂直线。

7. 腋后线（posterior axillary line）　沿腋后襞向下所作的垂直线。

8. 肩胛线（scapular line）　经肩胛骨下角所作的垂直线。

9. 后正中线（posterior median line）　沿身体后面正中所作的垂直线。

（二）腹部分区

为了便于描述腹腔脏器的位置和体表投影，常用的腹部分区方法有四分法和九分法两种。

1. 四分法　临床常用的简便方法。该法是通过脐的水平线和前正中线，将腹部分为左上腹、右上腹、左下腹和右下腹 4 个区。

2. 九分法　通常用两条水平线和两条垂直线，将腹部划分为三部九区。一条水平线是通过左、右侧肋弓最低点（第 10 肋的最低点）所作的连线；另一条水平线是通过左、右侧髂结节之间的连线；两条垂直线是分别通过左、右侧腹股沟韧带中点向上所作的垂直线。其中两条水平线将腹部分为上、中、下 3 部分，两条垂直线与上述两条水平线相交，把腹部分成 9 个区，包括上腹部的左季肋区、腹上区和右季肋区，中腹部的左腹外侧区、脐区和右腹外侧区，下腹部的左腹股沟区、耻区（腹下区）和右腹股沟区（髂区）。

三、消化系统的组成

消化系统（alimentary system）由消化道和消化腺两部分组成（图 5-2）。

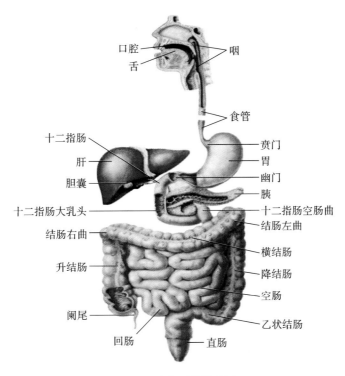

图 5-2 消化系统模式图

 案例导入

案例解析

　　某幼儿,男,5岁,玩耍时误吞一枚1分硬币,告诉家人时嘱呕吐未果,因无不适症状,未做任何处理,细心观察2天后在其大便中发现硬币。

　　思考:

　　1.该硬币进入人体后经过了哪些消化管道?消化管道有哪些弯曲与狭窄?

　　2.家长应该采取哪些措施保护幼儿不受伤害?

(一)消化道

　　消化道是从口腔至肛门的粗细不等的弯曲管道,长约9 m,包括口腔、咽、食管、胃、小肠(包括十二指肠、空肠及回肠)和大肠(包括盲肠、阑尾、结肠、直肠及肛管)。临床上通常把从口腔到十二指肠的这段,称上消化道;空肠到肛门的一段,称下消化道。

(二)消化腺

　　消化腺(alimentary gland)是分泌消化液的器官,包括大消化腺和小消化腺两种。大消化腺是肉眼可见、独立存在的器官,如大唾液腺、肝、胰等。小消化腺则是散在于整个消化道壁内的无数小腺体,如唇腺、颊腺、食管腺、胃腺和肠腺等。

　　消化系统的主要功能是摄取食物,进行物理性和化学性消化,吸收其中的营养物质,并排出食物残渣。物理性消化是指消化道对食物的咬切、磨碎、搅拌、吞咽等作用,化学性消化是指消化腺分泌的消化液对食物的分解和吸收作用。此外,口腔、咽等还参与呼吸、发音和言语等活动。

Note

第二节 消化道

一、消化道的一般结构

消化道除口腔外,其管壁由内向外一般可分为黏膜、黏膜下层、肌层和外膜(图5-3)。

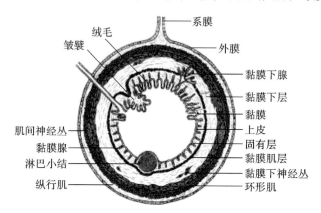

图5-3 消化道微细结构

（一）黏膜

黏膜位于消化道的最内层,是消化道进行消化、吸收的重要结构。黏膜由上皮、固有层和黏膜肌层构成。

1.上皮 衬于消化道的腔面。胃和肠为单层柱状上皮,参与食物的消化和吸收;口腔、食管和肛门等处为复层扁平上皮,能适应摩擦,起保护作用。

2.固有层 由结缔组织组成,含有丰富的血管、腺,以及淋巴管和淋巴组织。消化道的淋巴组织以咽、回肠和阑尾等处较为丰富。

3.黏膜肌层 由薄层的平滑肌构成。平滑肌收缩和舒张可以改变黏膜形态、促进腺分泌物的排出和血液、淋巴的运行,有助于食物的消化和营养物质的吸收。

（二）黏膜下层

黏膜下层为疏松结缔组织,内含较大的血管、淋巴管和黏膜下神经丛。黏膜和部分黏膜下层共同向腔内突出,形成纵行或环形的皱襞,扩大了黏膜表面积。

（三）肌层

除口腔、食管的上段和肛门外括约肌为骨骼肌外,食管的下段、胃、小肠和结肠的肌层由平滑肌组成。肌层一般可分为两层,内环形肌和外纵行肌。在消化道的某些部位,环形肌增厚,构成括约肌。肌层之间有肌间神经丛,可调节消化道的活动。

（四）外膜

外膜位于消化道的外层。咽、食管、直肠下部等处的外膜由结缔组织构成,称为纤维膜;其他部分的外膜,由结缔组织及其表面的间皮共同构成,称为浆膜。浆膜的游离面光滑,有利于器官的活动。

二、口腔

口腔(oral cavity)为消化道的起始部,向前经口裂通向外界,前壁为上、下唇;两侧壁为颊;上壁为腭;下壁为口腔底;向后经咽峡与咽相通(图 5-4)。它具有味觉和咀嚼功能,对食物进行初步的消化。

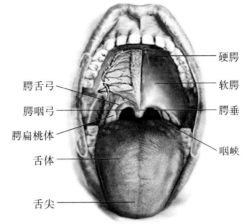

图 5-4 口腔及咽峡

（一）口腔的构造和分部

1.口腔的构造 口腔的前壁为口唇,由皮肤、口轮匝肌和黏膜构成,分上唇和下唇。上、下唇之间的裂隙称口裂,口裂的两端称口角。上唇表面正中线上有一纵行浅沟,称人中(philtrum),为人类所特有。从鼻翼两旁至口角两侧各有一浅沟,称鼻唇沟,是唇与颊的分界线。面瘫患者瘫痪侧鼻唇沟变浅或消失。上、下两唇的游离缘上皮较薄,呈红色,当机体缺氧时,可变成暗红色,临床上称发绀。口腔的侧壁为颊(cheek),由皮肤、颊肌和黏膜等构成。口腔顶为腭(palate),由硬腭和软腭两部分组成。其前 2/3 为硬腭,后 1/3 为软腭。硬腭以骨为基础,表面覆以黏膜构成。软腭由骨骼肌和黏膜构成,其后缘游离,中央有一向下悬垂的突起,称腭垂;自腭垂向两侧各有两条弓形黏膜皱襞,其前方的一条向下连于舌根,称腭舌弓;后方的一条向下连于咽的侧壁,称腭咽弓。口腔底由封闭口腔底的软组织和舌构成。

咽峡(isthmus of fauces)是口腔通向咽的门户,由腭垂,左、右腭舌弓和舌根共同围成。

2.口腔的分部 口腔以上、下牙弓为界分为口腔前庭和固有口腔两部分。牙弓与唇、颊之间有一马蹄铁形腔隙,称口腔前庭;牙弓以内的腔隙为固有口腔。当上、下牙列咬合时,口腔前庭和固有口腔仍可借第三磨牙后方的间隙相通。临床上对牙关紧闭的患者,可经此间隙将导管导入固有口腔,再下至咽腔和食管,注入营养物质或急救灌药。

（二）口腔内器官

口腔内的主要器官是牙与舌。

1.牙(teeth) 人体最坚硬的器官,嵌入上、下颌骨牙槽内,分别排列成上牙弓和下牙弓,主要功能是咬切和磨碎食物,并对言语、发音有辅助作用。

（1）牙的形态和构造:牙的形状和大小虽然各不相同,但其基本形态是相同的。每个牙都分为牙冠、牙根和牙颈 3 部分(图 5-5)。牙冠是露在牙龈外面的部分;牙根是嵌入牙槽内的部分,借牙周膜与牙槽骨牢固相连,牙根尖部有一小孔,称牙根尖孔,牙根内的细管称牙根管;牙颈为牙冠与牙根之间稍细的部分,外包以牙龈。牙由牙质、牙釉质、牙骨质和牙髓构成。牙质致密坚硬,构成牙的主体,位于牙的内部;在牙冠部牙质的表面,覆有一层乳白色的釉质,其钙化程度最高,也是人体最硬的组织;在牙根和牙颈的表面包有一层牙骨质。牙冠内的空腔,称牙冠腔。牙冠腔和牙根管合称牙腔。牙腔内充满牙髓,牙髓由神经、血管、淋巴管和结缔组织组成。

（2）出牙和牙式:人的一生中,先后有两组牙发生,第 1 组称乳牙(deciduous teeth)(图 5-6),第 2 组称恒牙(permanent teeth)(图 5-7)。乳牙共 20 个,上、下颌的左、右侧各 5 个,包括乳切牙 2 个、乳尖牙 1 个和乳磨牙 2 个;恒牙共 32 个,上、下颌的左、右侧各 8 个,包括切牙 2 个、尖牙 1 个、前磨牙 2 个和磨牙 3 个。它们的形态各不相同。切牙、尖牙、前磨牙的牙根一般为单牙根,下颌磨牙有 2 个牙根,上颌磨牙有 3 个牙根。

Note

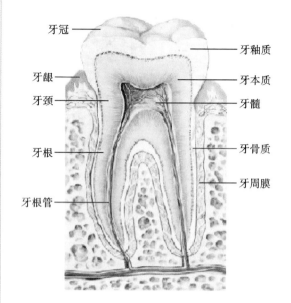

图 5-5　牙的形态和构造模式图

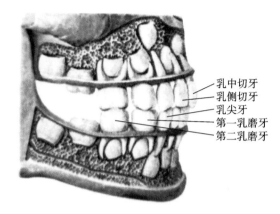

图 5-6　乳牙的名称与排列

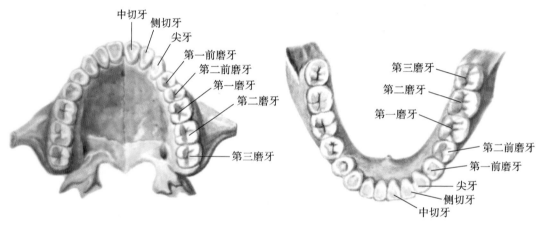

图 5-7　恒牙的名称与排列

　　人一般在出生后 6 个月开始萌出乳牙,2~3 岁出齐,恒牙 6~7 岁开始萌出替换乳牙,14 岁左右除第三磨牙外,全部出齐。第三磨牙长出较晚,一般在 18~25 岁萌出,故称迟牙(智牙),有的人可能萌出时间更晚或可终生不出。因此恒牙数 28~32 个均属正常。

　　临床上为迅速、准确而简便地记录各个牙在口腔中的部位,通常以被检查者的方位为准,以横线表示上、下牙的分界,以纵线表示左、右侧的分界,用罗马数字标示乳牙,以阿拉伯数字标示恒牙。这种记录方式称牙式。例如,在病历记录中,"Ⅳ̅|"表示左下颌第一乳磨牙;"6̲"表示右上颌第一磨牙。牙的排列和名称如图 5-8 所示。

　　2. 舌(tongue)　口腔中可随意运动的器官,位于口腔底。舌以骨骼肌为基础,表面覆以黏膜构成。舌有协助咀嚼、吞咽食物,辅助发音和感受味觉等功能。

　　(1)舌的形态:舌有上、下两面。上面又称舌背,被一向前开放的"人"字形的界沟分为前 2/3 的舌体和后 1/3 的舌根(图 5-9)。舌体的前端称舌尖。舌下面正中线处有一黏膜皱襞,称舌系带,连于口腔底(图 5-10)。在舌系带根部的两侧各有一小黏膜隆起,称舌下阜,阜的顶端有下颌下腺管和舌下腺大管的共同开口。由舌下阜向后外侧延伸的黏膜隆起,称舌下襞,其深面有舌下腺。

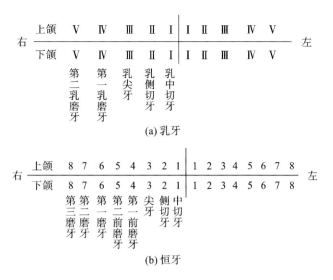

右	上颌	V	IV	III	II	I	I	II	III	IV	V	左
	下颌	V	IV	III	II	I	I	II	III	IV	V	

第二乳磨牙　第一乳磨牙　乳尖牙　乳侧切牙　乳中切牙

(a) 乳牙

右	上颌	8	7	6	5	4	3	2	1	1	2	3	4	5	6	7	8	左
	下颌	8	7	6	5	4	3	2	1	1	2	3	4	5	6	7	8	

第三磨牙　第二磨牙　第一磨牙　第二前磨牙　第一前磨牙　尖牙　侧切牙　中切牙

(b) 恒牙

图 5-8　牙式

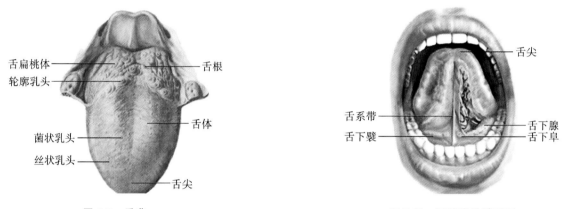

图 5-9　舌背

图 5-10　口腔底及舌下面

（2）舌黏膜：呈淡红色，被覆于舌的上、下两面。舌上面的黏膜上有许多小突起，称舌乳头。按其形状可分为丝状乳头、菌状乳头、轮廓乳头和叶状乳头（图 5-9）。丝状乳头数量最多、体积最小，呈白色丝绒状，遍布于舌体，具有一般感觉功能。正常情况下，舌黏膜表面的上皮细胞不断角化、脱落并与食物残渣、黏液、细菌和渗出的白细胞等混合在一起，附着于黏膜的表面，形成淡薄白色的舌苔。菌状乳头数量较少，为红色钝圆形小突起，散在于丝状乳头之间，多见于舌尖和舌体侧缘。轮廓乳头体积最大，有 7～11 个，排列于界沟前方；乳头中央隆起，周围有环沟，沟壁内的上皮中有许多卵圆形小体，称味蕾。叶状乳头在舌体侧缘后部，每侧有 4～8 条，呈皱襞状，小儿中较清楚。菌状乳头、轮廓乳头、叶状乳头均含有味蕾。味蕾是味觉感受器，具有感受酸、甜、苦、咸等味觉的功能。

（3）舌肌：骨骼肌，可分为舌内肌和舌外肌。舌内肌的起、止点均在舌内，构成舌的主体，肌束分纵行、横行和垂直排列，收缩时可以改变舌的形状。舌外肌中最主要的一对为颏舌肌，该肌起自下颌骨体内面的颏棘，肌纤维向后上呈扇形，止于舌体中线两侧。两侧颏舌肌同时收缩，可使舌前伸；单侧收缩时，可将舌尖伸向对侧。如果一侧颏舌肌瘫痪，患者伸舌时，舌尖偏向瘫痪侧。

（三）口腔腺

口腔腺因分泌唾液，又称唾液腺（salivary gland），有清洁口腔和帮助消化食物的功能。小唾液腺数目多，属黏膜腺，分布于口腔各部的黏膜内，有唇腺、颊腺、腭腺和舌腺等。大唾液腺主要有 3 对，即腮腺、下颌下腺和舌下腺（图 5-11）。

1. 腮腺（parotid gland）　位于耳郭的前下方，呈不规则的三角形。其分浅、深两部。浅部位于下颌支的浅面；深部则深入下颌支与胸锁乳突肌之间的下颌后窝内。腮腺管自腮腺前部发出，于颧弓

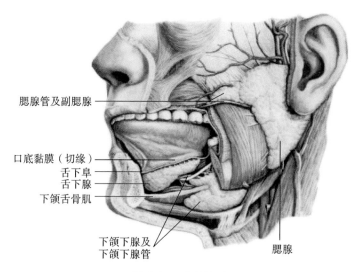

图 5-11　大唾液腺

下方越过咬肌浅面穿颊肌,开口于平对上颌第二磨牙的颊黏膜处。

2. 下颌下腺(submandibular gland)　位于下颌骨下缘及二腹肌前、后腹所围成的下颌下三角内,导管开口于舌下阜。

3. 舌下腺(sublingual gland)　较小,呈扁长圆形,位于舌下襞的深面。舌下腺导管有大、小两种,大导管1条,与下颌下腺管共同开口于舌下阜;小导管有10余条,开口于舌下襞的表面。

三、咽

咽(pharynx)是呼吸道和消化道的共同通道。咽为上宽下窄、前后略扁的肌性管道,位于第1～6颈椎前方,自颅底向下至第6颈椎下缘与食管相续(图5-12、图5-13)。咽有完整的侧壁和后壁,两侧壁与颈部大血管和神经相邻,后壁是颈椎。前壁不完整,与鼻腔、口腔和喉腔相通,由上而下分为鼻咽、口咽和喉咽三部分。

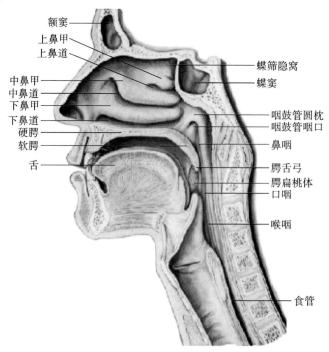

图 5-12　鼻腔、口腔、咽和喉的正中矢状面

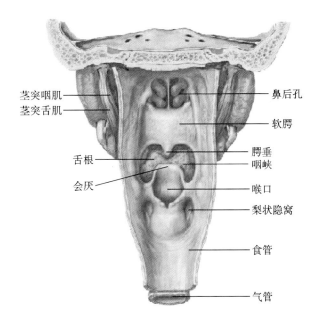

图 5-13 咽腔(后壁切开)

（一）鼻咽

鼻咽（nasopharynx）位于颅底与软腭之间，向前经鼻后孔与鼻腔相通。鼻咽顶和后壁呈圆拱形，合称为顶后壁，该处的黏膜深面含有丰富的淋巴组织，称咽扁桃体（pharyngeal tonsil）。婴幼儿的咽扁桃体较为发达，6～7 岁时开始萎缩，10 岁以后完全退化。

在鼻咽的两侧壁距下鼻甲后端约 1 cm 处，有一呈镰状或三角形的咽鼓管咽口（pharyngeal opening of auditory tube），空气可从此口经咽鼓管进入中耳鼓室，以维持鼓膜两侧气压平衡。小儿咽鼓管短而宽，呈水平位，故咽部感染时细菌易从鼻咽逆行进入鼓室而致急性中耳炎。咽鼓管圆枕（tubal torus）为环绕咽鼓管咽口的前、上、后方的咽鼓管软骨形成的隆起，它是寻找咽鼓管咽口的标志，其后方的凹陷称咽隐窝（pharyngeal recess），是鼻咽癌的好发部位。

（二）口咽

口咽（oropharynx）位于软腭至会厌上缘平面之间，上接鼻咽，下连喉咽。其前壁主要为舌根后部，正中有一黏膜皱襞与会厌相连，称会厌正中襞，两侧的凹陷为会厌谷。口咽的侧壁有腭扁桃体，位于腭舌弓与腭咽弓之间的扁桃体窝内，呈卵圆形。扁桃体窝上部未被扁桃体充盈的部分称扁桃体上窝，是异物易停留的部位。腭扁桃体内侧面上皮陷入实质内，形成深浅不一的扁桃体隐窝，并向实质内伸出许多囊状分支，是细菌存留和感染的好发部位。腭扁桃体在青春期后萎缩。

咽后上方的咽扁桃体、两侧的咽鼓管扁桃体、腭扁桃体以及舌扁桃体共同构成咽淋巴环，环绕于消化道和呼吸道的上端，有重要的防御功能。

（三）喉咽

喉咽（laryngopharynx）位于咽的下部，会厌上缘至环状软骨下缘平面之间，向前经喉口与喉腔相通。喉咽前壁处喉腔的两侧壁和甲状软骨板内面之间因黏膜下陷形成梨状隐窝（piriform recess），在吞咽时呈漏斗状张开，是异物易停留的部位。

（四）咽肌

咽肌包括咽缩肌和咽提肌两组，均为横纹肌。

咽缩肌包括上、中、下 3 对，自下向上呈叠瓦状排列，吞咽时自上向下依次收缩，将食团推向食管。

咽提肌位于咽缩肌深部,包括茎突咽肌、咽鼓管咽肌及腭咽肌,它们止于咽侧壁和甲状软骨上缘,收缩时上提喉及咽,使舌根后压,会厌封闭喉口,食物进入食管。

四、食管

(一)食管的形态和位置

食管(esophagus)为一扁狭的肌性管状器官。上端平第 6 颈椎下缘接咽,下与胃相接,成人食管全长约为 25 cm。依其行程可分为颈、胸、腹三部分(图 5-14)。

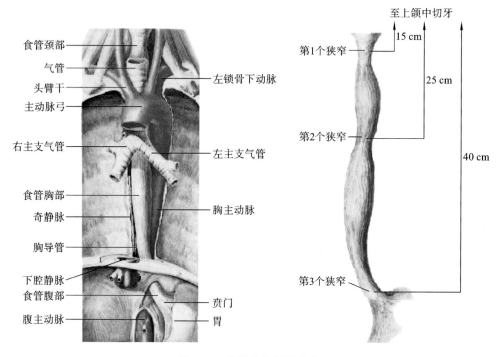

图 5-14 食管的位置及狭窄

颈部自第 6 颈椎下缘至胸骨颈静脉切迹平面,前邻气管,后邻第 7 颈椎及第 1、2 胸椎体,成人中长约 5 cm;胸部自胸骨颈静脉切迹平面至膈肌食管裂孔处,先行于气管与脊柱之间偏左,再行于左心房后方并向左前斜跨胸主动脉前方,在第 10 胸椎水平穿膈肌食管裂孔后进入腹腔,成人中长约 20 cm;腹部最短,自食管裂孔至贲门处,其前方邻肝左叶,仅 1~2 cm 长。

(二)食管的狭窄与弯曲

食管在前、后方向上随脊柱颈曲、胸曲而弯曲,在左、右方向上亦有轻度弯曲。食管全长有 3 个生理性狭窄:第 1 个狭窄位于第 6 颈椎下缘水平的起始处,距上颌中切牙约 15 cm;第 2 个狭窄位于第 4、5 胸椎椎间盘水平与左主支气管交叉处,距上颌中切牙约 25 cm;第 3 个狭窄位于穿膈肌处,距上颌中切牙约 40 cm。这些狭窄既是食物易滞留的部位,又是肿瘤好发部位。食管在通过主动脉弓和左心房后方时受它们压迫而形成两个压迹,在吞钡造影侧位照片时可清楚显示。

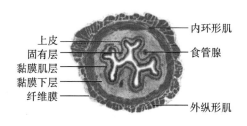

图 5-15 食管壁微细结构

(三)食管壁的形态和微细结构特点

食管壁内有 7~10 条纵行的黏膜皱襞,当食物通过时,管腔扩张,皱襞展平而消失。食管的黏膜上皮为复层扁平上皮,具有保护功能。黏膜下层有食管腺,分泌黏液,润滑管壁,使食物团易于下行。肌层上段为骨骼肌,下段为平滑肌,中段由平滑肌与骨骼肌混合构成,外膜为一层薄的纤维膜(图 5-15)。

五、胃

胃(gaster,stomach)是消化道最膨大的部分,主要功能是受纳食物,通过分泌胃液调和食糜,对食物进行初步消化。此外,胃还具有内分泌功能。

(一)胃的形态和分部

胃为一前后略扁的囊状器官,有两壁、大小弯和两口。两壁即前壁和后壁。胃小弯(lesser curvature of stomach)凹向右上方,其最低点处明显转角,称角切迹(angular incisure)。胃大弯(greater curvature of stomach)大部分凸向左下方。胃与食管相接处的入口称贲门(cardia)。大弯起始部与食管左缘形成的锐角称贲门切迹,胃下端与十二指肠的接口称幽门(pylorus),此处有由胃壁环形肌增厚形成的幽门括约肌,表面的环形浅沟即为胃与十二指肠的分界标志,活体上幽门前静脉是确定幽门位置的重要标志(图 5-16)。

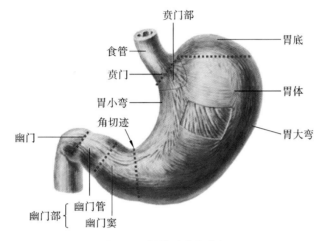

图 5-16　胃的形态和分部

胃分为 4 部,贲门附近的部分称贲门部(cardiac part);高于贲门平面的部分称胃底部(fundus of stomach);角切迹水平至幽门的部分,称幽门部(pyloric part),又称胃窦,在其大弯侧表面的中间沟又将幽门部分为左侧的幽门窦和右侧的幽门管;胃底与幽门部之间的部分称胃体部(body of stomach)。

胃的形态因体型不同而有差异,可分为 3 种基本类型:角形胃,多见于矮胖型;长形胃,多见于瘦长型;钩形胃,较常见。

(二)胃的位置和毗邻

胃在中等充盈时,大部分位于左季肋区,小部分位于腹上区,贲门位于第 11 胸椎体左侧,幽门位于第 1 腰椎体右侧附近。胃的前壁右侧份与肝左叶靠近;左侧份与膈相邻,并被左肋弓遮掩,仅小部分与剑突下腹壁相邻。胃的后壁邻近左肾、左肾上腺、胰、脾等器官。

(三)胃壁的形态和微细结构特点

胃壁由黏膜、黏膜下层、肌层和浆膜组成。

1. 黏膜　活体胃黏膜柔软,血管丰富,呈淡红色,空虚时形成许多皱襞。胃小弯处黏膜形成 4～5 条较恒定的纵行皱襞(图 5-17)。平滑面柔软,表面可见许多针孔状小窝,称为胃小凹,是胃底腺的开口。胃黏膜的微细结构如图 5-18 所示。

1)上皮　单层柱状上皮,上皮细胞分泌黏液,黏液覆盖上皮的游离面,与上皮细胞间紧密连接,上皮细胞的黏液层构成胃黏膜屏障,可阻止胃液的盐酸和胃蛋白酶对黏膜的自身消化,起到抗酸、抗酶和抗摩擦等作用。

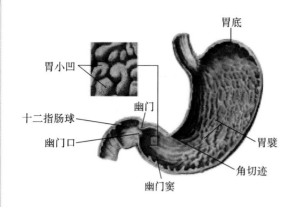

图 5-17　胃的黏膜(冠状切面)

图 5-18　胃黏膜的微细结构

2)固有层　由结缔组织构成。内有许多管状腺,称胃腺。根据胃腺的所在部位,分为贲门腺、幽门腺和胃底腺。这些腺体分泌物经胃小凹排入胃腔内而形成胃液。

(1)贲门腺:位于贲门部固有层内,分泌黏液与溶菌酶。

(2)幽门腺:位于幽门部固有层内,主要分泌促胃泌素和黏液。

(3)胃底腺:位于胃底与胃体的固有层内,是分泌胃液的主要腺体。胃底腺主要由壁细胞(parietal cell)、主细胞(chief cell)和颈黏液细胞三种腺细胞组成。

壁细胞:又称盐酸细胞,分布在胃底腺的体部和颈部,细胞较大,呈圆形或锥形,细胞核呈圆形、位于细胞中央,细胞质嗜酸性。壁细胞具有分泌盐酸、激活胃蛋白酶原和杀菌作用。另外,壁细胞还分泌内因子,能促进回肠对维生素 B_{12} 的吸收。

主细胞:又称胃酶细胞,数量较多,多分布于胃底腺的体部和底部。细胞呈柱状,细胞核呈圆形、靠近基底部,细胞质嗜碱性,顶部充满酶原颗粒。主细胞分泌胃蛋白酶原。胃蛋白酶原经盐酸作用后,激活成为有活性的胃蛋白酶,参与分解蛋白质。

颈黏液细胞:位于胃底腺的颈部,数量少。细胞呈柱状,细胞核扁圆、位于基底部,细胞质内有黏液原颗粒,此细胞产生黏液,对胃黏膜起保护作用。

2.肌层　胃的肌层较厚,由内斜行、中环形和外纵行三层平滑肌构成。环形肌在幽门处增厚,形成幽门括约肌,收缩时关闭幽门。

知识拓展

幽门螺杆菌

　　幽门螺杆菌是一种螺旋形、微厌氧、对生长条件要求十分苛刻的细菌。沃伦和马歇尔对幽门螺杆菌进行了长达 20 年的研究,并因此获得了 2005 年诺贝尔生理学或医学奖。幽门螺杆菌是目前所知能够在人胃中生存的唯一微生物种类。相关疾病有消化性溃疡、萎缩性胃炎、淋巴增生性胃淋巴瘤等。幽门螺杆菌感染的不良预后是胃癌,专家们认为,及早发现幽门螺杆菌感染者,及时有效地用抗生素杀灭幽门螺杆菌,对预防和控制胃癌有重大意义。

六、小肠

小肠(small intestine)是消化管最长的一段,是食物消化、吸收的主要部位,全长 5～7 m,分为十二指肠、空肠、回肠三部分。

（一）十二指肠

十二指肠（duodenum）近端与幽门相接，远端续空肠。成人中全长约 25 cm，呈"C"形环绕胰头。十二指肠可分为上部、降部、水平部和升部。

1. 上部 起自幽门，向右后至肝门下方胆囊颈附近，急转向下续为降部，转折处称十二指肠上曲。上部与幽门相接的一段肠壁较薄，黏膜光滑无皱襞，称十二指肠球，为溃疡好发部位。

2. 降部 于第 1～3 腰椎右侧贴近右肾内侧缘前面下降，约在第 3 腰椎水平转向左侧续水平部，转折处称十二指肠下曲，长 7～8 cm。其内侧份中部有一纵行皱襞，称十二指肠纵襞，此襞下端有十二指肠大乳头，在大乳头上方约 2 cm 处有时还可见一小乳头。十二指肠左后壁与胰头之间有胆总管下行，胆总管末端与胰管会合后共同开口于降部中份后内侧壁上的十二指肠大乳头，副胰管则开口于十二指肠小乳头（图 5-19）。

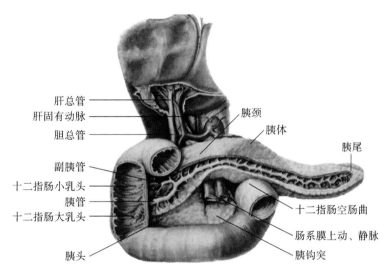

图 5-19 十二指肠和胰

3. 水平部 又称下部，长约 10 cm，横行在下腔静脉及第 3 腰椎前面，在腹主动脉前方移行为升部。

4. 升部 长仅 2～3 cm，自腹主动脉前方斜向左上至第 2 腰椎左侧，再转向前下方续空肠。转折处的弯曲称十二指肠空肠曲，被十二指肠悬肌悬吊于腹后壁。临床上又称十二指肠悬肌为屈氏韧带，它是手术中确认空肠起始部的重要标志。

（二）空肠和回肠

空肠（jejunum）起于十二指肠空肠曲，占据左上腹部。回肠（ileum）在右髂窝开口于盲肠，一般位于右下腹，部分肠袢可伸至盆腔。空肠与回肠无明显分界，但回肠相对较长，约占 3/5。二者均被腹膜所包绕，通过较长的系膜连于腹后壁，因此，肠管有系膜缘和对系膜缘之分。由于系膜根部大大短于肠管，所以系膜呈扇形张开，在生理情况下肠管屈曲盘旋位于腹腔。

空肠、回肠黏膜具有密集的环状襞和绒毛，扩大了黏膜的面积，有利于食物的消化吸收。黏膜下层含有肠腺和散在的淋巴滤泡，单个存在的淋巴滤泡称孤立淋巴滤泡，空肠、回肠中均存在；在回肠的对系膜缘还存在由数个乃至数十个孤立淋巴滤泡聚集而成的集合淋巴滤泡，共有 20～30 个，均呈卵圆形，其长轴与肠管长轴一致，又称派尔斑，肠伤寒时易穿孔（图 5-20）。空肠管径较回肠粗，黏膜环状襞更密集、更高，管壁更厚，血供丰富，活体颜色红润。

如果胚胎时期卵黄囊未完全消失，则可在回肠末段近回盲部约 1 m 范围内见到一囊状突出部，称为梅克尔憩室，发生炎症时应与阑尾炎区别。

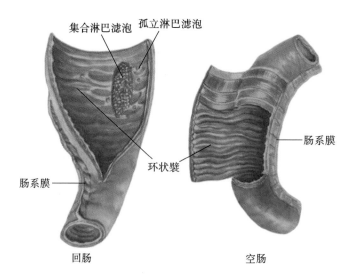

集合淋巴滤泡　孤立淋巴滤泡

肠系膜

环状襞

肠系膜

回肠　　　　　　　　空肠

图 5-20　空肠与回肠

（三）小肠壁的形态与微细结构特点

小肠壁的结构特点主要表现在黏膜。小肠是进行吸收的主要部位,小肠的结构特点是管壁有环状襞,黏膜有许多绒毛,固有层内有大量的肠腺(图 5-21)。

1.环状襞　小肠各段的内面,除十二指肠壶腹和回肠末端外,其余部分均布有环形或半环形的环状襞。

2.绒毛　小肠黏膜表面有许多细小指状突起,称绒毛,呈叶状或指状,它是小肠特有的结构,由黏膜的上皮和固有层向肠腔突出而形成(图 5-22)。

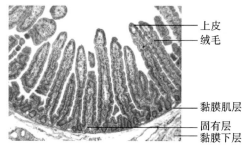

上皮
绒毛

黏膜肌层
固有层
黏膜下层

图 5-21　回肠纵切

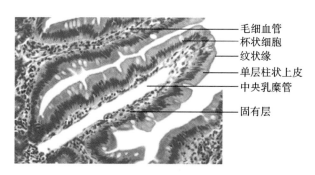

毛细血管
杯状细胞
纹状缘
单层柱状上皮
中央乳糜管
固有层

图 5-22　小肠绒毛

（1）上皮:绒毛表面,为单层柱状上皮,由吸收细胞和杯状细胞构成。

①吸收细胞:又称柱状细胞,量多,占小肠上皮细胞的 90%。细胞呈高柱状,细胞核椭圆形,位于细胞基底部。细胞游离面有纹状缘,是由许多排列整齐的微绒毛构成的。环状襞、肠绒毛和微绒毛扩大了小肠的内表面,有利于发挥小肠的吸收功能。

②杯状细胞:散在分布于吸收细胞之间,量少,呈杯状,小肠的上段少、下段多。杯状细胞分泌黏液,起润滑和保护作用。

（2）固有层:含有丰富的毛细血管、毛细淋巴管和散在的纵行平滑肌纤维。在绒毛的中轴内有1~2 条纵行的毛细淋巴管,称为中央乳糜管,其平滑肌收缩可使肠绒毛产生伸缩运动,以促进营养物质的吸收和运行。

3.肠腺　黏膜上皮向固有层内陷而形成的管状腺,开口于绒毛根部之间。肠腺主要由柱状细胞、杯状细胞和帕内特细胞(潘氏细胞)构成(图 5-23)。其中柱状细胞数量最多,分泌多种消化酶。帕内特细胞分布于肠腺的底部,呈锥形,细胞质内含有粗大的嗜酸性颗粒,此种细胞可分泌溶菌酶。

十二指肠上段的黏膜下层内有十二指肠腺,开口于肠腺的底部。十二指肠腺分泌碱性黏液,可保护自身黏膜,避免酸性胃液的侵蚀,它还可分泌抑胃素,抑制胃酸分泌。

4. 淋巴组织　小肠固有层内散布着许多淋巴组织,是小肠壁内的防御装置。淋巴组织在小肠各段分布不同:十二指肠的淋巴组织较少且疏散;空肠有很多散在的粟状孤立淋巴滤泡;回肠的淋巴组织聚在一起,形成集合淋巴滤泡,沿小肠长轴纵列,集合淋巴滤泡在回肠下段多见。肠伤寒病变多侵犯集合淋巴滤泡,并发肠穿孔或肠出血(图 5-24)。

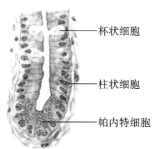

图 5-23　肠腺(纵切面)

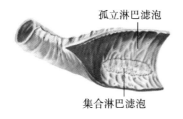
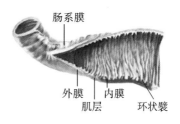

图 5-24　小肠黏膜及淋巴滤泡

七、大肠

大肠(large intestine)全长约 1.5 m,分盲肠、阑尾、结肠、直肠和肛管五部分。

在外形上,结肠和盲肠具有 3 大共同特征,即结肠带(colic band)、结肠袋(haustrum of colon)和肠脂垂(epiploic appendice)(图 5-25)。结肠带沿肠壁纵行排列,有 3 条,由肠壁纵行肌增厚而形成。3 条结肠带汇集于阑尾根部。结肠袋为肠壁向外的囊状膨出,它是由于结肠带短于肠壁其他部分,后者皱缩而成。各袋之间由横沟隔开,横沟的深面被环形肌增厚,在肠腔面有对应的黏膜皱褶。钡剂灌肠时,结肠具有独特的 X 线征象:结肠阴影呈现边缘整齐的串珠状。肠脂垂为吊在结肠带两侧的脂肪垂,外被浆膜。

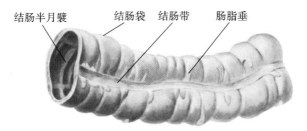

图 5-25　结肠特征性结构示意图

(一)盲肠

盲肠(cecum)是大肠的起始部,左侧与回肠末端相连,下端为膨大的盲端,向上续升结肠。盲肠位于右髂窝内,但高位者可达右髂窝上方甚至右肝下,低位者可达小骨盆内。回肠末端突入盲肠形成上、下两个半月形的瓣膜,称回盲瓣,它既可防止盲肠内容物逆流,又可阻止小肠内容物过快进入盲肠,使食物在小肠内得到充分的消化吸收(图 5-26)。

(二)阑尾

阑尾(vermiform appendix)的根部连于盲肠的后内侧壁,远端游离,平均长 6～8 cm,中年以后可

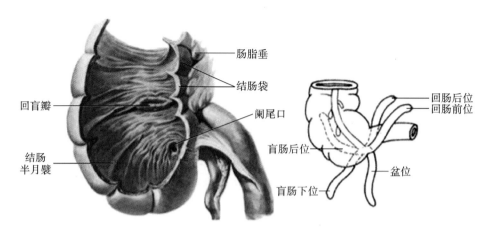

图 5-26　盲肠和阑尾

逐渐萎缩变小。其外径为 0.5～1 cm,管腔狭小,开口于盲肠后内侧壁,所以它的位置随盲肠位置的改变而改变。游离的体尾端与盲肠的关系因人而异,以回肠后位和盲肠后位多见,盆位次之,再次为盲肠下位和回肠前位。肝下位和左下腹位虽属少见,但其临床意义不容忽视。阑尾的根部连于盲肠的 3 条结肠带汇集处,手术中沿 3 条结肠带向下追踪是寻找阑尾最可靠的办法。

阑尾根部的体表投影通常在麦氏(McBurney)点,即脐与右髂前上棘连线的中、外 1/3 交点处。有时也以兰氏(Lanz)点来确定,即左、右髂前上棘连线的右、中 1/3 交点处。在急性阑尾炎时,此处常有明显的压痛。

知识拓展

阑尾炎

阑尾炎是临床常见病,主要症状有转移性右下腹痛,伴发热,McBurney 点压痛、反跳痛明显。右下腹疼痛除考虑阑尾炎外,尚需要排除盲肠、升结肠、回肠和右输尿管等腹腔器官疾病,在女性中还需要与卵巢和输卵管疾病进行鉴别诊断。阑尾的位置不恒定,增加了术中寻找阑尾的难度,但其根部固定,可循 3 条结肠带汇集处快速找到阑尾。

(三)结肠

结肠(colon)在右髂窝内续于盲肠,整个结肠呈"M"状将小肠包围在框内,在第 3 骶椎平面续直肠。结肠的肠管管径在起始端粗,达 6 cm,但在末端仅为 2～3 cm。结肠全程分四部分,即升结肠、横结肠、降结肠和乙状结肠(图 5-27)。

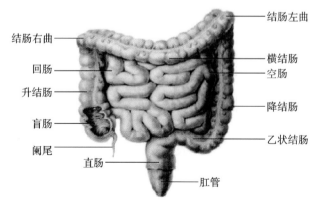

图 5-27　小肠和大肠

1.升结肠（ascending colon）　位于右髂窝,续于盲肠,在右侧腹上升至肝右叶下方,后壁邻腰大肌和右肾,活动度小。

2.横结肠（transverse colon）　位于肝右叶下方,续升结肠,横行向左至脾和胰尾前方。横结肠与升结肠相续,转弯处称为结肠右曲,又称肝曲;其左端与降结肠相续,转弯处称为结肠左曲,又称脾曲;后者较前者位置略高。横结肠有较长的肠系膜连于腹后壁,活动度较大,因此,中部常下垂至脐甚至脐以下,个体差异较大。

3.降结肠（descending colon）　起自结肠左曲,在左侧沿左肾及左腰大肌前面下行,至左髂嵴处续乙状结肠,系膜短,活动度小。

4.乙状结肠（sigmoid colon）　自左髂嵴水平开始至第3骶椎平面,呈"乙"字形弯曲,大部位于左髂窝内,由乙状结肠系膜连于盆壁,活动度较大。老年人易发生扭曲。

（四）直肠

直肠（rectum）位于小骨盆后部、骶骨的前方。直肠于第3骶椎水平续于乙状结肠,全长10~14 cm,穿盆膈处续肛管。矢状面观,直肠有两个弯曲,即随骶骨突向后的骶曲和绕尾骨尖处突向前的会阴曲。直肠下部比较膨大,形成直肠壶腹,其肠腔面存在3个半月形的直肠横襞,是由黏膜及环形肌构成的。中间的直肠横襞最恒定且最大,位于直肠右壁,距离肛门约7 cm,可作为直肠镜检查的定位标志。上、下两个横襞一般位于左壁,有时下方缺如（图5-28）。

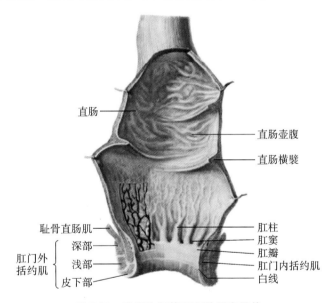

图5-28　直肠和肛管腔面的形态结构

（五）肛管

肛管（anal canal）于盆膈平面续于直肠,长约4 cm,其末端为肛门,生理功能主要是控制排便。肛管内面有6~10条纵行黏膜皱襞,称为肛柱（anal column）。肛柱下端借半月形的肛瓣（anal valve）相连。肛瓣、肛柱下端与肠壁间的小隐窝称为肛窦（anal sinus）,开口向上,易积聚粪便。肠壁内的肛腺开口于肛窦,易发生逆行感染,引起肛窦炎。肛柱下端、肛瓣基部相互连接成一条锯齿状环形线,称齿状线（dentate line）,是皮肤与黏膜的分界线,由胚胎期肛膜破裂而形成。由于齿状线上、下胚层发生不一样,故二者的被覆上皮、动脉来源、静脉回流、神经分布均不相同。

齿状线的下方,由于肛门括约肌的收缩,形成微凸的环形肛梳,皮肤轻度角化,深部有静脉丛。活体上在肛门上方约1 cm处可见到一条浅蓝色的环形线,称肛白线,其位置相当于肛门内、外括约肌相交处。肛门是肛管的下口,为一前后纵行的裂孔。肛门周围皮肤富含色素,色泽暗褐,肛周腺（汗腺）及皮脂腺丰富。成年男性还有肛毛。

环绕肛管周围的肌称肛门括约肌(anal sphincter),有内括约肌和外括约肌之分。肛门内括约肌属平滑肌,是肠壁环形肌的增厚部分,控制排便的作用不大。肛门外括约肌为横纹肌,处于肛门内括约肌的外面。根据肌纤维的所在部位,肛门外括约肌分为 3 部分。皮下部分为肛周皮下的环形肌束,括约作用不强,必要时可以切断;浅部为围绕肛管下端的椭圆形肌束,向前附于会阴中心腱,向后附于尾骨尖;深部为浅部上方的环形肌束。肛提肌属盆膈肌,其中耻骨直肠肌对肛管有重要的括约作用。肛门内括约肌、肛门外括约肌的浅、深部以及肛提肌的耻骨直肠肌共同构成肛管直肠环,对肛管起重要的括约作用,一旦被切断,将引起大便失禁。

第三节　消化腺

一、肝

肝(liver)是人体内最大的腺体,是机体新陈代谢最活跃的器官,参与蛋白质、脂类、糖类和维生素等物质的合成、转化与分解代谢,非营养性物质(激素、药物、毒物)等的生物转化,分泌胆汁及进行吞噬防御。胚胎期,肝为造血器官之一。

我国成人肝的重量,男性为 1154～1447 g,女性为 1029～1379 g,相当于体重的 1/50～1/40;胎儿和新生儿肝的体积相对较大,重量可达体重的 1/20～1/16。我国成人肝的长、宽、厚分别约为 258 mm、152 mm、58 mm。

(一)肝的形态

肝外观呈楔形,右端圆而钝厚,左端扁薄,可分为上、下两面,前、后两缘。肝的上面向前上方隆凸,与膈相贴,又称膈面(图 5-29)。肝的下面凹凸不平,与腹腔器官邻接,故称脏面(图 5-30)。前缘为膈面与脏面前部相交的缘,此缘锐薄,有两个切迹,左侧者为肝圆韧带切迹,右侧者为胆囊切迹;后缘钝圆,朝向脊柱,有与脊柱相对的凹陷。

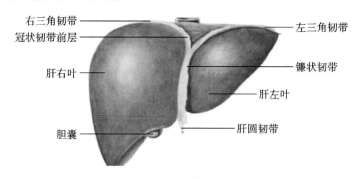

图 5-29　肝的膈面

肝的膈面与右侧胸膜腔及肺组织毗邻,所以肝上部的囊肿和脓肿向上侵蚀,与膈粘连并经此溃破时,可破入右侧胸膜腔,引起右侧胸膜腔炎症和积脓;若侵入肺组织,则其内容物可进入支气管腔内并咳出。

肝的脏面由于邻近器官的挤压,呈现凹凸不平的"压迹"。肝的脏面中部有排列呈"H"形的两条纵沟和一条横沟,其中横沟介于方叶和尾叶之间,称为肝门(porta hepatis)。肝门是肝固有动脉左、右支,肝门静脉左、右支,肝左、右管,淋巴管和肝的神经出入处。主要结构的排列关系为肝管在前,肝固有动脉居中,肝门静脉在后。横沟左侧者为左纵沟,右侧者为右纵沟。左纵沟窄而较深,其前部有肝圆韧带(ligamentum teres hepatis),后部容纳静脉韧带(venous ligament)。肝圆韧带由胎儿时

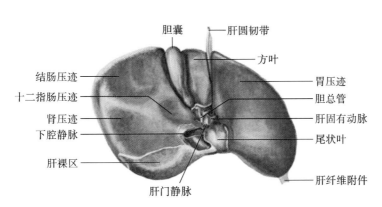

图 5-30 肝的脏面

期脐静脉闭锁而成,静脉韧带为胎儿时期静脉导管的遗迹。右纵沟宽而浅,其前半部为一浅窝,称胆囊窝(fossa for gallbladder),容纳胆囊;后半部较为宽阔,有下腔静脉经过,故名腔静脉沟(sulcus for vena cava)。腔静脉沟上段处有左、中、右 3 条肝静脉和若干条肝小静脉经此出肝注入下腔静脉,称第 2 肝门。腔静脉沟下段,下腔静脉接受来自尾状叶的小静脉及右半肝脏面的静脉,统称为肝短静脉;肝短静脉出肝处称第 3 肝门。肝的脏面借"H"形沟分为 4 叶,左纵沟左侧为左叶,右纵沟右侧为右叶,左、右纵沟之间,肝门前方部分为方叶,肝门后方部分为尾状叶。

(二)肝的位置和毗邻

肝大部分位于右季肋区和腹上区,小部分位于左季肋区,被肋弓掩盖,仅在腹上区左、右肋弓间露出小部分,并直接接触腹前壁。肝的位置,可随呼吸时膈的运动、内脏活动及体位的改变而有所移动。

肝的体表投影:肝上界与膈穹隆一致,肝下界与肝前缘一致。肝右界与肝上界起自右腋中线肋弓最低点约第 10 肋处,沿胸侧壁上行至第 7 肋连于肝上界,经右锁骨中线与第 5 肋交点至剑胸结合,再连至左锁骨中线第 5 肋间隙交点稍内侧。肝下界起自右肋弓最低点,沿右肋弓下缘向左上,至第 8、9 肋软骨结合处离开右肋弓,斜行至左侧第 7、8 肋软骨结合处,连肝上界左端。在成人腹上区,肝下缘可在剑突下 3～5 cm 范围内触及,但在右肋弓下一般不能触及。新生儿与幼儿的肝下缘位置较低,可在右肋弓下触及。

(三)肝的韧带

肝除膈面后部的裸区、脏面的胆囊窝、腔静脉沟等处外,表面大部分有腹膜包绕。肝的腹膜与邻近器官和膈之间,由于腹膜的转折形成许多双层的腹膜结构,称肝的韧带。

1. 镰状韧带(falciform ligament) 自肝连至膈和脐以上的腹前壁,呈矢状位的双层腹膜皱襞,其游离缘内含肝圆韧带。

2. 冠状韧带(coronary ligament) 膈与肝后上面之间的腹膜返折,分前、后两叶。前叶呈额状位,连于肝的上面与膈之间,又称肝膈韧带。后叶由肝的后缘折向后上方附着于右肾及肾上腺前面,又称肝肾韧带。

肝冠状韧带前、后两叶之间为无腹膜覆盖的裸区,裸区是肝表面最薄弱部,肝脓肿常向这一表面发展,经此溃破。

3. 三角韧带(triangular ligament) 在肝的上面左、右两端,冠状韧带前、后叶合并形成三角韧带。左三角韧带在肝左缘处,位于肝左叶的后部至膈下面;右三角韧带在肝右缘处,位于肝右叶的后部至膈下面。

4. 小网膜(lesser omentum) 连于肝门与胃小弯、十二指肠起始段之间的双层腹膜,其中肝门与胃小弯之间的部分称肝胃韧带(hepatogastric ligament);肝门与十二指肠起始段之间的部分称肝十二指肠韧带(hepatoduodenal ligament),其右缘游离,主要含肝固有动脉、肝门静脉、胆总管等结构,并构成网膜孔的前壁。

（四）肝的微细结构

肝的表面被覆有结缔组织被膜,在肝门处结缔组织随血管、神经、肝管等伸入肝内,将肝的实质分成大量的肝小叶(hepatic lobule)。

1. 肝小叶　肝的基本结构和功能单位,呈多面棱柱状,主要由肝细胞组成。成人有 50 万～100 万个肝小叶。肝小叶以结缔组织分隔,由于结缔组织少,相邻的肝小叶连成一片,分界不明显(图5-31)。肝小叶的中央有一条纵行的中央静脉,肝细胞以中央静脉为中心在周围呈放射状排列而形成肝板,在切片上呈索状,又称肝索。肝索互相吻合连接成网,索内含有胆小管。肝板之间的间隙称为肝血窦(图 5-32)。

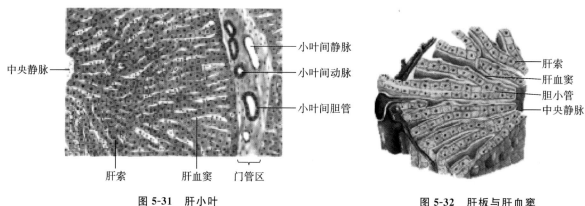

图 5-31　肝小叶　　　　　图 5-32　肝板与肝血窦

（1）肝细胞:构成肝实质的主要成分。肝细胞(hepatocyte)呈多边形,体积较大;细胞核圆形,位于细胞中央,核仁明显。肝细胞内含有各种细胞器,线粒体为肝细胞功能活动提供能量。粗面内质网分布成群,能合成多种蛋白质,如血浆中的白蛋白、纤维蛋白原等。滑面内质网具有合成胆汁、参与脂类代谢、解毒及参与固醇类激素的代谢等有关功能。溶酶体是细胞的消化器,能消化分解肝细胞吞饮的物质,对肝细胞结构的更新和正常功能的维持起着重要的作用。高尔基复合体很发达,与肝细胞的分泌密切相关。另外,肝细胞内还含有糖原、脂滴。

（2）肝血窦:位于肝板之间的不规则腔隙,连接成网状管道,内充满血液,其壁由内皮细胞构成。内皮细胞有孔,之间有较大的间隙,内皮外面无基膜,因此肝血窦壁的通透性较大,有利于肝细胞从血液中摄取物质和向血液排出分泌物。肝血窦内有散在的多突起肝巨噬细胞(库普弗细胞)。此细胞具有很强的吞噬能力,能吞噬血中的异物(细菌和衰老的红细胞等),是很重要的防御装置。肝血窦的血液来自肝固有动脉和肝门静脉,血液在肝血窦内从小叶的周边流向中央,汇入中央静脉(图5-33)。

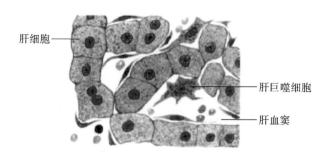

图 5-33　肝的微细结构

(3)窦周隙:又称狄氏(Disse)隙,它是肝血窦内皮细胞与肝细胞之间的狭小间隙,只能在电镜下观察。其内充满从肝血窦内渗出的血浆,肝细胞的微绒毛伸入腔内浸入血浆中。窦周隙是肝细胞与血液之间进行物质交换的场所。其内有散在的贮脂细胞,主要功能是储存脂肪和维生素 A。

(4)胆小管:位于肝细胞之间的微细小管,彼此对应合成网状。肝细胞分泌的胆汁,直接进入胆小管。胆小管以盲端起于中央静脉附近,呈放射状通向肝小叶周围,然后出肝小叶汇集成小叶间胆管。

综上所述,每个肝细胞具有三种不同的面,即肝细胞之间的连接面,细胞间有缝隙连接等结构;在胆小管处的胆小管面;与肝血窦相邻的血窦面,此面有许多微绒毛伸入窦周隙。肝细胞这些不同的相邻面实现了肝的多种功能。

2.门管区 在几个相邻的肝小叶之间的区域,结缔组织较多,内有小叶间胆管、小叶间动脉和小叶间静脉通过。小叶间胆管是胆小管出肝小叶后汇集而成的小管,管壁为单层立方上皮,管径小。小叶间动脉是肝固有动脉的分支,管壁厚,管径小,由内皮细胞和少量环形平滑肌组成。小叶间静脉是肝门静脉在肝内的分支,管腔大,管壁甚薄。小叶间动、静脉在肝小叶的边缘分支与肝血窦相通。

(五)肝的血管

肝的血管包括入肝血管和出肝血管两套体系:①肝门静脉和肝固有动脉体系;②肝静脉体系。两者在肝内呈相嵌配布。

肝门静脉与肝固有动脉左、右支通过肝门进入肝内反复分支,其分支最后均注入肝血窦。肝门静脉供血量较大,占肝总供血量的 2/3 左右,血液内含有自胃肠道吸收的大量营养物质,输送至肝加工以供利用和储存,所以,肝门静脉是肝的功能性血管。肝固有动脉的血液含有丰富的氧和营养物质,供应肝本身代谢的需要,其供血量占肝总供血量的 1/3 左右,所以肝固有动脉是肝的营养性血管。

肝静脉为出肝血管。肝血窦内的血液经过物质交换后,汇入肝小叶内的中央静脉,再汇入小叶下静脉,反复汇集,最后汇成左、中、右 3 条肝静脉,注入下腔静脉。此外,在肝门处,肝门静脉、肝动脉和肝管周围由肝纤维膜的结缔组织包绕构成血管周围纤维囊(Glisson 囊),Glisson 囊随上述三者在肝内的各级分支分布,共同组成 Glisson 系统,为肝外科分段的基础。此外,还有若干肝小静脉直接注入下腔静脉。

血液在肝的循环途径如下:

$$肝门静脉 \rightarrow 小叶间静脉 \longrightarrow$$
$$肝血窦 \rightarrow 中央静脉 \rightarrow 小叶下静脉 \rightarrow 肝静脉$$
$$肝固有动脉 \rightarrow 小叶间动脉 \longrightarrow$$

二、肝外胆道系统

肝外胆道主要由肝左、右管及肝总管、胆囊管、胆囊、胆总管组成(图 5-34)。胆道系统是指将肝分泌的胆汁输送至十二指肠的管道系统,一般可分为肝内及肝外两部分。

(一)肝左、右管和肝总管

左、右半肝内的毛细胆管逐步汇合,分别合成肝左、右管,在肝门附近,两管合成肝总管(common hepatic duct)。成人肝总管长 2~4 cm、管径约 0.5 cm,儿童长 1.1~2.5 cm。肝总管管壁的结构可分为黏膜、肌层和结缔组织层。肝总管管壁平滑肌的收缩可以保证当肝总管内压力增高时胆汁不向肝内胆道逆流。

(二)胆囊、胆囊管和胆总管

1.胆囊(gallbladder) 位于肝右叶下面的胆囊窝内,上面借结缔组织与肝相连,下面由腹膜被

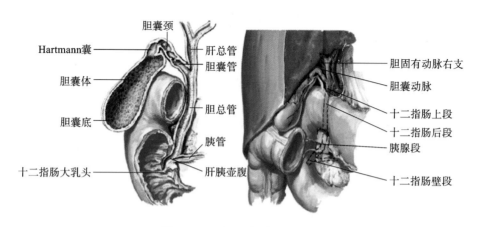

图 5-34 胆囊、胆囊管和胆总管

覆。胆囊呈梨形,长 8~12 cm,宽 3~5 cm,壁厚 1.86 mm,容量为 40~60 ml。胆囊有储存、浓缩胆汁以及调节胆道压力的作用。活体胆囊由于储存胆汁而染成绿色。胆囊一般可分为底、体、颈三部分。胆囊底为胆囊膨大圆钝的盲端,常在肝前缘胆囊切迹处露出,整个底部皆有腹膜覆盖。当胆囊充盈时或人体仰卧时,胆囊底可凸出到肝下缘以下 1~3 cm,与腹前壁内面接触。胆囊底的体表投影为右锁骨中线与右肋弓交点附近,当胆囊发炎时,此处可有压痛。胆囊底是胆囊穿孔的好发部位。胆囊体与胆囊底无明显分界,紧贴肝,下面紧邻横结肠,内下方与十二指肠上部及降部上端相毗邻,故胆囊炎时胆囊常与上述结构粘连。胆囊颈较细,在肝门右侧附近由胆囊体延续而成,常以直角向左下弯转续于胆囊管。

胆囊管(cystic duct)长 3 cm 左右,直径 0.2~0.3 cm。胆囊管与其左侧的肝总管汇合成胆总管。胆囊管黏膜皱襞呈螺旋状突入管腔,形成螺旋襞(spiral fold),即海斯特(Heister)瓣。该瓣可以控制胆汁的进出。胆结石也常因螺旋襞的阻碍而被嵌顿在胆囊管。胆囊三角(Calot 三角)由胆囊管、肝总管和肝的脏面构成。起于肝固有动脉右支的胆囊动脉,约 62% 位于此三角区,故胆囊手术时常在此三角内寻找胆囊动脉。

2. 胆总管(common bile duct) 由肝总管与胆囊管汇合而成。胆总管长 4~8 cm、直径 0.3~0.6 cm,有一定的舒张功能。在肝十二指肠韧带内,胆总管位于肝固有动脉的右侧、肝门静脉的右前方,经十二指肠上部后方下降,至胰头与十二指肠降部之间(或经胰头后方的沟内)进入十二指肠降部的左后壁。胆总管在斜穿十二指肠壁内时,与胰管汇合,形成略膨大的肝胰壶腹(hepatopancreatic ampulla),又称 Vater 壶腹,开口于十二指肠大乳头顶端。

胆总管与胰管的终末部以及肝胰壶腹均被肝胰壶腹括约肌(sphincter of hepatopancreatic ampulla,又称 Oddi 括约肌)围绕,通常分为 3 个部分。①胆总管括约肌:环状肌,位于胆总管末端,恒定,为肝胰壶腹括约肌中最发达的部分;其收缩可使胆总管下端关闭,使胆汁不能流入十二指肠肠腔。②胰管括约肌:位于胰管末端,肌纤维少且不完整。③壶腹括约肌:围绕肝胰壶腹周围,此括约肌有舒张功能,以调节胆汁和胰液的排出;由于该括约肌延伸到十二指肠大乳头,故收缩时,可防止十二指肠内容物逆流入胆总管与胰管内。

平时肝胰壶腹括约肌保持收缩状态,由肝分泌的胆汁经肝左、右管,肝总管,以及胆囊管进入胆囊储存。进食后,由于食物和消化液的刺激,在神经体液因素的作用下,胆囊收缩和肝胰壶腹括约肌舒张,胆囊中储存的浓缩胆汁经胆囊管、胆总管排入十二指肠。

胆汁的产生和排出途径如下:

```
                                                                （进食）
肝细胞分泌胆汁 → 胆小管 → 小叶间胆管 → 肝左、右管 → 肝总管 →胆总管 → 十二指肠大乳头
                                                ↓ ↑                ↓
                                          胆囊 ←→ 胆囊管      十二指肠
```

三、胰

胰(pancreas)是人体内仅次于肝的第二大腺体(图 5-35)。胰由外分泌部和内分泌部两部分组成,分别分泌胰液和胰岛素。胰液每日分泌量约 1200 ml,含多种消化酶,在食物消化过程中起着重要作用。胰岛素为内分泌激素,主要调节血糖浓度。

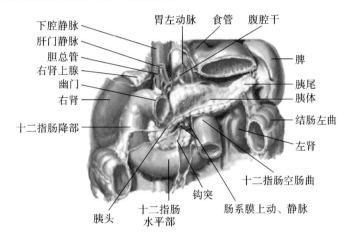

图 5-35　胰的分部与毗邻

(一)胰的形态和位置

胰质地柔软,活体呈灰红色,长 17～19.5 cm,宽 1.5～5 cm,厚 0.5～2 cm,重 80～100 g。腺体呈长棱柱状,位置较深,横跨第 1～2 腰椎的前方,被网膜囊后壁的腹膜覆盖,属腹膜后位器官。

(二)胰的分部

胰自右向左分为互相连续的三部分:胰头、胰体、胰尾。胰头与胰体移行处称胰颈。

1. 胰头　胰右端膨大部分,位于第 2 腰椎右侧,被十二指肠降部和横部包绕。胰头后下部向左后下方呈钩状突起,称钩突,位于肠系膜上血管后方。胰头后面的重要结构如下:胰头右后方与十二指肠降部间有胆总管下行;胰头与胰体交界处后方,肠系膜上静脉与脾静脉汇合成肝门静脉,然后向右上行于胰头后面;胰头后面有下腔静脉上行。所以,胰头肿瘤时,可压迫十二指肠、胆总管,影响胆汁排出,产生阻塞性黄疸;也可能压迫下腔静脉、肝门静脉影响血液回流,导致下肢水肿及腹腔积液。

2. 胰体　胰中份大部,位于第 1 腰椎平面。前面隔网膜囊与胃后壁相邻,因此胃后壁的溃疡可与胰体粘连,并侵入胰腺实质;后面由右向左横过下腔静脉、腹主动脉、左肾与左肾上腺前方。

3. 胰尾　胰左端窄细部分,指向脾门,位于脾肾韧带两层腹膜之间。在脾切除术中结扎脾门血管时,须注意不要损伤胰尾。

(三)胰管

胰管为胰液的主要排泄管。在胰腺实质内从左向右走行,横贯胰的全长,沿途收纳许多小叶间导管,到达胰头右缘时,与胆总管末端汇合成肝胰壶腹后,共同开口于十二指肠大乳头。

副胰管出现率为 76%,短而细,位于胰头上部。其主要引流胰头的上部,开口于十二指肠小乳头。该乳头位于十二指肠纵襞、大乳头前上方 2 cm 处,副胰管与胰管之间有吻合管。

（四）胰的微细结构

胰的表面覆有一薄层结缔组织，伸入胰实质将其分隔成许多小叶。胰实质由外分泌部和内分泌部组成（图 5-36）。

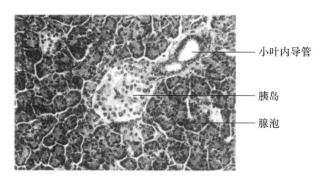

图 5-36　胰的微细结构

1. 外分泌部　外分泌部分泌胰液，含多种酶，排入十二指肠，参与糖类、脂类、蛋白质的消化。外分泌部占大部分，由腺泡和导管两部分组成。腺泡由浆液性腺细胞构成，细胞呈锥形，细胞核圆形，位于基底部。导管始于腺泡腔，由单层扁平或低立方上皮构成，逐级汇合形成胰管。

2. 内分泌部　又称胰岛，是散在于腺泡之间大小不等的细胞团。胰岛主要有 A、B、D 三种内分泌细胞。A 细胞分布在胰岛周围，约占总数的 20%，分泌胰高血糖素，可促进糖原分解，使血糖浓度增高。B 细胞占总数的 75% 左右，分布于胰岛中央，分泌胰岛素，可促进血糖转化为糖原，使血糖浓度降低。D 细胞最少，约占总数的 5%，它分泌生长抑制素，以调节 A、B 两种细胞的分泌活动。

（全　莉）

在线答题

第六章 呼吸系统

学习目标

知识目标:掌握呼吸系统的组成;上、下呼吸道的概念,喉的位置及喉软骨的名称,气管的形态、位置及左、右支气管的形态区别,肺的形态位置和体表投影,胸膜和胸膜腔的形态结构,壁胸膜的分布及肋膈隐窝的位置,胸膜的体表投影。熟悉固有鼻腔黏膜的分布,喉腔的分部,气管的分段,纵隔的概念、位置及分部。了解外鼻的形态结构,喉软骨间的连接和喉肌,肺和呼吸道的微细结构。

能力目标:能够在体表指出肺和胸膜下界的位置、鼻窦的开口位置、气管切开的常选位置,解释胸膜腔穿刺的应用解剖,从解剖学的角度分析引起上颌窦炎的原因。

素质目标:培养学生科学、严谨、务实的学习态度和热爱科学、勇于探索、善于思考、敬畏生命的精神。

呼吸系统(respiratory system)由呼吸道和肺两大部分组成(图 6-1)。呼吸道是传送气体的管道,包括鼻、咽、喉、气管及各级支气管。临床上通常把鼻、咽、喉称为上呼吸道,把气管和各级支气管

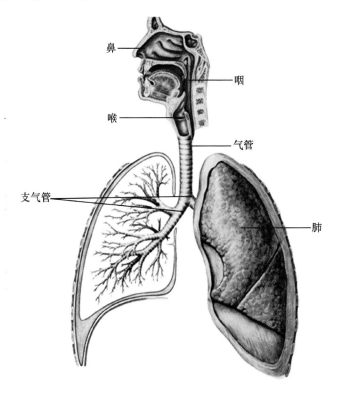

图 6-1 呼吸系统概况

111

称为下呼吸道。肺是气体交换的场所,由肺实质和肺间质两部分组成。呼吸系统的主要功能是完成机体与外界环境之间的气体交换,机体就在这一呼一吸间把二氧化碳呼出,把氧气吸入体内。此外,人类由于劳动、语言及思维的影响,呼吸器官高度发达,除呼吸功能外,鼻还是嗅觉器官,喉有发音功能,咽是消化道和呼吸道的共同器官。呼吸系统还与神经、内分泌、静脉血回流入心和体内某些物质代谢有关。

案例解析

案例导入

患儿,男,4岁,因患急性喉炎,出现声音嘶哑,犬吠样咳嗽,咳痰,喉部疼痛不适,使用抗生素治疗,治疗中突发喉阻塞,出现吸气性呼吸困难,吸气时胸骨上窝,锁骨上、下窝,胸骨剑突下,肋间隙向内凹陷,面色青紫,烦躁,试解释:

思考:

1.若病情十分紧急,可在什么部位先行穿刺或切开?

2.对于急性喉阻塞预先置入气管插管以解决呼吸困难时,经鼻气管插管沿途经过哪些结构?

第一节　呼 吸 道

一、鼻

鼻(nose)是呼吸道的起始部,分为外鼻、鼻腔和鼻旁窦三部分。

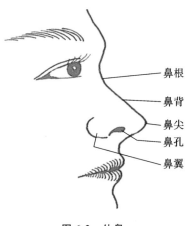

鼻根
鼻背
鼻尖
鼻孔
鼻翼

图 6-2　外鼻

(一)外鼻

外鼻(external nose)位于面部中央,呈锥形,以鼻骨和鼻软骨为支架,外被皮肤和少量皮下组织,内覆黏膜。软骨部表面皮肤较厚,富含皮脂腺和汗腺,是痤疮、酒糟鼻、疖肿的好发部位。外鼻上端位于两眼之间狭窄的部位称鼻根,鼻根向下延伸为鼻背,下端隆起为鼻尖,鼻尖两侧的弧形隆起称鼻翼(图 6-2)。呼吸困难时,患者可出现明显的鼻翼扇动。从鼻翼向外下方到口角的浅沟称鼻唇沟,两侧鼻唇沟深度对称,临床上面肌瘫痪时,可出现瘫痪侧鼻唇沟变浅或消失。

(二)鼻腔

鼻腔(nasal cavity)以骨和软骨为基础,表面衬以黏膜和皮肤。鼻腔由鼻中隔分为左、右两腔,前方经鼻孔通外界,后方经鼻后孔通鼻咽。每侧鼻腔可分为鼻前庭和固有鼻腔两个部分。

鼻前庭位于鼻腔前下方,为鼻翼围成的空间,内面衬以皮肤,生有鼻毛,可滞留吸入的尘埃,有过滤和净化空气的作用。鼻前庭起于鼻孔,止于鼻阈。鼻阈是皮肤与鼻黏膜的分界标志。此外,鼻前庭的皮肤与软骨膜紧密相贴,所以发生疖肿时,疼痛较剧烈。

固有鼻腔是指鼻前庭以后的部分,后借鼻后孔通咽,其形态与骨性鼻腔基本一致,由骨和软骨覆以黏膜而成。每侧鼻腔有上、下、内、外四个壁。上壁(顶)较狭窄,与颅前窝相邻,由鼻骨、额骨、筛骨筛板和蝶骨构成,筛板的筛孔有嗅神经穿过。下壁(底)即口腔顶,由硬腭构成。内侧壁为鼻中隔,由犁骨、筛骨垂直板和鼻中隔软骨覆以黏膜构成(图 6-3)。鼻中隔一般不在正中矢状位上,多偏向一侧,偏向左侧者多见。鼻中隔前下部的黏膜内有丰富的血管吻合丛,约 90% 的鼻出血(鼻衄)发生于此,临床上称易出血区。外侧壁有三个突出的鼻甲,由上而下依次为上鼻甲、中鼻甲和下鼻甲,各鼻甲下方的间隙分别称上鼻道、中鼻道和下鼻道。多数人上鼻甲的后上方有最上鼻甲,最上鼻甲或上鼻甲的后上方与鼻腔顶壁间的凹窝称蝶筛隐窝。中鼻道、上鼻道和蝶筛隐窝有鼻旁窦开口,下鼻道有鼻泪管开口(图 6-4)。

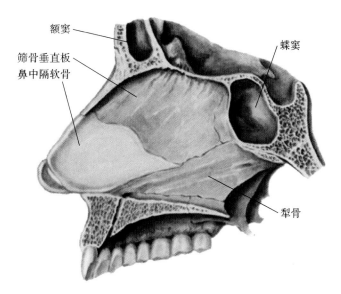

图 6-3 鼻中隔

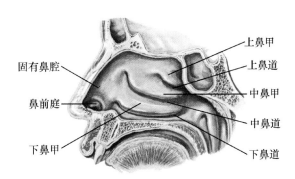

图 6-4 固有鼻腔外侧壁

固有鼻腔黏膜按其生理功能可分为嗅部和呼吸部。嗅部黏膜覆于上鼻甲内侧面以上及其相对的鼻中隔部分,活体呈淡黄色或苍白色,内含有嗅细胞,能感受气味的刺激。其余部分覆以粉红色的呼吸部黏膜,范围较大,黏膜内含丰富的静脉海绵丛和黏液腺,上皮有纤毛,对空气有湿润、调温、除尘、溶菌的作用,同时易受物理、化学和炎症的刺激而充血水肿,引起鼻塞流涕。

（三）鼻旁窦

鼻旁窦(paranasal sinus)又称副鼻窦或鼻窦,为鼻腔周围颅骨(额骨、蝶骨、上颌骨、筛骨)内含气

113

空腔的总称,均有窦口与鼻腔相通。鼻旁窦左、右成对,共四对,分别称为额窦、上颌窦、蝶窦和筛窦。

(1)额窦:位于眉弓深面两层骨板之间,呈三棱锥体形,开口于中鼻道。眼眶的内上角为额窦的底部,骨质较薄,发生额窦炎时,此处压痛明显。

(2)上颌窦:位于上颌骨体内,是最大的鼻窦,容积为 12~15 ml,开口于中鼻道。

(3)蝶窦:位于蝶骨体内,开口于蝶筛隐窝。

(4)筛窦:由筛骨迷路内含气小房构成,是各鼻旁窦中结构最复杂的,又分前、中、后筛窦。前、中筛窦开口于中鼻道,后筛窦开口于上鼻道。

由于鼻旁窦黏膜与鼻腔黏膜相延续,鼻腔黏膜的炎症常可蔓延至鼻旁窦引起鼻窦炎。上颌窦容积大,开口位置位于其内侧壁最高处,窦口高于窦底,自然引流不通畅,容易形成慢性炎症,因此,临床上鼻窦炎多为上颌窦炎(图 6-5、图 6-6)。鼻旁窦主要对发音起共鸣作用。此外,鼻旁窦具有丰富的血管,可协助调节吸入空气的温度和湿度。

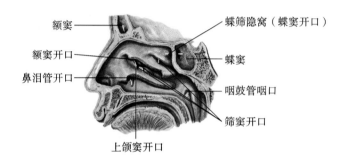

图 6-5　鼻旁窦及鼻泪管的开口

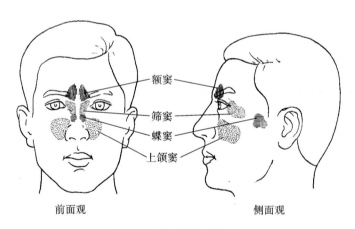

图 6-6　鼻旁窦体表投影

知识拓展

　　鼻旁窦炎即鼻窦炎,为五官科常见疾病,慢性者居多,其中上颌窦炎最为常见。鼻腔疾病和邻近器官的感染病灶是主要原因,例如:上列第二前磨牙和第一、二磨牙的根尖感染就有可能引起上颌窦炎。临床表现主要是鼻塞、流脓涕、头痛等。上颌窦体位引流术是通过摆放适当的体位,促使上颌窦内脓性分泌物排出的方法。患者取足高头低侧卧位,患侧向上,使上颌窦底抬高、窦口降低。轻轻晃动患者头部,促使分泌物排出。当患者自觉鼻腔内充满分泌物时,将头抬起使分泌物经鼻前孔排出。重复该动作,直至分泌物排出,每天 2~3次,持续 5~7 天。该方法简便、无痛苦、效果好,是上颌窦炎的一种重要的辅助治疗方法。

二、咽

详见消化系统部分,此处不再赘述。

三、喉

喉(larynx)既是呼吸的管道,又是发音器官。它以喉软骨为支架,借关节、韧带和肌肉连接,内覆黏膜而构成。

(一)喉的位置

喉位于颈前部,相当于第3~6颈椎体范围。女性略高于男性,小儿略高于成人。喉的上方以韧带和肌肉系于舌骨,下方续于气管,故吞咽时喉可向上移动。喉的前面覆以皮肤、颈筋膜和舌骨下肌群,后方与咽紧密相连,两侧有颈部血管、神经和甲状腺左、右叶。

(二)喉软骨

喉软骨包括不成对的甲状软骨、环状软骨、会厌软骨和成对的杓状软骨(图6-7)。

1. 甲状软骨(thyroid cartilage)　最大的喉软骨,位于舌骨的下方、环状软骨的上方。甲状软骨的上缘平对第4颈椎上缘,颈总动脉在此平面分为颈内动脉和颈外动脉。甲状软骨构成喉的前壁和侧壁,由左、右两块方形软骨板构成,两板在前方彼此融合形成前角,前角的上端为喉结,成年男性明显,为男性第二性征之一。喉结上方呈"V"形的切迹,称上切迹。两板后缘游离,向上、下各有一对突起,上方的一对为上角,借韧带与舌骨大角相连;下方的一对为下角,下角的内侧面有关节面,与环状软骨构成关节。

2. 环状软骨(cricoid cartilage)　位于甲状软骨的下方,形成喉的底座,其下方连接气管。前部低窄,称为环状软骨弓;后部较高,称为环状软骨板,板上缘两侧各有小关节面与杓状软骨构成环杓关节。环状软骨弓平对第6颈椎,是颈部重要标志之一。环状软骨是呼吸道中唯一完整的软骨环,对保持呼吸道通畅有重要作用,损伤后常会引起喉狭窄。

3. 杓状软骨(arytenoid cartilage)　成对,左右各一,位于环状软骨板的上方。其呈三棱锥体形,尖朝上,底朝下。其底部和环状软骨连接成环杓关节,它在关节面上的滑动和旋转可使声带张开或闭合。底的前角称声带突,声带后端附着于此。底的外侧角称肌突,为喉肌附着处,可使声门开放和关闭。

4. 会厌软骨(epiglottic cartilage)　位于舌骨体的后方,形似树叶,上宽下窄,上端游离,下端借韧带连于甲状软骨前角的后面。会厌软骨是喉的活瓣,与开放或关闭喉口有关,吞咽时关闭喉口,防止食物误入喉腔。

(a)甲状软骨　　　　(b)环状软骨　　　　(c)杓状软骨　　　　(d)会厌软骨

图6-7　喉软骨

(三)喉软骨的连接

喉软骨的连接包括喉软骨之间以及喉软骨与舌骨和气管间的连接(图6-8)。

1. 环杓关节(cricoarytenoid joint)　由杓状软骨底与环状软骨板上缘的关节面构成。杓状软骨在此关节上可沿垂直轴做旋转运动,使声带突向内、外侧转动,因而能开大或缩小声门。

2. 环甲关节(cricothyroid joint)　由甲状软骨下角与环状软骨板侧部的关节面构成。甲状软

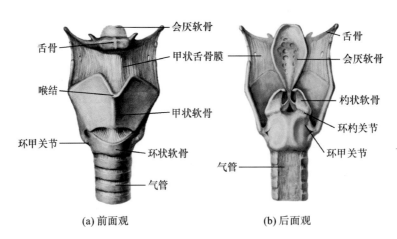

(a) 前面观   (b) 后面观

图 6-8　喉软骨的连接

在冠状轴上做前倾和复位运动。前倾时,加大甲状软骨前角与杓状软骨间的距离,使声带紧张;复位时,两者间的距离缩小,声带松弛。

3. 弹性圆锥(conus elasticus)　弹性纤维组成的膜状结构,自甲状软骨前角的后面,向下、向后附着于环状软骨上缘和杓状软骨声带突。此膜的上缘游离,紧张于甲状软骨前角的后方与杓状软骨声带突之间,称声韧带,是构成声带的基础。弹性圆锥前份较厚,紧张于甲状软骨下缘与环状软骨弓上缘之间,称环甲正中韧带。当急性喉阻塞来不及进行气管切开术时,可切开此韧带或在此穿刺,建立暂时的通气道,抢救患者生命。

4. 甲状舌骨膜　连于甲状软骨上缘与舌骨之间。

(四)喉肌

喉肌属于骨骼肌,根据功能可分为两群:一群作用于环甲关节,可使声带紧张和松弛;另一群作用于环杓关节,与开大或缩小声门裂或喉口有关,因此,喉肌的运动可控制和调节发音的强弱和音调的高低(图 6-9、图 6-10)。环甲肌起自环状软骨弓前外侧,止于甲状软骨下缘,作用是紧张声带。环杓后肌起自环状软骨板后面,止于杓状软骨肌突,作用是开大声门裂和紧张声带。

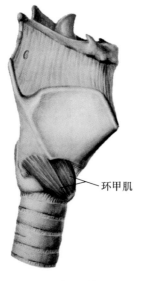

图 6-9　喉肌(侧面)

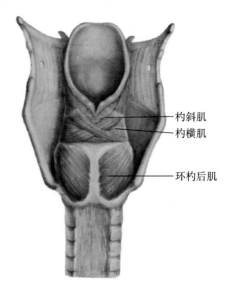

图 6-10　喉肌(后面)

(五)喉腔

喉腔(laryngeal cavity)是以喉软骨为支架,借韧带和纤维膜连接,并附以喉肌,内面衬以喉黏膜而构成的管形腔。喉黏膜与咽和气管的黏膜相延续,极为敏感,受异物刺激可引起咳嗽。喉腔上方借喉口开口于喉咽,喉口朝向后上方,由会厌上缘、杓状会厌襞和杓状切迹围成。喉腔向下直通气管。

　　喉腔中部有两对自外侧突入腔内的黏膜皱襞,呈前后方向,上方一对称前庭襞(vestibular fold),下方一对称声襞(vocal fold)(图6-11)。前庭襞活体时呈粉红色,与发音没有直接关系,左右前庭襞之间的裂隙称前庭裂(rima vestibule)。声襞在活体时呈苍白色,左、右声襞与杓状软骨基底部之间的裂隙称声门裂(fissure of glottis)。声门裂较前庭裂长而狭窄,是喉腔最狭窄的部分,前3/5位于两侧声襞之间,称为膜间部(声带部);后2/5位于两侧杓状软骨底内侧缘和声带突之间,称为软骨间部(呼吸部)。通常所说的声带是以声襞及声襞内的声韧带和声带肌为基础,表面覆以黏膜构成的。临床上可以把声襞理解为声带。

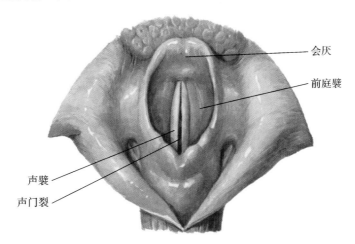

图6-11　喉腔上面观

　　喉腔借两对黏膜可分为上、中、下三部。上部最宽大,为喉前庭;中部最狭窄,为喉中间腔;下部为喉下腔(图6-12)。

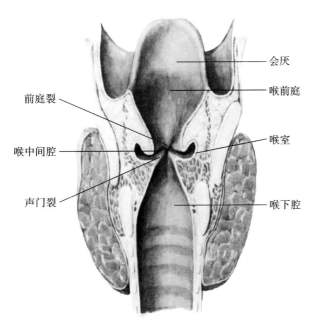

图6-12　喉腔的冠状切面

喉前庭上宽下窄,呈漏斗形,上界为喉口,下界为两侧的前庭襞及其间的前庭裂。

喉中间腔体积最小,不仅是气体出入必经之路,也是发音器官。上界为前庭襞,下界为声襞,两侧向外侧突出的间隙为喉室,其上端可高达甲状软骨上缘附近,以盲端而终。

喉下腔为声门裂以下的喉腔部分,又称声门下腔。此区黏膜下组织结构疏松,炎症时容易引起水肿,尤其婴幼儿的喉下腔较窄,常因喉水肿引起喉阻塞,造成呼吸困难。

四、气管与主支气管

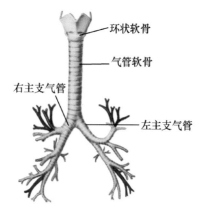

气管和支气管(图 6-13)均由软骨、平滑肌、结缔组织和黏膜构成。成人气管全长 10~13 cm,含 15~20 个软骨环。软骨环呈"C"形,缺口向后,各软骨环以韧带相连,软骨环后方缺口处由平滑肌和致密结缔组织封闭,称膜壁,这样的结构特点可保持气管的持续张开状态。气管的管腔衬以黏膜,表面覆盖纤毛上皮,黏膜分泌的黏液可黏附吸入空气中的灰尘颗粒,纤毛不断向咽部摆动将黏液与灰尘颗粒排出,有利于净化吸入的气体。

图 6-13　气管和支气管

(一)气管

气管(trachea)位于食管的前方,上接环状软骨,经颈部正中向下至胸腔,在胸骨角平面(约平第 4 胸椎体下缘)分为左、右主支气管,其分叉处称气管杈。在气管杈内面形成向上凸的半月形纵嵴,称气管隆嵴,常偏向左侧,是支气管镜检时的重要定位标志。

根据气管的行程和位置,气管可分为颈、胸两段。颈段较浅表,在胸骨颈静脉切迹上方可以摸到,在第 2~4 气管软骨环的前方有甲状腺峡,两侧有甲状腺左、右叶及颈部的大血管,后方紧贴食管。气管的胸段位于上纵隔后部,两侧胸膜之间,前方有胸腺、左头臂静脉和主动脉弓,后方贴食管,左侧邻近左喉返神经、主动脉弓,右侧邻近迷走神经、奇静脉等。如有病变,周围组织与气管之间相互影响,可使气管移位或受侵。临床上气管切开常在第 3~5 气管软骨环处进行。

(二)主支气管

主支气管(main bronchus)左、右各一,经肺门入肺。左、右主支气管之间的夹角为 65°~85°。左主支气管细而长,平均长 4~5 cm,与气管中线的延长线形成 35°~36°的角,走行比较倾斜,由左肺门进入左肺;右主支气管短而粗,平均长 2~3 cm,与气管中线的延长线形成 22°~25°的角,较为陡直,经右肺门入右肺。因此,气管异物易落入右主支气管。

知识拓展

支气管炎是指气管、支气管黏膜及其周围组织的慢性非特异性炎症,临床上以咳嗽、咳痰为主要症状。支气管炎主要原因为细菌、病毒、支原体的反复感染,形成了支气管的慢性非特异性炎症。秋冬季节气温下降、呼吸道小血管痉挛缺血、防御功能下降等易于致病;烟雾、粉尘、刺激性气体等因素也可致病;吸烟可使支气管痉挛、纤毛运动减退、腺体分泌亢进,是造成支气管炎的主要原因;过敏因素、免疫力下降也有一定关系。慢性支气管炎是指排除慢性咳嗽、咳痰、喘息的其他各种原因后,患者每年咳嗽、咳痰 3 个月以上,并连续 3 年或 3 年以上。

第二节　肺

案例导入

案例解析

患者,男,71岁,因持续咳嗽、咳痰半年,出现气短、咳血痰伴右侧胸痛2个月余入院。患者退休前是某煤矿工人,吸烟近40年,每天两包左右,戒烟不到3个月,少量喝酒。入院检查:消瘦,面色晦暗,口唇发绀,呼吸较急促,右肺叩诊呈浊音,呼吸音极弱,CT提示右肺中央型肺癌。

思考:

1. 右肺中央型肺癌侵犯到肺门,肺门有哪些结构?

2. 若患者出现胸腔积液,欲行胸膜腔穿刺,你能说出穿刺的部位吗?为何在此部位穿刺?

肺(lung)是气体交换的场所,是呼吸系统最重要的器官。婴幼儿肺呈淡红色,随着年龄增长,吸入空气中的灰尘沉积增多,肺的颜色逐渐变为暗灰色或蓝黑色,并出现蓝黑色斑,吸烟者尤其明显。肺质软而轻,呈海绵状,富有弹性,内含空气,相对密度小于1,故浮水不沉。而未经呼吸的肺,肺内不含空气,相对密度大于1,入水则沉。法医常由此来判断新生儿是否宫内死亡。

一、肺的位置和形态

肺位于胸腔内,左、右两肺分别位于膈的上方和纵隔两侧。

肺形似圆锥形,具有一尖、一底、两面和三缘(图6-14)。

肺尖呈钝圆形,经胸廓上口突入颈根部,高出锁骨内侧1/3段上方2～3 cm。肺底呈半月形凹陷,位于膈上面,故又称膈面。肋面隆凸,邻接肋和肋间肌。内侧面邻近纵隔,亦称纵隔面,此面中部凹陷处称肺门(hilum of lung),是主支气管、肺动脉、肺静脉、淋巴管和神经等进出之处。这些进出肺门的结构被结缔组织包绕,构成肺根(root of lung)。肺根内重要结构的排列自前向后依次为上肺静脉、肺动脉、主支气管和下肺静脉;自上而下,在左肺根依次为肺动脉、主支气管、上肺静脉和下肺静脉;在右肺根依次为上叶支气管、肺动脉、中叶支气管、下叶支气管、上肺静脉和下肺静脉(图6-15)。肺的前缘薄锐,左肺前缘下部有左肺心切迹,切迹下方的舌状突起称左肺小舌。肺的后缘圆钝,朝向脊柱。肺的下缘亦较薄锐。

左肺受心脏影响,较狭长,由后上斜向前下的一条斜裂分为上、下二叶。右肺受肝的影响,较宽短,除斜裂外,还有一条近似水平方向的水平裂,将右肺分为上叶、中叶和下叶。

二、肺内支气管和支气管肺段

左、右主支气管进入肺门后,分为肺叶支气管,进入肺叶。肺叶支气管入肺叶后分为肺段支气管,并在肺内反复分支,越分越细,呈树枝状,称支气管树。每一肺叶支气管及其所属的肺组织称肺

Note

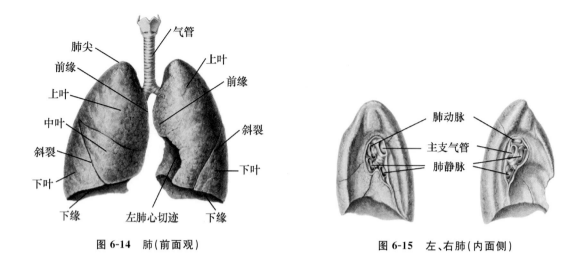

图 6-14 肺(前面观)

图 6-15 左、右肺(内面侧)

叶。每一肺段支气管及其所属的肺组织,称支气管肺段,简称肺段。各肺段呈圆锥形,其尖朝向肺门,底朝向肺表面。

按照肺段支气管的分支分布,左、右肺各分为 10 个肺段。左肺上叶的尖段和后段常合为尖后段;下叶的内侧底段与前底段常合为内前底段,因此左肺也可分为 8 个肺段(图 6-16)。当肺段支气管阻塞时,该肺段的空气进出受阻。临床上可根据这些特点进行定位诊断或肺段切除术。

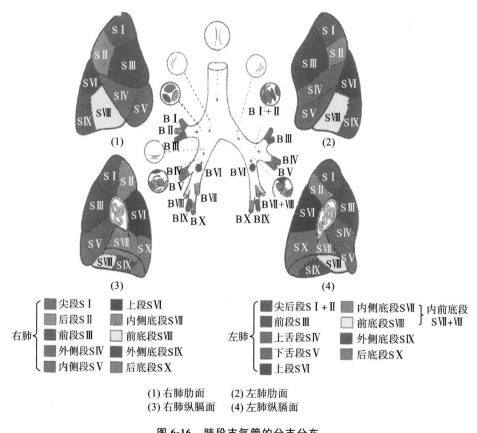

(1) 右肺肋面 (2) 左肺肋面
(3) 右肺纵膈面 (4) 左肺纵膈面

图 6-16 肺段支气管的分支分布

肺段在结构和功能上有一定的独立性,若某肺段支气管阻塞,则该肺段内呼吸完全中断。若某肺段发生感染或结核,那么早期多局限在该肺段,随着病情发展可蔓延到其他肺段。根据病变范围,临床上以肺段为单位施行肺段切除,因此肺段的解剖学特征具有重要的临床意义。

三、呼吸道和肺的组织结构

(一)呼吸道组织结构

气管和主支气管的管壁可分为三层,由内向外依次为黏膜、黏膜下层和外膜(图 6-17)。

1.黏膜 由上皮及固有层组成。

(1)上皮:气管到细支气管为假复层纤毛柱状上皮。气管到终末细支气管末端的纤毛柱状上皮细胞间散在有杯状细胞;终末细支气管和呼吸性细支气管的上皮内有克拉拉(Clara)细胞;气管到肺泡均有神经小体;气管到细支气管的上皮基底上有基底细胞。气管到细支气管黏膜表面有黏液纤毛装置,具有防御功能,黏液附着的灰尘、细菌等可由规律摆动的纤毛推至喉部清除出去。

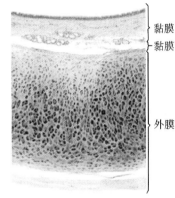

图 6-17 气管的组织结构

(2)固有层:位于黏膜深层,由丰富的弹性纤维、胶原纤维、血管、腺体导管、淋巴组织及浆细胞和致密结缔组织等构成。浆细胞可以分泌、储存抗体,弹性纤维和胶原纤维可使呼吸性细支气管具有弹性,保持气道的舒缩功能。

2.黏膜下层 由疏松结缔组织形成,内含许多混合性气管腺,导管开口于黏膜表面。这些腺体分泌黏液,使黏膜上皮保持湿润并能黏附吸入的灰尘和细菌,便于通过上皮的纤毛运动而咳出体外。感染或过敏性炎症时,腺体分泌亢进,痰量增多。

3.外膜层 由软骨环和结缔组织组成。在气管部,软骨环为透明软骨,呈"C"形,软骨环之间有韧带相连,软骨缺口处有平滑肌束和结缔组织连接。软骨环的作用在于支撑呼吸道,使之不易陷闭。咳嗽反射时,平滑肌束收缩,使气管腔缩小,有助于排痰。

(二)肺的组织结构

肺的表面覆有一层浆膜。肺可分为实质和间质两部分。肺实质由支气管树和肺泡构成;肺间质为肺内的结缔组织、血管、淋巴管和神经等。

主支气管从肺门入肺后反复分支,由肺叶支气管发出的分支为肺段支气管,之后越分越细。管径在 1 mm 以下者为细支气管,细支气管的分支为终末支气管,小于 0.5 mm。终末支气管继续分支,直至肺泡。每条细支气管及其各级分支和所属的肺泡构成一个肺小叶(pulmonary lobule)(图6-18)。每个肺一般有 50~80 个肺小叶,肺小叶呈锥形,底朝向肺的表面,尖朝向肺门。根据功能不同,肺实质又可分为导气部和呼吸部。

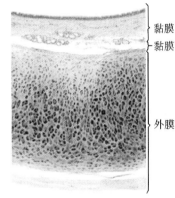

肺静脉 —— 肺动脉
细支气管
肺泡
肺泡腔

图 6-18 肺小叶示意图

1. 导气部　导气部包括肺叶支气管、肺段支气管、细支气管以及终末细支气管等,仅有传送气体的功能,不能进行气体交换。

导气部各级支气管管壁的微细结构与主支气管基本相似,但随着管腔逐渐变细,管壁越来越薄,上皮由假复层纤毛柱状上皮移行为单层纤毛柱状上皮,杯状细胞、腺体和软骨逐渐减少,然而平滑肌纤维相对增多。到终末细支气管,其管壁的上皮已是单层柱状上皮,杯状细胞、腺体和软骨均已消失,并且形成一层完整的环形平滑肌(表6-1)。平滑肌的收缩或舒张可直接控制进入肺泡的气流量,从而影响出入肺泡的气体量。如果细支气管平滑肌发生痉挛性收缩,可使管腔变窄,导致呼吸困难,临床上称支气管哮喘。

表6-1　导气部各级支气管的特点

项目	肺内支气管	细支气管	终末细支气管
管径/mm	2~3	1	0.5
上皮	假复层纤毛柱状上皮	单层纤毛柱状上皮	单层柱状上皮
杯状细胞	较多	较少	无
腺体	较多	较少	无
软骨片	较多	较少	无
平滑肌	较少	较多	环形平滑肌

知识拓展

支气管哮喘简称哮喘,是由多种细胞特别是嗜酸性粒细胞、肥大细胞、T细胞参与的慢性呼吸道炎症;在易感者中此种炎症可引起反复发作的喘息、气急、胸闷和(或)咳嗽等症状,常在夜间或凌晨发生。支气管哮喘常有广泛而多变的呼气流速受限,但可部分自然缓解或经治疗缓解。支气管哮喘与呼吸道对多种刺激因子反应性增高有关。目前认为支气管哮喘是一种有明显家族聚集倾向的多基因遗传性疾病,它的发生既受遗传因素的影响,又受环境因素的影响。不正确的治疗可导致支气管哮喘反复发作,因此,合理的治疗至关重要。

2. 呼吸部　呼吸部是进行气体交换的部分。呼吸部包括呼吸性细支气管、肺泡管、肺泡囊和肺泡等(图6-19、图6-20)。

呼吸性细支气管是终末细支气管的分支,管壁上有少数肺泡的开口,故管壁不完整。上皮由单层柱状上皮移行为单层立方上皮,其外围有少量结缔组织和平滑肌。

肺泡管是呼吸性细支气管的分支,管壁上连有许多肺泡。每个肺泡管有20~60个肺泡开口,因此管壁本身结构很少,只有相邻肺泡开口之间的部分是肺泡管管壁,呈结节状膨大,表面覆有单层立方上皮或扁平上皮,上皮下有少量的结缔组织和平滑肌纤维。

肺泡囊的结构与肺泡管相似,也由许多肺泡围成,故肺泡囊是许多肺泡共同开口而成的囊腔。肺泡囊的相邻肺泡之间为薄层结缔组织隔(肺泡隔),在肺泡开口处无环形平滑肌,故在切片中肺泡隔末端无结节状膨大。

肺泡为多面形囊泡,由肺泡上皮和基膜构成,每侧肺有3亿~4亿个,是进行气体交换的场所(图6-21)。肺泡壁极薄,周围有丰富的毛细血管网和少量的结缔组织。

肺泡上皮细胞为单层上皮细胞,有两种类型:一种是Ⅰ型肺泡细胞,呈扁平形,是肺泡上皮的主

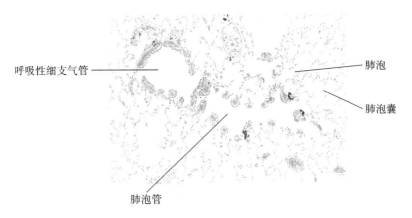

图 6-19　肺内微细结构

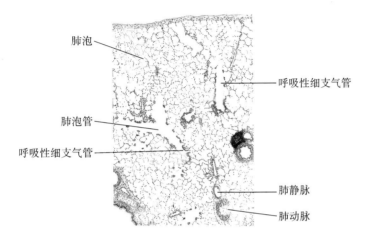

图 6-20　光镜下呼吸部结构

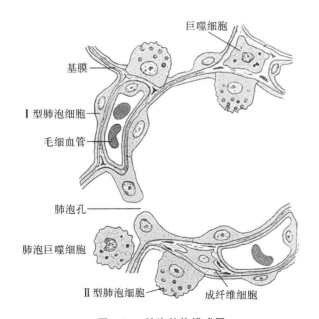

图 6-21　肺泡结构模式图

要细胞,约占肺泡上皮总数的 25% ,但覆盖了肺泡约 95% 的面积,构成气体交换的主体;电镜下可见细胞质中有许多小泡,小泡内有细胞吞入的微小粉尘,细胞将它们转入间质内清除。Ⅰ型肺泡细胞无增殖能力,损伤后由Ⅱ型肺泡细胞增殖分化补充。另一种是Ⅱ型肺泡细胞,呈圆形或立方形,嵌在

Ⅰ型肺泡细胞之间,体积小、数量多,约占肺泡上皮总数的75%,覆盖肺泡约5%的面积。Ⅱ型肺泡细胞的细胞核大而圆,细胞质着色较浅,呈泡沫状。电镜下,细胞质内可见较多的线粒体和溶酶体,粗面内质网和高尔基复合体比较发达,细胞核上方可见较多电子密度高的分泌颗粒,颗粒内含板层结构,称嗜锇性板层小体,其主要成分有磷脂、蛋白质、糖胺聚糖等。该细胞将颗粒内容物以胞吐的方式释放于肺泡上皮表面,称肺泡表面活性物质,具有降低肺泡的表面张力、稳定肺泡容积的作用。

知识拓展

　　新生儿呼吸窘迫综合征又称新生儿肺透明膜病,是由肺表面活性物质缺乏而导致,出生后不久出现呼吸窘迫且进行性加重的临床综合征,多见于早产儿,胎龄越小,发病率越高。胎龄32周时发病率为25%,28周时为70%,24周时超过80%。主要表现是呼吸急促(大于60次/分),严重时呼吸表浅、呼吸节律不整、呼吸暂停、四肢松弛,甚至死亡。对于胎龄在24～34周的早产儿,最好在出生后30 min内常规应用人工合成的肺表面活性物质,如果条件不允许,也应在24 h内使用,可明显降低死亡率。

　　肺泡隔是相邻肺泡之间的薄层结缔组织,内含丰富的毛细血管网、较多的弹性纤维、成纤维细胞、肺泡巨噬细胞及肥大细胞等。肺泡隔的毛细血管与肺泡上皮紧密相贴,有利于肺泡与血液之间进行气体交换。肺泡隔中的弹性纤维使肺泡具有良好的弹性回缩力。肺泡巨噬细胞能做变形运动,可吞噬病菌、异物、渗出的红细胞。若其吞噬了灰尘,即称尘细胞(dust cell);若吞噬了大量渗出的红细胞,称心衰细胞。

　　肺泡孔是肺泡与肺泡之间气体流通的小孔。肺泡发生感染时,病原体可经肺泡孔扩散。

　　气血屏障(air-blood barrier)为肺泡与血液之间气体分子交换所通过的结构。构成气血屏障的结构包括肺泡表面液体层、Ⅰ型肺泡细胞、基膜、薄层结缔组织、毛细血管基膜与内皮共6层。

四、肺的血管

　　肺有两套血管系统,即肺血管系统和支气管血管系统。肺血管为功能性血管,参与气体交换;支气管血管为营养性血管,供给肺氧气和营养物质。

　　肺动脉是肺的功能性血管,属于弹性动脉。肺动脉自肺门进入肺后,其分支与各级支气管相伴行,到肺泡隔内形成毛细血管网。毛细血管内的血液与肺泡进行气体交换后,汇入小静脉,小静脉逐渐汇集,最后形成肺静脉出肺。

　　支气管动脉是肺的营养性血管,属于肌性动脉。支气管动脉起自胸主动脉或肋间后动脉,与支气管分支伴行,营养导气部各段管壁和脏胸膜,然后汇集成小静脉,其中一部分注入肺静脉,另一部分合成支气管静脉出肺。

第三节　胸　膜

一、胸膜和胸膜腔

　　胸膜(pleura)是一层薄而光滑的浆膜,由间皮和薄层结缔组织构成,分为互相移行的脏胸膜和壁胸膜两部分。

脏胸膜又称肺胸膜,紧贴在肺表面,并伸入斜裂、水平裂内。壁胸膜衬贴在胸壁的内面、膈的上面及纵隔的两侧面。壁胸膜因贴附部位不同可分为四部分,分别称胸膜顶、肋胸膜、膈胸膜和纵隔胸膜。

壁胸膜覆盖在肺尖上方的部分称胸膜顶。膈胸膜贴附于膈的上面,与膈紧密相连,不易剥离。肋胸膜贴附于肋骨与肋间肌内面,由于肋胸膜与肋骨和肋间肌之间有胸内筋膜存在,故较易剥离。纵隔胸膜贴附于纵隔的两侧面,其中部包绕肺根并移行于脏胸膜,在肺根下方前后两层重叠,连于纵隔外侧面之间,称肺韧带。肺韧带对肺有固定作用,也是肺手术的标志。胸膜顶高出胸廓上口,伸向颈根部,罩于肺尖上方,高出锁骨内侧 1/3 段上方 2～3 cm。中医针灸或手术前做臂丛神经麻醉时,应注意胸膜顶的解剖位置,切勿穿破胸膜顶而造成气胸。壁胸膜各部相互连续,并在肺根部与脏胸膜相互移行,因而脏胸膜和壁胸膜共同形成一个封闭的囊腔,称胸膜腔(pleural cavity)(图 6-22)。

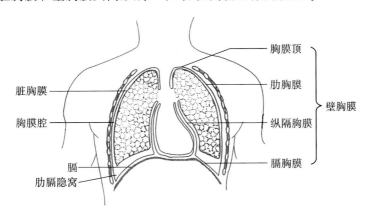

图 6-22　胸膜和胸膜腔示意图

二、胸膜腔及胸膜的隐窝

胸膜腔左、右各一,互不相通,腔内为负压,含有少量浆液。浆液分子的内聚力使两层胸膜贴附在一起而不易分开,使肺随胸廓的张缩而张缩,也可减少呼吸时脏胸膜与壁胸膜之间的摩擦。转折处的胸膜腔,即使在深吸气时肺缘也不能伸入此空间,称胸膜隐窝。其中最大、最重要的胸膜隐窝在肋胸膜和膈胸膜相互转折处,左、右各一,呈半环形,称肋膈隐窝。肋膈隐窝是胸膜腔的最低部位,胸腔积液首先积聚于此处;该处是临床上胸膜腔穿刺的常选部位,同时也是易发生粘连的部位。其深度一般可达 2 个肋及其肋间隙,深吸气时,肺下缘也不能伸入肋膈隐窝。

知识拓展

气胸是指气体进入胸膜腔,造成积气状态。气胸的形成多由于肺组织、气管、支气管、食管破裂,空气逸入胸膜腔,或因胸壁伤口穿破胸膜,胸膜腔与外界相通,外界空气进入所致。气胸分为闭合性气胸、开放性气胸和张力性气胸。张力性气胸是指较大较深的肺裂伤或支气管破裂,裂口与胸膜腔相通,且形成单向活瓣;吸气时空气从裂口进入胸膜腔内,而呼气时活瓣关闭,腔内空气不能排出,胸膜腔内压力不断升高,压迫肺使之逐渐萎陷,并将纵隔推向健侧,挤压健侧肺,导致呼吸和循环功能严重障碍,常危及生命。在紧急状况下,可用粗针头在伤侧第 2 肋间锁骨中线处刺入胸膜腔,有喷射状气体排出,便能起到排气减压效果。

三、胸膜与肺的体表投影

壁胸膜各部位互相移行所形成的返折线在体表的位置即胸膜的体表投影,标志着胸膜腔的范围。壁胸膜返折线以胸膜前界和下界有较重要的临床意义。

胸膜前界为肋胸膜前缘和纵隔胸膜前缘之间的返折线。两侧上端均起自胸膜顶,即锁骨内侧1/3段上方2～3 cm处,向内下方经胸锁关节后方至胸骨柄后方,约在第2胸肋关节平面,两侧靠拢并沿正中线偏左垂直下行。左侧在第4胸肋关节处转向外下,沿胸骨左缘外侧2～2.5 cm处下行,至第6肋软骨中点移行于胸膜下界。右侧在第6胸肋关节处移行于胸膜下界。两侧胸膜前界在第2～4胸肋关节高度相互靠拢,在此上、下两端相互分开,因此在胸骨后面形成两个三角形区域;上方者在胸骨柄后方,称胸腺区,内有胸腺;下方者位于胸骨体下部和左侧第4～6肋软骨后方,称心包区,其间显露心和心包。临床上可在心包区进行心包穿刺或心内注射,避免损伤胸膜和肺。肺的前界几乎与胸膜前界相同(图6-23)。

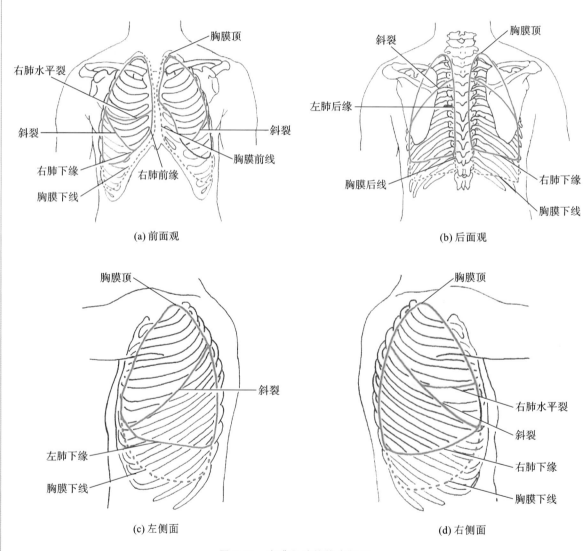

图6-23 胸膜和肺的体表投影

胸膜下界是肋胸膜下缘与膈胸膜之间的返折线。左侧起自第6肋软骨后方,右侧起自第6胸肋关节处,两侧均斜向外下方,在锁骨中线与第8肋相交,在腋中线与第10肋相交,并转向后内侧,在肩胛线与第 11 肋相交,在脊柱旁平第 12 胸椎棘突高度。肺下界体表投影比胸膜下界的返折线高出约 2 个肋骨,即在锁骨中线与第 6 肋相交,在腋中线与第 8 肋相交,在肩胛线与第 10 肋相交,在脊柱旁平第 10 胸椎棘突(表 6-2)。

表 6-2　肺下界和胸膜下界的体表投影

部位	锁骨中线	腋中线	肩胛线	后正中线
肺下界	第 6 肋	第 8 肋	第 10 肋	第 10 胸椎棘突
胸膜下界	第 8 肋	第 10 肋	第 11 肋	第 12 胸椎棘突

知识拓展

　　胸腔闭式引流管可引流胸腔内渗液、脓液、血液及气体,用于气胸、血胸、脓胸及心胸手术后的引流等。胸腔闭式引流管的置入位置一般在腋中线和腋后线之间第 6~8 肋间;气胸的患者,常选锁骨中线第 2 肋间。用于排液的引流管,宜选用质地较硬的橡皮管,不易折叠堵塞而利于通畅引流;用于排气的引流管,则选择质地较软的塑胶管,既不影响引流,又可减少局部刺激,减轻疼痛。护士在护理中要注意:保持管道的密闭,随时检查引流装置是否密闭及引流管有无脱落;严格无菌操作,防止逆行感染,引流瓶应低于胸壁引流口平面 60~100 cm,以防瓶内液体逆流入胸膜腔;保持引流管通畅,定时挤压引流管,防止引流管阻塞、扭曲、受压。另外,要准确记录引流量。

第四节　纵　　隔

一、纵隔的概念及境界

　　纵隔(mediastinum)位于胸腔正中稍偏左,是两侧纵隔胸膜之间所有器官、结构和结缔组织的总称。纵隔呈上宽下窄、前短后长的矢状位。

　　纵隔上界为胸廓上口,下界为膈,前界为胸骨,后界为脊柱的胸部,两侧界为纵隔胸膜。

二、纵隔的分部及内容

　　四分法:解剖学常用的分法,以胸骨角至第 4 胸椎体下缘的平面为界,将纵隔分为上纵隔和下纵隔。下纵隔以心包为界,又可分为三部分(图 6-24):胸骨与心包之间的部分称前纵隔;心及大血管所在部位称中纵隔;心包后壁与脊柱胸部之间的部分称后纵隔。

　　上纵隔主要有胸腺或胸腺遗迹、头臂静脉、上腔静脉、主动脉弓及其三大分支、迷走神经、膈神经、食管胸段、气管胸部、左喉返神经以及胸导管等。

　　前纵隔主要有纵隔前淋巴结、胸廓内动脉的分支以及疏松结缔组织等。

　　中纵隔主要被心包和心占据,此外,还有升主动脉、上腔静脉、肺动脉干及其分支、左和右肺静脉、气管杈、膈神经、心包膈动脉、心丛以及淋巴结等。

　　后纵隔主要有食管胸部、主支气管、胸主动脉、胸导管、奇静脉、半奇静脉、迷走神经、胸交感干、淋巴结等。

三分法:临床上常用的方法,以气管、气管杈前壁和心包后壁的冠状面为界,将纵隔分为前纵隔和后纵隔。前纵隔以胸骨角平面为界,分为上纵隔和下纵隔。

纵隔内结缔组织及间隙向上经过胸廓上口与颈部的结缔组织及间隙相互延伸;向下经主动脉裂孔和食管裂孔与腹部的结缔组织及间隙相互延伸。因此,临床上发生纵隔气肿时可沿上述途径向上蔓延至颈部,向下蔓延至腹膜后间隙。

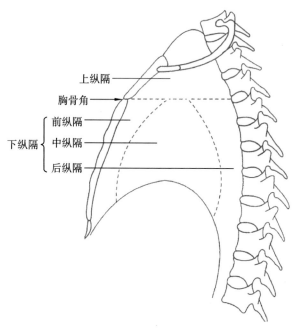

图 6-24　纵隔

（贾雪瑞）

第七章 泌尿系统

🕀 学习目标

1. 知识目标：掌握泌尿系统的组成和功能；肾的位置、形态、剖面结构、被膜、输尿管的生理性狭窄；尿液的输送、储存和排放的基本途径。理解肾的微细结构及尿液生成的基本过程。了解女性尿道的特点。

2. 能力目标：能正确找到肾的体表投影。能够明确肾区的概念及临床意义，输尿管的走行、狭窄及临床意义。具有运用泌尿系统的解剖学知识解决一些临床相关问题的能力，例如男、女性患者的导尿操作必需的人体解剖结构知识的应用。

3. 素质目标：可以应用泌尿系统结构与功能知识对肾病患者进行健康教育；针对肾移植时肾源稀缺的现状，能理解器官捐献对拯救生命的重要意义。

泌尿系统（urinary system）由肾、输尿管、膀胱及尿道组成（图7-1），它是人体代谢产物最主要的排泄途径。机体在代谢过程中产生的废物如尿素、尿酸等，通过血液循环到达肾，在肾内形成尿液，经输尿管输送到膀胱中暂时储存，待达到一定尿量时，机体通过排尿反射活动，尿液经尿道排出体外。肾不仅是排泄器官，还有内分泌功能，对机体内环境的稳定起着重要的作用。若肾功能发生障碍，代谢产物将蓄积于体内，破坏机体内环境的平衡，严重时可出现尿毒症，甚至危及生命。

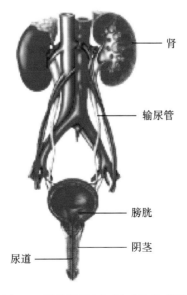

图7-1　男性泌尿（生殖）系统模式图

Note

案 例 导 入

2020年2月13日,世界顶级医学期刊《柳叶刀》公布了全球慢性肾病流行病学报告。报告显示,截止到2017年,中国患病人数达1.323亿人。目前,我国每年约有30万肾病患者需要肾移植,但仅有1万左右患者能够获得肾移植机会。最长的等待名单中,有2000多人在同一个医院等待接受肾移植。

思考:

1. 慢性肾病主要损伤了肾的哪些结构? 可对机体造成什么影响?

2. 器官捐献对挽救生命的重大意义有哪些?

第一节 肾

一、肾的形态与结构

肾是成对的实质性器官,形似蚕豆,左右各一,新鲜时呈红褐色,大小因人而异;正常成年男性肾平均长约10 cm、宽约5 cm、厚约4 cm,女性肾略小于男性。一侧肾重120～150 g。

肾可分为上、下两端,前、后两面,内、外两缘。上端宽薄,下端窄厚;前面较凸,后面扁平;外侧缘隆凸,内侧缘中央向内凹陷,是血管、淋巴管、神经和肾盂等出入肾的部位,称肾门(renal hilum)。出入肾门的结构及其周围结缔组织合称肾蒂(renal pedicle)。肾蒂中主要结构的排列关系:由前向后依次为肾静脉、肾动脉和肾盂;由上向下依次为肾动脉、肾静脉和肾盂。因下腔静脉偏右侧,故左肾蒂较右侧长,临床上左肾手术较容易。肾门向肾内扩大的不规则腔隙称肾窦(renal sinus),容纳肾盂、肾小盏、肾大盏、肾血管、淋巴管、神经及脂肪组织等。

在冠状切面上,可见肾实质分为皮质和髓质两部分(图7-2)。肾皮质(renal cortex)位于肾实质外周浅层,主要由肾小体和肾小管组成,富含血管,故呈红褐色。肾皮质伸入肾髓质的部分称肾柱(renal column)。肾髓质(renal medulla)位于肾实质的深部,由许多密集的肾小管组成,色淡。肾髓质形成15～20个肾锥体(renal pyramid),其基底部朝向肾皮质,尖端钝圆,朝向肾窦,称肾乳头(renal papilla)。

肾乳头的尖端有许多乳头孔(papillary foramen),尿液由此流入肾小盏(minor renal calice)。肾小盏是肾窦内包绕肾乳头的膜性短管。2～3个肾小盏汇合成一个肾大盏(major renal calice),每个肾有2～3个肾大盏,再由2～3个肾大盏汇合成一个前后扁平、略呈漏斗状的肾盂(renal pelvis)。肾盂出肾门后逐渐缩细,弯行向下,移行为输尿管。

二、肾的位置

肾位于脊柱两侧、腹膜后方,是腹膜外位器官(图7-3)。

左肾上端平第12胸椎上缘,下端平第3腰椎上缘;右肾因受上方肝的影响,位置较左肾略低半个椎体。肾的长轴向外下倾斜,左第12肋斜越左肾后方的中份,右第12肋斜越右肾后方的上份(图7-4)。肾门约平第1腰椎平面,距正中线约5 cm。肾门在腹后壁的体表投影,一般在竖脊肌与第

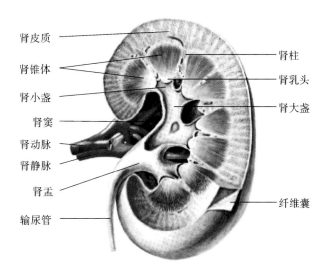

图 7-2 右肾的冠状切面

12 肋相交所形成的夹角处,称脊肋角,临床上称此区为肾区。对某些肾病患者,叩击或触压该区可致疼痛。肾的位置一般女性略低于男性,儿童低于成人,新生儿最低,甚至可达髂嵴附近。

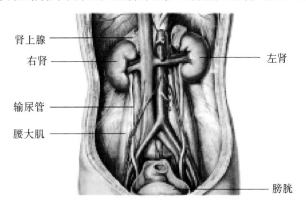

图 7-3 肾的位置(前面观)

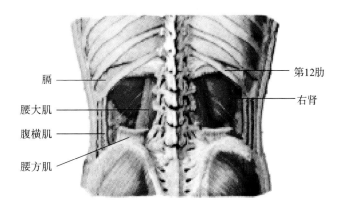

图 7-4 肾的位置(后面观)

三、肾的被膜

肾在正常位置的固定,除依赖于肾血管、腹膜、腹内压及邻近器官等的作用外,主要依靠肾的被膜。

肾的表面包有三层被膜，由内向外依次为纤维囊、脂肪囊和肾筋膜（图7-5、图7-6）。

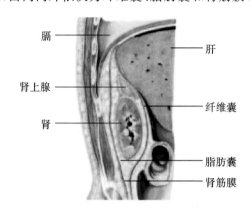

图7-5　肾的被膜（矢状面）

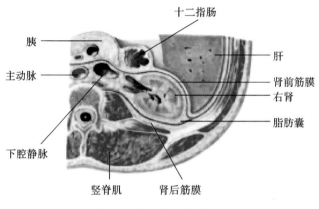

图7-6　肾的被膜（横断面）

（一）纤维囊

纤维囊（fibrous capsule）为紧贴于肾实质表面的致密结缔组织膜，薄而坚韧，含少量弹性纤维。正常情况下纤维囊与肾实质连接疏松，易于剥离；但病理情况下，纤维囊则易与肾实质发生粘连，不易剥离。

（二）脂肪囊

脂肪囊（adipose capsule）包被于纤维囊外周，为一囊状脂肪组织层，并经肾门与肾窦内的脂肪组织相延续，对肾起弹性保护垫样保护作用。临床上行肾囊封闭疗法时，药物即注入该层。

（三）肾筋膜

肾筋膜（renal fascia）位于脂肪囊的外周，分前、后两层包裹肾和肾上腺。向内侧，前层筋膜经腹主动脉和下腔静脉前方与对侧相续，后层筋膜与腰大肌筋膜相融合；向外侧，前、后两层均相互移行融合。在上方，前、后两层相互融合；在下方，前、后两层则分离，其间有输尿管通过。另外，肾筋膜向深面发出许多结缔组织小束，穿过脂肪囊连于纤维囊，对肾起固定作用。

总之，当肾的被膜及其他固定装置发育不良或病变时，可引起肾下垂或游走肾。

四、肾的微细结构

从组织学结构看，肾实质主要由大量泌尿小管和球旁器构成。泌尿小管包括肾单位和集合管两部分，是形成尿的结构（图7-7、图7-8）；球旁器主要具有分泌肾素的功能。

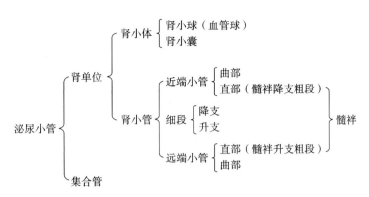

图 7-7　泌尿小管的组成

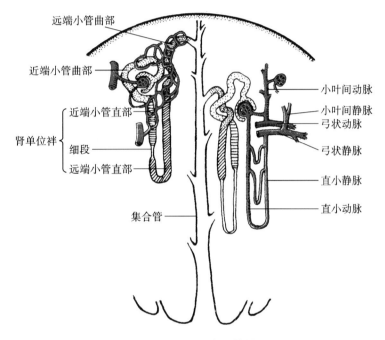

图 7-8　泌尿小管和肾血管模式图

（一）肾单位

肾单位（nephron）是肾的结构和功能的基本单位，正常人的两肾有 170 万～240 万个肾单位。每个肾单位分肾小体和肾小管两部分。

1. 肾小体　位于肾皮质内，由肾小球和肾小囊构成（图 7-9）。

（1）肾小球：由叶间动脉逐级分支后盘曲形成的毛细血管球，故又称血管球。其一侧连有两条微动脉，分别称入球微动脉和出球微动脉。其中入球微动脉粗短，利于血液流入；出球微动脉细长，血流缓慢，使肾小球内保持高压状态，利于血浆成分滤过、原尿形成。

（2）肾小囊：又称 Bowman 囊，是肾小管的起始端在肾小球周围膨大并凹陷形成的双层盲囊性结构。其外层由单层扁平上皮细胞构成，称壁层；内层贴附于肾小球毛细血管基膜周围，由足细胞构成，称脏层。足细胞的胞体较大，从胞体伸出数个较大的初级突起，每个初级突起伸出许多指状次级突起，相邻的次级突起相互穿插嵌合，其间有宽 25 nm 的裂隙，称裂孔（图 7-10）。裂孔表面覆盖有一层薄膜，叫裂孔膜，亦称滤过膜。肾小囊脏、壁层之间的腔隙，称肾小囊腔，其内充满原尿。

（3）滤过屏障：存在于毛细血管与肾小囊腔之间的薄层屏障，又称血尿屏障（或滤过膜）。其结构包括有孔的毛细血管内皮细胞、基膜和裂孔膜（图 7-10）。血浆中除大分子物质外，均可经滤过屏障

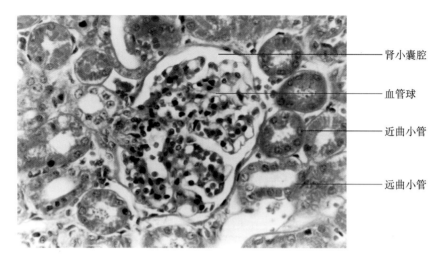

图 7-9　肾皮质微细结构

滤入肾小囊腔,形成原尿。若滤过膜受损,大分子物质如蛋白质或血细胞可漏入肾小囊腔,出现蛋白尿或血尿。

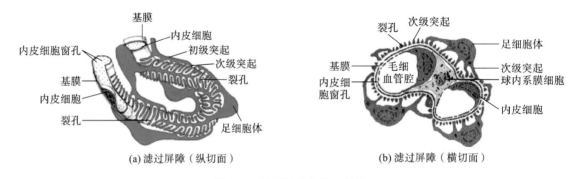

(a)滤过屏障（纵切面）　　　　　(b)滤过屏障（横切面）

图 7-10　滤过屏障的微细结构

2. 肾小管　由肾小囊的壁层延续形成的一条细长而多弯曲的上皮性管道,走行于肾皮质与肾髓质之间。根据其行程、形态结构,由近向远依次可分为近端小管、细段、远端小管三部分。

（1）近端小管:包括近端小管曲部和直部。

①近端小管曲部:肾小管的起始段,盘曲于肾小体附近,属最粗最长的一段肾小管。镜下观,管腔不规则,管壁上皮细胞分界不清,其游离面有刷状缘;电镜下显示,刷状缘即微绒毛,可扩大细胞的表面积,利于近端小管对水、营养物质和部分无机盐的重吸收。

②近端小管直部:续接于曲部,自肾皮质直行至肾髓质,其末端管径变细移行为细段。该段小管结构近似于曲部,区别在于细胞略矮、微绒毛欠发达,故重吸收功能略差。

（2）细段:肾小管三部分中管径最小的部分,在肾髓质内呈“U”形弯曲,末端续接远端小管直部。镜下观,管壁由单层扁平上皮构成,管腔相对较大,细胞核可向腔内突起(图 7-11)。

（3）远端小管:包括远端小管直部(髓袢升支粗段)和曲部两部分。

①远端小管直部(髓袢升支粗段):续接于细段,自肾髓质行向肾皮质,移行为远端小管曲部。该段与细段、近端小管直部合称髓袢,又称 Henle 袢。其功能主要为减缓原尿在肾小管内的流速,吸收部分水和无机盐。镜下观,管壁由单层立方上皮构成,游离面绒毛少,不明显。

②远端小管曲部:盘曲于肾小体附近,末端续接集合管。镜下观,管壁为单层立方上皮,游离面绒毛短而少。此部主要功能是重吸收水、钠及排钾。

（二）集合管

集合管续接远端小管曲部,自肾皮质行向肾髓质,末端不断汇合,最终形成较粗的乳头管,开口

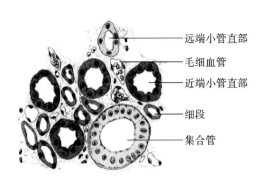

图 7-11　肾髓质的微细结构

于肾乳头。其功能为重吸收少量水、无机盐。

（三）球旁器

球旁器（juxtaglomerular apparatus）又称球旁复合体（juxtaglomerular complex），主要分布于肾皮质内的肾单位部分，主要由球旁细胞、致密斑和球外系膜细胞组成（图 7-12）。

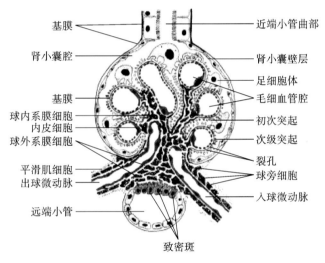

图 7-12　球旁器模式图

1. 球旁细胞（juxtaglomerular cell）　由位于近肾小球处的入球微动脉管壁的平滑肌细胞变形而成。细胞呈立方形或多边形，细胞核呈圆形，细胞质中含分泌肾素的颗粒。肾素参与调节血压。

2. 致密斑（macula densa）　由位于远端小管曲部起始部位的管壁上皮细胞变形而成。其邻接球旁细胞、入球微动脉和出球微动脉。细胞呈高柱状，排列紧密，细胞核呈圆形，多位于细胞的顶部。致密斑主要感受液体中氯化钠含量变化，调节球旁细胞对肾素的分泌。

3. 球外系膜细胞（extraglomerular mesangial cell）　又称极垫细胞。位于入球微动脉、出球微动脉和致密斑之间的三角形区域内。细胞体积较大，有小突起，染色淡。功能尚不清楚，有人认为这种细胞在一定条件下能转变为球旁细胞。

第二节　输　尿　管

输尿管（ureter）为一对细长的肌性管道（图 7-1），起于肾盂，终于膀胱，长 25～30 cm。

一、输尿管的分段

据行程，输尿管全长可分为以下三段。

（一）腹段

腹段位于腹膜后方，沿腰大肌前面下降至小骨盆上口，左、右输尿管分别跨过左髂总动脉末端和右髂外动脉起始端的前面，进入盆腔移行为盆段。

（二）盆段

盆段沿盆壁血管神经表面于腹膜后方行向前。男性输尿管与输精管交叉后转向前内侧斜穿入膀胱底；女性输尿管行经子宫颈两侧达膀胱底，在距子宫颈外侧 1～2 cm 处横跨子宫动脉前上方。临床上行子宫手术结扎子宫动脉时不可误伤输尿管。

（三）壁内段

壁内段为输尿管斜穿膀胱底后行于膀胱壁中的部分，以输尿管口（ureteric orifice）开口于膀胱内面。此段长 1.5～2.0 cm。

二、输尿管的狭窄

输尿管全长有 3 处生理性狭窄，包括：①肾盂与输尿管移行处；②输尿管与髂血管交叉处；③壁内段。泌尿系结石易在这些狭窄处嵌顿并致尿潴留。

第三节　膀　　胱

膀胱（urinary bladder）（图 7-13）是储尿的囊状肌性器官，有较大的伸缩性。成人平均容量一般为 300～500 ml，最大容量可达 800 ml，新生儿膀胱容量约为成人的 1/10，女性膀胱容量较男性小。

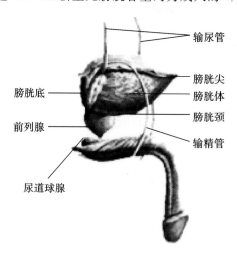

图 7-13　膀胱（右面观）

一、膀胱的形态

膀胱充盈时略呈卵圆形，空虚时呈三棱锥体形。其可分为尖、底、体、颈四部：尖细小，朝向前上方；底近似三角形，朝向后下方；体位于底、尖之间；颈相对缩细，位于膀胱最下部，以尿道内口通尿道。

二、膀胱的位置和毗邻

成人膀胱位于盆腔前部。前方为耻骨联合,后方在男性为精囊、输精管壶腹和直肠,在女性为子宫和阴道;下方在男性邻接前列腺,女性邻接尿生殖膈。

膀胱位置随充盈程度、年龄、性别不同而异。膀胱空虚时,尖一般不超过耻骨联合上缘;而充盈时,尖可上升至耻骨联合以上,此时膀胱表面由壁腹膜返折后的部分亦随之上移,故膀胱的前下壁与腹前壁直接相贴。因此,使膀胱充盈后,在耻骨联合上方行膀胱穿刺术,可避免损伤腹膜。新生儿膀胱略低,老年人更低。

三、膀胱壁的构造

膀胱壁由内向外依次分为黏膜、肌层和外膜三层(图 7-14)。

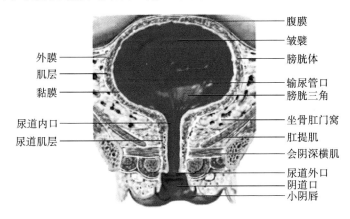

图 7-14　女性膀胱与尿道冠状切面(前面观)

（一）黏膜

黏膜由变移上皮构成。膀胱空虚时黏膜将形成许多皱襞,充盈时则消失。但在两输尿管口和尿道内口之间的三角形区域,黏膜保持恒定平滑状态而不形成皱襞,此区称膀胱三角(trigone of bladder),是肿瘤和结核的好发部位。同时,两输尿管口之间存在苍白色的横行皱襞,称输尿管间襞(interureteric fold),是膀胱镜检时寻找输尿管口的标志。

（二）肌层

肌层由平滑肌构成,分外纵行、中环形、内纵行三层,且各肌层相互交错,构成逼尿肌。尿道内口周围存在环形的膀胱括约肌。

（三）外膜

膀胱的上面为浆膜,余为纤维膜。

第四节　尿　　道

男、女性尿道(urethra)差异很大,男性尿道见男性生殖器。

女性尿道(female urethra)仅有排尿功能,始于尿道内口,向前穿经尿生殖膈,以尿道外口开口于阴道前庭,长 3～5 cm,直径 0.6 cm。其形态特点是短、宽、直,易引起逆行性尿路感染。

知识拓展

尿路结石是常见的泌尿外科疾病之一。尿路结石在肾和膀胱内形成，结石的形成与环境因素、全身性病变及泌尿系统疾病有密切关系。其中肾和输尿管结石称上尿路结石，膀胱和尿道结石称下尿路结石。

（冯　丽）

第八章 生 殖 系 统

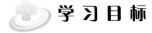 **学 习 目 标**

1.知识目标:掌握男性、女性生殖系统的组成和功能;睾丸的形态结构、位置及被膜;附睾、输精管分部、射精管的开口部位;前列腺的形态结构、位置和毗邻;精索、精液的概念;男性尿道的分部及形态结构特征;卵巢的形态结构、位置和固定装置;输卵管的分部;子宫的形态结构、分部、位置和固定装置;阴道穹的概念;乳房的位置、结构;会阴的概念和分区。理解精子和卵子的生长发育与成熟、排卵过程及子宫内膜的周期性变化。了解阴囊、阴茎及女性外阴的结构。

2.能力目标:能够明确男性尿道的狭窄及临床意义。能够明确子宫内膜的周期性变化及临床意义。具有运用生殖系统的解剖学知识解决一些临床相关问题的能力,例如早期乳腺癌的局部皮肤体征出现的解剖学机制。

3.素质目标:能够应用男性、女性生殖系统的器官结构与功能相关知识对青少年进行性卫生健康教育与指导,树立正确的世界观、价值观,珍惜生命。

生殖系统(reproductive system)包括内生殖器和外生殖器两部分,主要功能为繁殖后代、形成并保持个体第二性征。内生殖器由生殖腺、生殖管道和附属腺组成;外生殖器主要为性交器官。

知识拓展

　　艾滋病是危害人类健康的重大传染病。自1981年艾滋病在美国被首次报道以来,人类与艾滋病的斗争经历了40多年,虽历经艰辛,但成效显著,艾滋病已成为可防可控的慢性传染病。截至2020年底,全球估计存活艾滋病病毒感染者和艾滋病患者(简称 HIV/AIDS 患者)3770万人,我国报告存活 HIV/AIDS 患者105.3万人。艾滋病防治事关人民群众身体健康和生命安全,要想有效遏制艾滋病传播,必须充分认识并着力解决重点和难点问题。目前,我国艾滋病以性传播为主,传播风险较高。2020年我国新报告 HIV/AIDS 患者13.2万例,经性传播者占97.7%,其中,异性性传播占74.3%、男性同性性传播占23.3%。在教育层面,加强学校性健康教育和预防艾滋病教育,引导学生树立正确的性观念,充分利用新媒体和社团组织,增强学生和校外青少年风险意识和防范意识;在个人层面,培养个人健康责任意识和健康文明的生活方式,对艾滋病防治有重要意义。

Note

第一节　男性生殖系统

男性内生殖器中生殖腺为睾丸,输精管道包括附睾、输精管、射精管和男性尿道,附属腺则由精囊、前列腺和尿道球腺组成;男性外生殖器由阴阜、阴茎和阴囊组成(图 8-1)。睾丸可产生精子,分泌雄激素,精子产生后先储存于附睾内,后经输精管、射精管和尿道排出体外;精囊、前列腺和尿道球腺的分泌物排出至男性尿道组成精液,可供给精子营养并利于精子的活动。精液(semen)呈乳白色,弱碱性。成人一次射精 2~5 ml,含精子 3 亿~5 亿个。精子数量过少时临床上称为少精症,可影响生育。

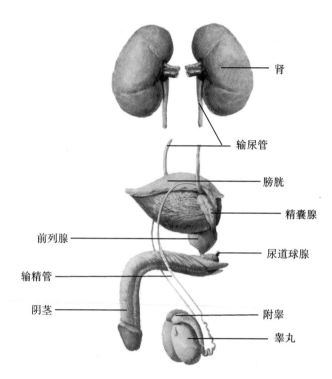

图 8-1　男性泌尿、生殖系统模式图

一、内生殖器

(一)睾丸

1.睾丸的位置及形态　睾丸(testis)(图 8-2)左、右各一,位于阴囊内,多数人左侧略低于右侧。睾丸呈白色,扁卵圆形,表面光滑,可分为前、后两缘,上、下两端和内、外侧两面。其前缘游离,后缘与附睾相连,有血管、神经和淋巴管出入。上端被附睾头遮盖,下端游离。内侧面较平坦,与阴囊中隔相邻;外侧面较隆凸,与阴囊壁相贴。新生儿睾丸相对较大,随着性成熟发育迅速,成人睾丸重 10~15 g,老年人睾丸则随着功能逐渐衰退而萎缩变小。

2.睾丸的结构　睾丸表面覆盖 3 层被膜,由浅至深依次为鞘膜、白膜及血管膜。最外层鞘膜为浆膜,是睾丸鞘膜的脏层;其深部紧贴的是白膜(tunica albuginea),厚而坚韧,在睾丸后缘处增厚并伸入睾丸实质内,形成睾丸纵隔(mediastinum testis),继而又发出许多睾丸小隔(septula testis),呈扇形并与白膜相连,将睾丸实质分为 100~200 个锥形的睾丸小叶(lobule of testis)。

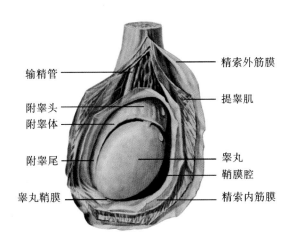

图 8-2 睾丸和附睾（左侧）

每个睾丸小叶内含有 2～4 条盘曲的精曲小管，又称生精小管（seminiferous tubule），各小叶内生精小管汇合成精直小管（straight seminiferous tubule），进入睾丸纵隔交织形成睾丸网（rete testis）。睾丸网发出 12～15 条睾丸输出小管（efferent ductule of testis），经睾丸后缘上部穿出，进入附睾（图 8-3）。

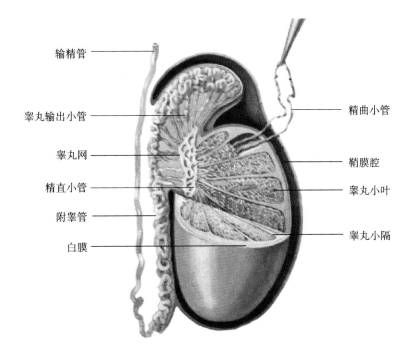

图 8-3 左侧睾丸及附睾（内部结构）

3. 生精小管 生精小管是睾丸产生精子的部位，管壁由生精上皮构成，生精上皮由各期生精细胞和支持细胞组成（图 8-4）。生精小管的基膜明显，基膜外有数层扁平的肌样细胞，是管道的收缩成分，有助于精子和液体的排出。

生精细胞包括精原细胞、初级精母细胞、次级精母细胞、精子细胞和精子。生精小管管壁内可见不同发育阶段的生精细胞。从精原细胞至精子形成的过程称精子发生（图 8-5）。

精子形似蝌蚪，分为头部、尾部（图 8-6）。精子成群依附于支持细胞的顶端，其头部嵌入支持细胞，尾部游离于生精小管管腔内。精子头部有细胞核，核的前 2/3 有顶体覆盖，顶体内含有多种水解酶；受精时，精子头部顶体可释放顶体酶，分解卵泡周围的放射冠与透明带，进入卵泡内。精子尾部

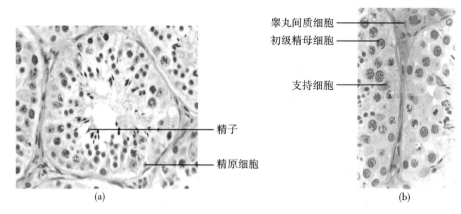

图 8-4　生精小管与睾丸间质

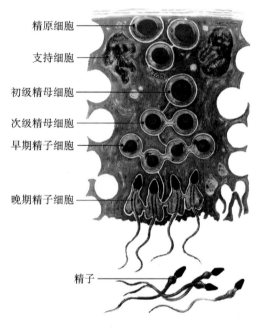

图 8-5　精子形成模式图

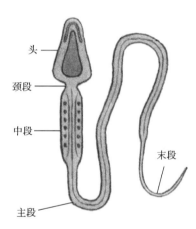

图 8-6　精子的结构

为精子的运动装备,可分颈段、中段、主段和末段四部分。

支持细胞呈不规则锥形,其基部与生精小管的基膜相贴,可支持和营养生精细胞。

4.睾丸间质　睾丸间质是睾丸与生精小管之间的疏松结缔组织,常有成群的睾丸间质细胞(图 8-4)分布。睾丸间质细胞在黄体生成素的作用下,可分泌睾酮,即雄激素,具有激发男性生殖系统发育的功能,形成并保持男性的第二性征。

(二)附睾

附睾(epididymis)呈新月形,紧贴睾丸后缘和上端(图 8-1),由睾丸输出小管和附睾管组成。附睾分为三部分,即上端膨大的附睾头、中部的附睾体和下端的附睾尾。附睾头位于睾丸后上方,由睾丸输出小管进入附睾盘曲形成;睾丸输出小管最终汇合成一条长约 6 m 的迂曲附睾管,形成附睾体和附睾尾;附睾尾向后上弯曲移行为输精管。

附睾可暂时储存精子,附睾管腔面衬有假复层柱状上皮,可产生附睾液,具有营养精子、促进精子进一步成熟的作用;上皮外侧有薄层平滑肌围绕,蠕动收缩时,可将精子向尾部推动。

(三)输精管和射精管

1.输精管　输精管(ductus deferens)(图 8-1)是附睾管的直接延续,长约 50 cm,一般左侧较右侧稍长;管径约 3 mm,管腔相对窄小;管壁较厚,肌层较发达。活体触摸呈坚实的圆索状。

输精管根据其行程可分为四部分。①睾丸部:续于附睾尾的附睾管,短而迂曲,沿睾丸后缘、附睾内侧上行至睾丸上端。②精索部:介于睾丸上端与腹股沟管皮下环之间,行于精索内,位居其他结构的后内侧。此段位于阴囊根部的皮下,又称皮下部,位置表浅,易于触及,为输精管结扎的理想部位。③腹股沟管部:全程位于精索内,为通过腹股沟管的部分。④盆部:输精管最长的一段,经腹环出腹股沟管后,弯向内下,越过髂外动、静脉,沿盆侧壁腹膜外行向后下,跨过输尿管末端前内方,至膀胱底的后面和直肠前面。两侧输精管在此逐渐接近,管径增粗形成输精管壶腹(ampulla of deferent duct)(图 8-7),其末端变细,与精囊的输出管汇合成射精管。

2. 精索　精索(spermatic cord)是位于睾丸上端和腹股沟管腹环之间的一对柔软的圆索状结构。精索内主要有输精管、睾丸动脉、蔓状静脉丛、神经、淋巴管和腹膜鞘突(鞘韧带)等。精索表面包有三层被膜,由内向外依次为精索内筋膜、提睾肌和精索外筋膜,此三层被膜向下延续至阴囊,参与阴囊壁的构成(图 8-2)。

3. 射精管　射精管(ejaculatory duct)由输精管的末端与精囊的输出管汇合而成,为输精管管道中最短的一段,长约 2 cm,向前下方穿前列腺实质,开口于尿道前列腺部(图 8-7)。射精管的管壁有平滑肌纤维,射精时能够有力地收缩,帮助精液排出。

(四)精囊

精囊(seminal vesicle)又称精囊腺,左、右各一,为长椭圆形的囊状器官,表面凹凸不平;位于膀胱底的后方,输精管壶腹的外侧(图 8-7)。精囊由迂曲的管道组成,其输出管与输精管壶腹的末端汇合成射精管。精囊可分泌淡黄色黏稠的液体,参与精液的组成,有营养及稀释精子的作用。

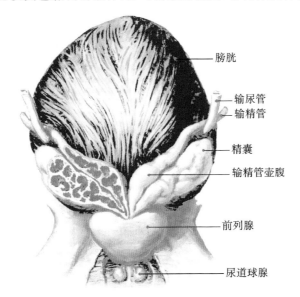

　　　　　　　　　膀胱
　　　　　　　　　输尿管
　　　　　　　　　输精管
　　　　　　　　　精囊
　　　　　　　　　输精管壶腹
　　　　　　　　　前列腺
　　　　　　　　　尿道球腺

图 8-7　前列腺、精囊及尿道球腺

(五)前列腺

1. 位置与毗邻　前列腺(prostate)为不成对的实质性器官(图 8-7),由腺组织和平滑肌组织构成,表面包有筋膜鞘,称前列腺囊。前列腺位于膀胱与尿生殖膈之间,上端与膀胱颈、精囊腺和输精管壶腹相邻,前方为耻骨联合,后方为直肠壶腹。前列腺的分泌物是精液的主要组成部分。

2. 形态结构与分叶　前列腺呈淡红色,形似栗子,前后稍扁,重 8~20 g。其上端宽大,为前列腺底;下端尖细,为前列腺尖,与尿生殖膈相贴。前列腺底与尖之间的部分为前列腺体,其后面平坦,中间有一纵行浅沟,称前列腺沟(sulcus of prostate),活体直肠指诊可触及此沟;前列腺肥大时,此沟消失。男性尿道在前列腺底近前缘处进入,经前列腺实质前部下行,由前列腺尖穿出。在近前列腺底的后缘处,射精管穿入前列腺,斜向前下方,开口于尿道前列腺部后壁的精阜上。前列腺的输出管开口于尿道前列腺部后壁。

前列腺可分为五叶:前叶、中叶、后叶和两侧叶(图 8-8)。前叶位于尿道前方和左、右侧叶之间;中叶呈楔形,位于尿道和射精管之间;左、右侧叶分别位于尿道、中叶和前叶两侧;后叶位于中叶和侧叶的后方,是前列腺肿瘤的好发部位。

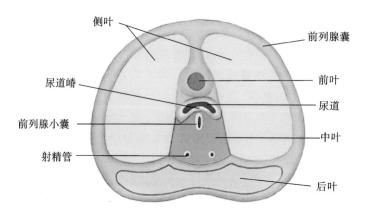

图 8-8 前列腺的分叶(横断面)

小儿前列腺较小,腺部不甚明显;青春期前列腺迅速生长发育成熟。中年以后腺部逐渐退化,结缔组织增生,到老年常出现前列腺肥大。前列腺肥大多发生在中叶和侧叶,可压迫尿道,导致排尿困难,严重者可致尿潴留。

3. 组织学分区 前列腺腺体部分可分为如下几区(图 8-9):①移行区:围绕尿道前列腺部近侧段的两侧,约占腺体实质的 5%,是良性前列腺增生的好发部位。②中央区:位于尿道前列腺部近侧段的后方,约占腺体实质的 25%,很少发生良性和恶性病变,当前列腺增生时该区可萎缩。③外周区:位于前列腺的后方、两侧及尖部,约占腺体实质的 70%,为前列腺癌的好发部位。此外,还有位于腺体和尿道前方的纤维肌性基质,临床上进行前列腺增生的摘除术时,可经此区手术入路。

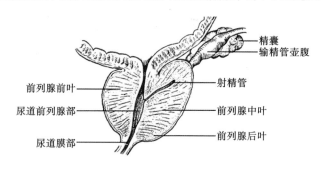

图 8-9 前列腺组织学分区

(六)尿道球腺

尿道球腺(bulbourethral gland)为一对球形腺体(图 8-7),豌豆大小,位于会阴深横肌内。尿道球腺的输出管开口于尿道球部,其分泌物也参与组成精液,对尿道有润滑作用,且利于精子的活动。

二、外生殖器

(一)阴阜

阴阜(mons pubis)由皮肤和丰富的皮下脂肪形成,为耻骨联合前面的皮肤隆起。阴阜上方于平耻骨联合上缘处与腹下区相连,两侧以腹股沟与股部为界,下方有阴茎和阴囊。成人阴阜处皮肤生有阴毛。男性阴毛的分布范围常呈菱形,向上可延伸到脐部,向下可延伸到阴囊。

(二)阴茎

阴茎(penis)为男性器官,可分为头、颈、体和根四部分(图 8-10)。

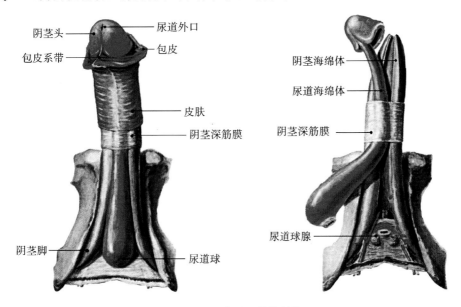

图 8-10　阴茎及阴茎海绵体

阴茎前端膨大,称阴茎头(glans penis),尖端有呈矢状位的尿道外口(external orifice of urethra)。中部呈圆柱形,为阴茎体,由韧带悬于耻骨联合的前下方,为可动部。头与体交界的窄处称为阴茎颈,含有丰富的皮脂腺和神经末梢,对刺激最为敏感。阴茎根埋藏于阴囊和会阴部皮肤深面,固定在耻骨下支和坐骨支。

阴茎由两条阴茎海绵体和一条尿道海绵体组成(图 8-11)。阴茎海绵体(cavernous body of penis)位于阴茎的背侧,左、右各一,为两端尖细的圆柱体,二者紧密相连;其前端嵌入阴茎头后面的凹陷内,其后部称阴茎脚(crus of penis),分别附于两侧耻骨弓,表面有坐骨海绵体肌。尿道海绵体(cavernous body of urethra)位于阴茎的腹侧,尿道纵贯其全长;前端膨大为阴茎头,后端扩大为尿道球(bulb of urethra),位于两侧阴茎脚之间,外面被球海绵体肌包裹。阴茎海绵体和尿道海绵体外面都有坚韧的白膜包被,海绵体内部由许多海绵体小梁交织成海绵状,小梁间的网眼是与血管相通的腔隙,当腔隙充血时,海绵体膨胀,阴茎即变粗变硬,称为勃起。

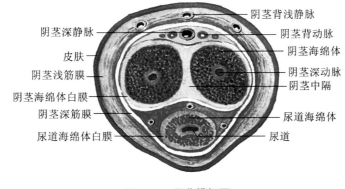

图 8-11　阴茎横切面

阴茎的三个海绵体外面包被有深、浅筋膜和皮肤。深筋膜在阴茎前端逐渐变薄消失,在阴茎根处增厚形成阴茎悬韧带(suspensory ligament of penis),止于耻骨联合前面。浅筋膜疏松,无脂肪组织,向上与腹前壁浅筋膜(Scarpa 筋膜)相延续,向下与阴囊肉膜和浅会阴筋膜(Colles 筋膜)相延续。阴茎的皮肤薄而柔软,颜色较深,富有伸展性。阴茎颈前方皮肤形成双层游离的环形皱襞包绕阴茎头,称为阴茎包皮(prepuce of penis),包皮和阴茎头之间的腔隙称包皮腔。阴茎包皮与阴茎头腹侧中线间连有一条皮肤皱襞,称包皮系带(frenulum of prepuce)。施行包皮环切术时勿损伤该韧带,以免影响阴茎的勃起。

幼儿时包皮较长,包裹整个阴茎头。随年龄增长,包皮逐渐向后退缩,包皮口逐渐扩大,阴茎头显露于外。如果成年后包皮不能退缩,阴茎头未完全暴露,临床上称为包皮过长;如果包皮口过小,包皮完全包着阴茎头,临床上称为包茎。凡此情况,包皮腔内易藏污纳垢,引发炎症或病变,应尽早行包皮环切术。

(三)阴囊

阴囊(scrotum)是由皮肤和肉膜组成的皮肤囊袋,位于会阴前部、阴茎后下方(图 8-12)。阴囊表面皮肤薄而柔软,颜色较深,生有阴毛;其皮脂腺分泌物有特殊气味。阴囊肉膜(dartos coat)为浅筋膜,与腹前外侧壁的 Scarpa 筋膜和会阴部的 Colles 筋膜相延续;无脂肪组织,内含有平滑肌纤维,随外界温度变化可收缩和舒张,以调节阴囊内的温度,使其低于体温 1~2 ℃,有利于精子的发育与生存。阴囊皮肤表面沿正中线有纵行的阴囊缝,两侧肉膜在阴囊缝处向深部发出阴囊中隔(septum of scrotum),将阴囊分为左、右两腔,容纳两侧的睾丸、附睾及精索等。

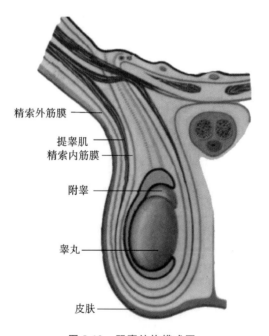

精索外筋膜

提睾肌
精索内筋膜

附睾

睾丸

皮肤

图 8-12 阴囊结构模式图

阴囊深面有包被睾丸和精索的被膜,由外向内依次如下:①精索外筋膜(internal spermatic fascia):腹外斜肌腱膜的延续。②提睾肌(cremaster):来自腹内斜肌和腹横肌的肌纤维束。③精索内筋膜(intenal spermatic fascia):腹横筋膜的延续。④睾丸鞘膜(tunica vaginalis):来自腹膜,分为壁层和脏层;壁层紧贴精索内筋膜内面,脏层覆盖在睾丸和附睾表面;两层在睾丸后缘处返折移行;二者之间的腔隙即为鞘膜腔(vaginal cavity),内有少量浆液。

三、男性尿道

男性尿道(male urethra)兼有排精和排尿功能,起于膀胱的尿道内口,止于阴茎头的尿道外口(图 8-13),成人尿道管径平均为 0.5~0.7 cm,长 16~22 cm。男性尿道可分为前列腺部、膜部和海绵体部三部分。

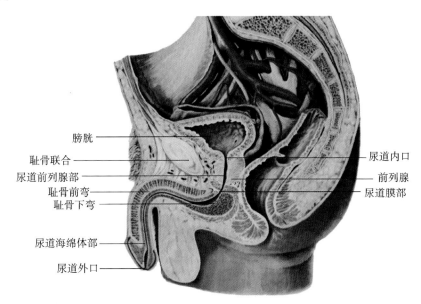

图 8-13　男性盆腔正中矢状面

标注:膀胱　耻骨联合　尿道前列腺部　耻骨前弯　耻骨下弯　尿道海绵体部　尿道外口　尿道内口　前列腺　尿道膜部

(一)前列腺部

尿道前列腺部(prostatic urethra)为尿道起始部,是尿道穿过前列腺的部分,长约 3 cm;其后壁有一纵行隆起,称为尿道嵴(urethral crest)。尿道嵴的两侧有许多前列腺输出管的开口,嵴中部隆起,称为精阜(seminal colliculus);中央凹陷,称为前列腺小囊(prostatic utricle);两侧有射精管开口。

(二)膜部

尿道膜部(membranous urethra)短而窄,为尿道穿过尿生殖膈的部分,长约 1.5 cm;其周围有尿道外括约肌环绕,该肌为横纹肌,有控制尿液排出的作用。膜部相对薄弱,且位置固定,当骨盆骨折时,易损伤此部。临床上常把尿道前列腺部和膜部合称为后尿道。

(三)海绵体部

尿道海绵体部(cavernous part of urethra)是尿道中最长的一段,为尿道穿过尿道海绵体的部分,长 12~17 cm,临床上称为前尿道。此部在尿道球内的尿道最宽,称尿道球部,两侧尿道球腺的输出管开口于此。此部在阴茎头内的尿道扩大成尿道舟状窝(navicular fossa of urethra)。

男性尿道行程较长,且管径粗细不等,有三个狭窄、三个膨大和两个弯曲。三个狭窄分别位于尿道内口、尿道膜部和尿道外口;其中尿道外口最窄,呈矢状裂隙;三个狭窄是尿道结石易嵌顿的部位。三个膨大分别位于尿道前列腺部、尿道球部和尿道舟状窝。两个弯曲分别是位于耻骨联合下方 2 cm 处恒定的耻骨下弯(subpubic curvature),包括尿道的前列腺部、膜部和海绵体部的起始段,凸向下后方;位于耻骨联合前下方阴茎根与阴茎体之间的耻骨前弯(prepubic curvature),凸向上前方,阴茎勃起或将阴茎向上提起时,此弯曲变直而消失。临床上行膀胱镜检查或导尿时应注意尿道这些特殊部位。

第二节　女性生殖系统

案例导入

　　患者，女，34岁，已婚，因停经34天、下腹痛1天于2020年9月20日16:13入院。患者平素月经规律，月经周期27～33天。末次月经：2020年8月17日，入院时停经34天。入院前1天患者无明显诱因出现右下腹疼痛，无恶心、呕吐、腹泻，无尿频尿急、肛门坠胀及畏寒发热等不适。查尿HCG（＋），彩超示：右侧附件区查见一大小约1.2 cm×1.3 cm形似孕囊的声像，提示：宫外孕？盆腔积液约1.0 cm。门诊以"宫外孕？"收入院。患者无其他特殊病史，2013年6月剖宫产一次。患者入院时查体：生命体征正常，一般情况好，右下腹明显压痛，无反跳痛及肌紧张。妇科情况：外阴发育正常，呈已婚经产式；阴道通畅，无积血；子宫颈轻度糜烂，无举痛及摇摆痛；子宫后位，稍大；右附件区压痛，未扪及明显包块，左附件区未扪及异常。各项实验室检查结果未见明显异常。

　　思考：宫外孕与阑尾炎体征有何区别？试述各自体征出现的解剖学基础。

　　女性生殖系统亦包括内生殖器和外生殖器（图8-14）。内生殖器中生殖腺为卵巢，输卵管道包括输卵管、子宫和阴道，附属腺为前庭大腺，外生殖器即女阴，包括阴阜、大阴唇、小阴唇、阴道前庭和阴蒂等。卵巢可产生卵子并分泌雌激素，卵子成熟后排出，经输卵管腹腔口进入输卵管，在输卵管内受精迁徙至子宫内，植入子宫内膜，发育成为胎儿。分娩时，胎儿由子宫口经阴道娩出，此外，阴道还是性交和月经排出的管道。

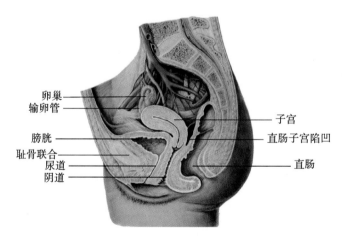

图8-14　女性盆腔正中矢状面

一、内生殖器

（一）卵巢

　　1. 卵巢的位置　卵巢（ovary）（图8-15）为一对实质性器官，位于子宫两侧的卵巢窝内，位置相当于髂内、外动脉夹角处的骨盆外侧壁。胚胎早期，卵巢沿着腹后壁逐渐下移至盆腔；胎儿出生时，位于小骨盆入口以上的髂窝下部;在儿童早期,到达卵巢窝。

卵巢在盆腔内的位置主要靠卵巢悬韧带和卵巢固有韧带来维持和固定。卵巢悬韧带(suspensory ligament of ovary)是腹膜形成的皱襞,起自小骨盆侧缘,向内下至卵巢输卵管端,又被称为骨盆漏斗韧带,内含有卵巢血管、淋巴管、神经丛、结缔组织和平滑肌纤维,是寻找卵巢动、静脉的标志。卵巢固有韧带(proper ligament of ovary)由结缔组织和平滑肌纤维构成,表面由腹膜覆盖,自卵巢下端至输卵管与子宫结合处的后下方,又称卵巢子宫索。子宫阔韧带的后层覆盖卵巢和卵巢固有韧带,也起到固定卵巢的作用。

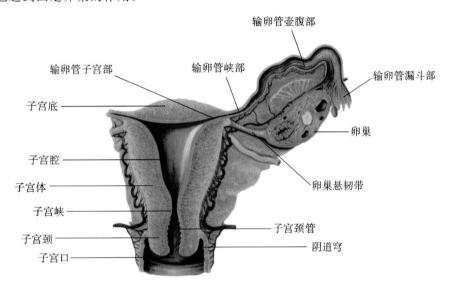

图 8-15　女性内生殖器

2. 卵巢的形态与结构　卵巢略呈灰红色,扁卵圆形,分为内、外侧面,前、后缘和上、下端。其内侧面朝向盆腔,与小肠相邻;外侧面贴着骨盆侧壁。卵巢上端圆钝,与输卵管伞相接触,称为输卵管端(tubal extremity);下端较细,借卵巢固有韧带连于子宫,称为子宫端(uterine extremity)。卵巢前缘中部有血管、神经等出入,称为卵巢门(hilum of ovary);前缘借卵巢系膜连于子宫阔韧带,称为卵巢系膜缘(mesovarian border of ovary);后缘游离,称为独立缘(free border)。

幼年时期卵巢较小,表面光滑。成年时期卵巢增大,成年女子的卵巢大小约为 4 cm×2 cm×3 cm,重 5～6 g。性成熟期卵巢最大,由于多次排卵,卵巢表面凹凸不平。更年期的卵巢逐渐缩小,约为 2.0 cm×1.5 cm×0.5 cm,到绝经期卵巢萎缩至 1.5 cm×0.75 cm×0.5 cm。

3. 卵巢的微细结构　卵巢实质由浅层的皮质和深层的髓质组成。皮质是卵巢的主体,内含有大小不等的、数以万计的、处于不同发育阶段的卵泡、黄体和它们退化形成的残余结构及间质组织(图 8-16)。成熟的卵泡经卵巢表面将卵细胞(卵子)排至腹膜腔。排卵后的卵泡形成黄体,黄体能分泌孕酮和少量的雌激素。未受孕的黄体在 2 周后变成结缔组织,形成白体。卵巢的髓质由位于中央的疏松结缔组织、血管、神经和淋巴管等构成。

(1)卵泡的发育与成熟:新生儿两侧卵巢共含 100 万～200 万个原始卵泡,到青春期约存 4 万个卵泡,至绝经期仅剩数百个。从青春期至绝经期,在卵泡刺激素和黄体生成素的作用下,每个月经周期有 15～20 个卵泡生长发育,但一般只有 1 个卵泡发育成熟并排卵,其余卵泡在发育的不同阶段退化为闭锁卵泡。通常左右卵巢交替排卵,女性一生共排卵 400～500 个。

卵泡是由中央的卵母细胞和周围的卵泡细胞组成的球泡状结构。卵泡发育和成熟是连续的生长过程,一般可分为原始卵泡、生长卵泡和成熟卵泡三个阶段(图 8-17)。

①原始卵泡:位于皮质浅层,体积较小。卵泡中央有一个较大的初级卵母细胞,周围由单层扁平的卵泡细胞组成。初级卵母细胞呈圆形,细胞核大而圆,着色浅,核仁明显。

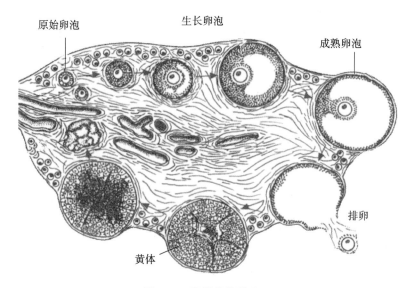

图 8-16　卵巢结构模式图

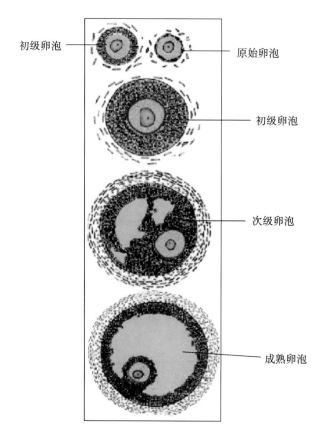

图 8-17　卵泡的不同发育阶段

②生长卵泡：从青春期开始，原始卵泡在卵泡刺激素的作用下，发育形成生长卵泡。生长卵泡包括初级卵泡和次级卵泡。初级卵泡时期的初级卵母细胞体积增大，卵泡细胞由单层扁平变为 5～6 层立方形或柱状。初级卵母细胞和卵泡细胞之间出现一层由它们产生的嗜酸性膜，称透明带。紧靠透明带的一层卵泡细胞为柱状，呈放射状排列，称放射冠。随着初级卵泡的增大，卵泡周围的基质细胞逐渐密集形成卵泡膜。

次级卵泡由初级卵泡继续发育形成,卵泡体积进一步增大,卵泡细胞增至6~12层,开始出现卵泡腔,腔内充满卵泡液。随着卵泡液的增多及卵泡腔的扩大,初级卵母细胞及其周围的一些卵泡细胞被挤到卵泡腔的一侧形成隆起,突向卵泡腔,称卵丘。分布于卵泡腔周边的卵泡细胞构成卵泡壁,称颗粒层。在卵泡生长过程中,卵泡膜分化为内、外两层。内层含有较多的膜细胞及丰富的毛细血管,外层主要由结缔组织构成。

③成熟卵泡:卵泡发育的最后阶段,向卵巢表面突出。成熟卵泡的卵泡腔很大,卵泡壁很薄,卵泡细胞不再增殖。排卵前初级卵母细胞完成第一次减数分裂,产生1个次级卵母细胞和1个第一极体。第一极体位于次级卵母细胞和透明带之间的卵周间隙内。次级卵母细胞随即进入第二次减数分裂,并停止于分裂中期。

(2)排卵:成熟卵泡不断增大,卵泡液继续增多,卵泡进一步突向卵巢表面,该处的表面上皮、白膜和卵泡壁变薄,最终破裂,次级卵母细胞、透明带、放射冠和卵泡液一起排入腹腔的过程称为排卵。排卵后24 h内次级卵母细胞若未受精,即退化消失;若与精子相遇并受精,则次级卵母细胞随即完成第二次减数分裂,形成1个成熟的卵子和1个第二极体。排卵时间约在月经周期的第14天。

(3)黄体形成与退化:成熟卵泡排卵后,卵泡壁塌陷形成皱褶,卵泡膜、血管及结缔组织内陷,在黄体生成素的作用下,分化形成一个内分泌细胞团,新鲜时呈黄色,故称为黄体。黄体可分泌孕激素和雌激素。若没有受精,黄体维持两周后开始退化,称为月经黄体。若成功受精,则黄体继续增大,直至妊娠5~6个月才开始退化,称为妊娠黄体。月经黄体、妊娠黄体最终都被结缔组织代替,称为白体。

(二)输卵管

输卵管(fallopian tube)(图8-14)是长10~14 cm的肌性管道,左、右各一,位于子宫阔韧带上缘内,自卵巢上端连于子宫底的两侧,可将卵子输送至子宫。内侧端开口于子宫;为输卵管子宫口;外侧端游离呈伞状,开口于腹膜腔,为输卵管腹腔口。输卵管由内侧向外侧可分为子宫部、峡部、壶腹部和漏斗部四部。

1.子宫部　子宫部(uterine part of fallopian tube)为输卵管穿过子宫壁的一段,此部长约1 cm,直径最细,约1 mm,以输卵管子宫口(uterine orifice of fallopian tube)通向子宫腔。

2.峡部　峡部(isthmus)短而直,此部壁厚腔窄,血管分布少,输卵管结扎术常在此部施行。

3.壶腹部　壶腹部(ampulla of fallopian tube)粗而长,此部壁薄腔大,是输卵管最长的一段,约占输卵管全长的2/3,血供丰富,行程弯曲。卵子多在此部与精子结合成受精卵,经输卵管子宫口进入子宫腔,植入子宫内膜发育成胎儿;若受精卵未能移入子宫发育,即为宫外孕。

4.漏斗部　漏斗部(infundibulum of fallopian tube)为输卵管末端,膨大呈漏斗状,向后下弯曲覆盖在卵巢的后缘和内侧面。漏斗部末端中央为输卵管腹腔口,卵巢排出的卵子由此进入输卵管。输卵管腹腔口的边缘有许多细长的突起,称为输卵管伞(fimbria of fallopian tube),其中最长的一个突起称为卵巢伞(ovarian fimbria),与卵巢表面相连。

(三)子宫

子宫(uterus)是孕育胎儿的肌性器官,其壁厚、腔小,位于小骨盆中央。

1.子宫的形态及分部　成人未孕子宫呈倒置的梨形,前后稍扁,长7~9 cm,最宽径约4 cm,厚2~3 cm,容量约5 ml。子宫可分为底、体、颈三部分(图8-15)。子宫底(fundus of uterus)圆钝,为两侧输卵管子宫口水平以上隆凸的部分;子宫颈(neck of uterus)为子宫下端狭窄呈圆柱状的部分,在成人长2.5~3.0 cm,为肿瘤的好发部位;子宫颈下1/3段突入阴道的部分为子宫颈阴道部(vaginal part of cervix),上2/3段位于阴道以上,为子宫颈阴道上部(supravaginal part of cervix)。子宫底与颈之间的部分为子宫体(body of uterus)。子宫与输卵管相接处称为子宫角(horn of uterus)。子宫颈上端与子宫体之间较狭窄的部分称为子宫峡(isthmus of uterus),长约1 cm。在妊娠期间,子宫峡逐渐伸展变长,形成子宫下段;妊娠末期,可延长至 7~11 cm,峡壁逐渐变薄,剖宫术常在此处进行。

子宫内腔较狭窄,可分为两部分:上部在子宫体内,称为子宫腔(cavity of uterus),呈前后扁的倒三角形,上两端通输卵管,尖端向下续至子宫颈内,即子宫颈管(canal of cervix of uterus)。子宫颈管呈梭形,向下开口于阴道,称为子宫口(orifice of uterus)。未产妇的子宫口多为圆形;经产妇子宫口为横裂状,前、后缘分别称为前唇和后唇,后唇较长,位置也较前唇高。成人未孕子宫,从子宫口到子宫底距离为 6~7 cm,子宫腔长约 4 cm,最宽处 2.5~3.5 cm。

2. 子宫壁的结构 子宫壁可分为三层:外层为浆膜,即子宫外膜,是腹膜的脏层;中层较厚,为平滑肌组成的肌层;内层为黏膜,即子宫内膜,随月经周期而发生周期性增生和脱落(图 8-18)。

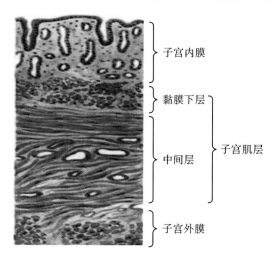

图 8-18　子宫壁横切面图

(1)子宫内膜:子宫内膜由上皮和固有层组成。上皮由柱状细胞和分泌细胞组成。固有层较厚,血管较丰富。子宫内膜分两层,靠近肌层的为基底层,较薄,有修复内膜的功能;靠近子宫腔的为功能层,较厚,自青春期开始,在雌激素和孕激素的作用下,发生周期性增生和脱落。妊娠后,因胚体植入发育为蜕膜。

(2)子宫内膜的周期性变化:自青春期开始,在卵巢分泌的雌激素和孕激素的作用下,子宫底部和体部子宫内膜的功能层出现周期性变化,每 28 天左右发生一次剥脱、出血、修复和增生,称月经周期。每个月经周期是从月经第 1 天起至下次月经来潮前 1 天止。子宫内膜的周期性变化过程可分为三期:月经期、增生期和分泌期(图 8-19、图 8-20)。

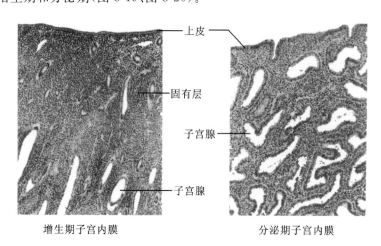

增生期子宫内膜　　　　　　分泌期子宫内膜

图 8-19　子宫内膜的周期性变化

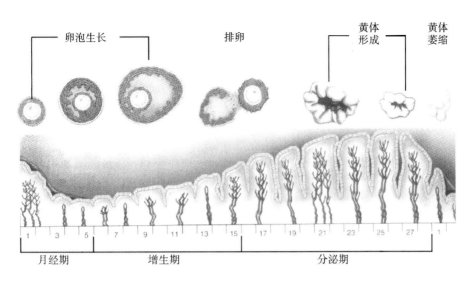

图 8-20　卵巢、子宫内膜的周期性变化

①月经期:月经期为月经周期的第 1~5 天。由于卵巢排卵后未受精,月经黄体退化,孕激素和雌激素分泌量骤然下降,子宫内膜功能层螺旋动脉持续收缩,内膜缺血、坏死,螺旋动脉在收缩后又突然短暂地扩张,致使毛细血管骤然充血而破裂,血液与坏死的功能层组织一起脱落进入子宫腔,从阴道排出,形成月经。月经期的持续时间一般为 3~5 天。月经期末,基底层残留的子宫腺细胞迅速分裂增生,并铺展在脱落的内膜表面,内膜修复进入增生期。

②增生期:增生期为月经周期的第 6~15 天,又称卵泡期。增生早期子宫腺短、直而细,数量较少。随着上皮细胞与基质细胞不断增殖、分化,至增生晚期(第 11~15 天),内膜增厚达 1~3 mm,子宫腺也增多,螺旋动脉增长并弯曲。至增生期末,卵巢内的成熟卵泡排出,子宫内膜由增生期转为分泌期。

③分泌期:分泌期为月经周期的第 16~28 天。此时卵巢已排卵,黄体形成,故又称黄体期。子宫内膜在雌激素和孕激素的作用下,增厚至 5~6 mm。子宫腺增长并弯曲,腺腔扩大,腺细胞内糖原含量增高,分泌活动增强。螺旋动脉进一步增长,更加弯曲,伸至内膜表面。此时排出的次级卵母细胞若受精,内膜继续增厚;若未受精,卵巢内的月经黄体退化,孕激素和雌激素水平下降,子宫内膜功能层脱落,又转入月经期。

3. 子宫的位置　子宫位于小骨盆中央(图 8-14),在膀胱与直肠之间,向下接阴道,两侧有输卵管和卵巢。未妊娠时,子宫底位于小骨盆入口平面以下,子宫颈下端位于坐骨棘平面的稍上方;人体直立时,子宫体伏于膀胱后上方。当膀胱空虚时,子宫呈轻度前倾、前屈,前倾是指子宫向前倾斜,子宫长轴与阴道长轴之间形成一个向前开放的钝角,略大于 90°;前屈是指子宫体与子宫颈不在一条直线上,二者之间形成一个向前开放的钝角,约 170°。子宫有较大的活动性,膀胱和直肠的充盈程度都可影响子宫的位置。

4. 子宫的固定装置　子宫的正常位置主要依靠韧带、盆膈和尿生殖膈的托持以及周围结缔组织的牵拉等作用维持(图 8-21)。如果这些固定装置薄弱或受损,可导致子宫位置异常,形成不同程度的子宫脱垂,子宫口低于坐骨棘平面,严重者子宫颈可脱出阴道。子宫的韧带主要有如下几种。

(1)子宫阔韧带(broad ligament of uterus):位于子宫两侧,可限制子宫向两侧移动,为覆盖子宫前、后面的腹膜自子宫侧缘向两侧延伸至盆侧壁和盆底,形成的双层腹膜皱襞,略呈冠状位。子宫阔韧带上缘游离,包裹输卵管,其外侧移行为卵巢悬韧带;子宫阔韧带前层覆盖子宫圆韧带,后层覆盖卵巢和卵巢固有韧带。前、后两层之间有疏松结缔组织、子宫动静脉、神经和淋巴管等。子宫阔韧带根据连接部位不同,可分为上方的输卵管系膜、后方的卵巢系膜和下方的子宫系膜三部分。

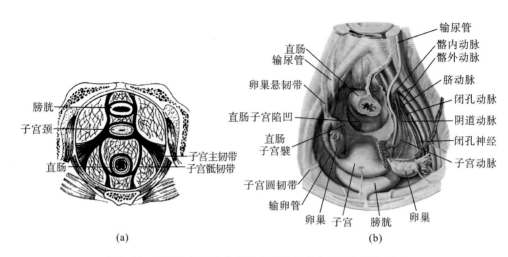

图 8-21　子宫的韧带及盆筋膜间隙的盆部水平切面（模式图）

（2）子宫圆韧带（round ligament of uterus）：子宫圆韧带的主要功能是维持子宫前倾，是由平滑肌和结缔组织构成的圆索状韧带，起自子宫体前子宫角的上外侧，在子宫阔韧带前叶的覆盖下向前外侧弯行，穿经腹股沟管，分散为纤维束，止于阴阜和大阴唇皮下。

（3）子宫主韧带（cardinal ligament of uterus）：子宫主韧带是维持子宫颈正常位置的重要结构，由结缔组织和平滑肌构成，也称为子宫旁组织（parametrium）。其位于子宫阔韧带的基部，从子宫颈两侧缘延伸至盆侧壁，较强韧，可防止子宫向下脱垂。

（4）子宫骶韧带（uterosacral ligament）：由平滑肌和结缔组织构成的扁索状韧带，起自子宫颈后上外侧，向后弯行绕过直肠的两侧，止于第 2、3 骶椎前面的筋膜，向后上牵引子宫颈，与子宫圆韧带共同维持子宫前倾前屈位。该韧带表面有腹膜覆盖，形成弧形的直肠子宫襞（rectouterine fold）。

5. 子宫随年龄的变化　子宫的形态、大小、位置及结构，可随年龄、月经周期而发生变化。新生儿子宫位置较高，多高出小骨盆上口，输卵管和卵巢位于髂窝内，子宫颈较子宫体长。性成熟前期，子宫迅速发育，子宫壁增厚。性成熟期，子宫颈和子宫体长度相当。经产妇的子宫各径、内腔都增大。绝经期后，子宫萎缩变小，子宫壁也变薄。子宫体和子宫颈长度的比例随年龄增长而不同：婴儿时期子宫体和子宫颈的比例约为 1∶2，成人则为 2∶1，至老年时期约为 1∶1。

（四）阴道

阴道（vagina）是连接子宫和外生殖器的肌性管道（图 8-14），是性交器官，也是月经排出和胎儿娩出的管道。阴道壁由黏膜、肌层和外膜组成，具有较好的伸展性；阴道壁可分为前、后壁及左、右侧壁，前、后壁常处于相贴状态。阴道下端较窄，以阴道口（vaginal orifice）开口于阴道前庭。处女的阴道口周围有黏膜皱襞附着，称处女膜（hymen），呈环形、半月形、伞状或筛状，处女膜中间有孔，其形状、厚薄、弹性和大小有个体差异；处女膜破裂后，阴道口周围留有处女膜痕。有的女性先天没有处女膜，个别女性处女膜厚且无孔，称处女膜闭锁，需行手术切开。阴道上端较宽，环绕子宫颈阴道部，二者之间的环形腔隙称为阴道穹（fornix of vagina），依位置可分为前穹、后穹和两个侧穹。阴道后穹最深，与后上方腹膜腔的直肠子宫陷凹仅隔阴道壁和一层腹膜。临床上，可经阴道后穹穿刺引流直肠子宫陷凹内的积液。

阴道位于小骨盆中央，前邻膀胱和尿道，后邻直肠，阴道下部穿经尿生殖膈，膈内的尿道阴道括约肌和肛提肌均对阴道有括约作用。

（五）前庭大腺

前庭大腺（greater vestibular gland）或称巴氏（Bartholin）腺，位于大阴唇后部、前庭球后端深面，被球海绵体肌覆盖,豌豆大小,左、右各一。前庭大腺导管向前内侧开口于阴道前庭,可分泌黏液,具有润滑阴道的作用;如导管因炎症阻塞,可形成前庭大腺囊肿。

二、外生殖器

女性外生殖器,即女阴(vulva)(图8-22),包括以下结构。

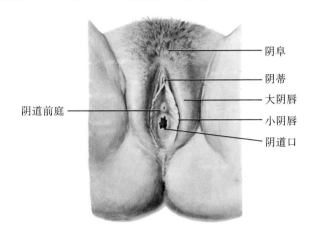

图 8-22　女性外生殖器

（一）阴阜

阴阜(mons pubis)是位于耻骨联合前面的皮肤隆起(图8-22),由大量富含皮下脂肪的结缔组织组成。性成熟以后,皮肤表面生长有尖端向下、呈三角形的阴毛。

（二）大阴唇

大阴唇(greater lip of pudendum)是一对从阴阜向后伸展到会阴、纵行隆起的皮肤皱襞(图8-22);外侧面颜色较深,前部长有阴毛,内侧面皮下有大量皮脂腺,表面光滑、无阴毛。大阴唇前端和后端左右互相连合,形成唇前连合和唇后连合。

（三）小阴唇

小阴唇(lesser lip of pudendum)位于大阴唇内侧(图8-22),是一对较薄的纵行皮肤皱襞,表面光滑、无阴毛。两侧小阴唇向前端延伸形成阴蒂包皮和阴蒂系带,后端汇合形成阴唇系带。

（四）阴道前庭

阴道前庭(vaginal vestibule)是位于两侧小阴唇之间的菱形裂隙,前部有尿道外口,后部有阴道口,两侧有前庭大腺导管的开口。

（五）阴蒂

阴蒂(clitoris)由两个阴蒂海绵体(cavernous body of clitoris)组成,男性的阴茎海绵体是同源体,性兴奋时可勃起。阴蒂可分为脚、体和头三部分。阴蒂脚(crus of clitoris)附着于耻骨下支和坐骨支,两侧向前汇合形成阴蒂体(body of clitoris),表面有阴蒂包皮覆盖。露于表面的为阴蒂头(glans of clitoris),富含感觉神经末梢,感觉敏锐。

（六）前庭球

前庭球(bulb of vestibule)是男性尿道海绵体的同源体,呈蹄铁状,位于阴道两侧大阴唇的皮下。外侧部较大,中间部位于尿道外口和阴蒂体之间的皮下,前端细小并相连,后端膨大并与前庭大腺相邻。

第三节 乳房和会阴

一、乳房

乳房(breast)为人类和哺乳动物特有的结构,是由皮肤特殊分化的器官。女性乳房在青春期开始发育生长,妊娠期和哺乳期有分泌乳汁的功能,该分泌功能与女性性激素有关:妊娠末期乳腺开始分泌少量乳汁,胎儿娩出后,乳汁量随婴儿长大而增多,哺乳停止后乳腺逐渐萎缩、变小。小儿和男性的乳房不发育。

(一)形态

女性乳房的大小和形态随着妊娠、哺乳及年龄增长而有所变化。成年未孕女性的乳房呈半球形,紧张而富有弹性(图 8-23)。因所含纤维组织和脂肪的多少不同,乳房大小、形态个体差异较大。在妊娠期和哺乳期,受激素影响,腺体组织增殖、发育,乳房胀大呈球形。停止哺乳后,激素水平迅速下降,乳腺萎缩,乳房变小、开始下垂。更年期后,由于性激素的分泌量急剧减少,乳腺叶萎缩,脂肪消退,乳房体积显著缩小、松弛下垂。

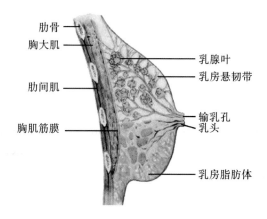

图 8-23 女性乳房矢状面

乳房表面中央有乳头(nipple),通常位于第 4 肋间隙或第 5 肋与锁骨中线相交处,其形状、位置可因发育程度和年龄而有差异。乳头表面有 15～20 个输乳管的开口,称输乳孔。乳头周围颜色较深的环形区,称为乳晕(areola of breast)。乳晕表面有许多小隆起,其深面有乳晕腺,可分泌脂性物质以滑润、保护乳头和乳晕。妊娠期和哺乳期的乳头、乳晕有色素沉着而颜色变深。

(二)位置

乳房位于胸大肌的胸肌筋膜表面,向上起自第 2～3 肋,向下至第 6～7 肋,内侧至胸骨旁线,外侧可到达腋中线。乳房与胸肌筋膜之间的间隙,称为乳房后间隙(retromammary space),内有疏松结缔组织和淋巴管,但无大血管,使乳房可轻度移动,同时有利于隆乳术时将假体植入。

(三)结构

乳房由皮肤、纤维组织、脂肪组织和乳腺构成(图 8-24)。乳腺(mammary gland)被结缔组织分隔成15～20个乳腺叶。每个乳腺叶有一条排泄管,称为输乳管(lactiferous duct),在靠近乳头处膨大为输乳管窦(lactiferous sinus),其末端变细,开口于乳头。乳腺叶和输乳管均以乳头为中心呈放射状排列,故乳房手术时应尽量做放射状切口,以免损伤输乳管。若为乳房后间隙脓肿,则宜在乳房下缘做弧形切口引流。

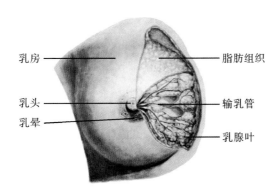

图 8-24 女性乳房模式图

在乳房的皮肤与胸肌筋膜之间,胸壁浅筋膜不仅形成乳腺的包囊,而且发出许多小的纤维束,将浅层皮肤与深面胸肌筋膜相连,对乳房起支持和固定作用,称为乳房悬韧带(suspensory ligament of breast),或 Cooper 韧带(图 8-23)。乳腺癌时,一方面癌细胞侵及纤维组织,乳房悬韧带缩短,牵引皮肤内陷,表现为酒窝征;另一方面,乳腺癌累及浅淋巴管时,可致所收集范围内的淋巴回流受阻,引起真皮水肿,使乳房局部皮肤内陷、呈橘皮样改变。以上皮肤改变是乳腺癌诊断的体征。

二、会阴

会阴(perineum)有广义和狭义之分。广义的会阴是指盆膈以下,封闭骨盆下口的全部软组织。其境界与骨盆下口一致,呈菱形,前为耻骨联合下缘及耻骨弓状韧带,两侧为耻骨弓、坐骨结节及骶结节韧带,后为尾骨尖(图 8-25、图 8-26)。通过两侧坐骨结节的连线,将会阴分为前、后两个三角;前方三角为尿生殖区(urogenital region)或尿生殖三角,男性有尿道通过,女性有尿道和阴道通过;后方三角为肛门区(anal region)或肛三角,有肛管通过。临床上,将外生殖器与肛门之间的区域称为狭义的会阴,在女性也称产科会阴,分娩时应加以保护。

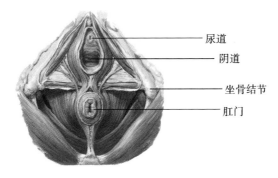

图 8-25 女性会阴

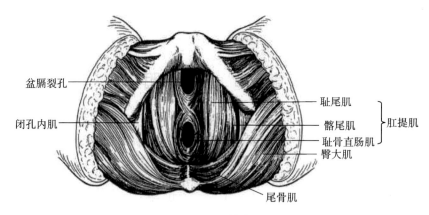

图 8-26　男性会阴

第四节　腹　膜

一、概述

腹膜(peritoneum)为半透明状、薄而光滑的浆膜,衬覆于腹、盆腔壁内和腹、盆腔脏器表面。衬于腹、盆腔壁内的腹膜称为壁腹膜(parietal peritoneum)或腹膜壁层,覆盖于腹、盆腔脏器表面的腹膜称为脏腹膜(visceral peritoneum)或腹膜脏层。壁、脏腹膜相互延续、移行,共同围成不规则的潜在性腔隙,称为腹膜腔(peritoneal cavity),腔内含少量浆液。男性腹膜腔是完全封闭的,而女性腹膜腔则借输卵管腹腔口,经输卵管、子宫、阴道与外界相通(图 8-27)。

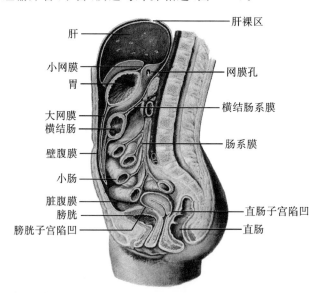

图 8-27　腹膜腔矢状面模式图

在解剖学上,腹腔和腹膜腔是两个不同的概念。腹腔指的是膈以下、小骨盆上口以上,由腹壁围成的腔隙,广义的腹腔包括小骨盆腔在内。而腹膜腔指的是壁、脏腹膜之间的潜在性腔隙。

腹膜具有分泌、吸收、修复、支持、保护和固定脏器等功能。①正常情况下,腹膜可分泌 $100\sim200$ ml 浆液,具有润滑、减少脏器间摩擦的作用,浆液中含有大量巨噬细胞,可吞噬病原微生物和有害物质。

②腹膜具有较强的吸收能力,可吸收腹腔内的液体和空气。一般认为,上腹部腹膜吸收能力强于下腹部,所以腹腔炎症或手术后,患者应取半坐卧位,以减缓腹膜吸收有害物质。③腹膜有较强的再生和修复能力,所分泌的浆液中含有纤维素,可促进炎症的局限化和伤口的愈合。若手术操作粗暴或腹膜在空气中暴露时间过长,可造成肠袢纤维性粘连等后遗症。④腹膜形成的韧带、系膜等结构对脏器具有固定和支持的作用。

二、腹膜与腹、盆腔脏器的关系

根据腹、盆腔脏器被腹膜覆盖的情况,可将脏器分为腹膜内位、间位和外位器官三种类型(图8-28)。

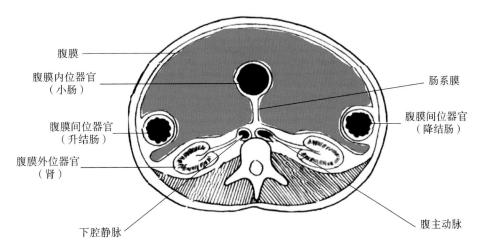

图 8-28　腹膜与腹、盆腔脏器的关系

(一)腹膜内位器官

脏器表面几乎全部被腹膜覆盖,如胃、十二指肠上部、空肠、回肠、盲肠、阑尾、横结肠、乙状结肠、输卵管、卵巢和脾等。

(二)腹膜间位器官

脏器表面大部分被腹膜覆盖,如肝、胆囊、升结肠、降结肠、直肠上段、子宫和充盈的膀胱等。

(三)腹膜外位器官

脏器仅一面被腹膜覆盖,如肾、肾上腺、胰、输尿管、空虚的膀胱、十二指肠降部和水平部、直肠中下段等。这些脏器大多位于腹膜后间隙,又称为腹膜后位器官。

掌握脏器与腹膜的关系具有重要的临床意义。如腹膜内位器官的手术,必须通过腹膜腔;而腹膜外位器官的手术可不经腹膜腔,避免了腹膜腔的感染和术后粘连。

三、腹膜形成的结构

壁腹膜与脏腹膜之间,或脏腹膜之间相互折返移行,形成各种结构。这些结构不仅对脏器起着连接和固定作用,也是血管、神经等走行的部位。

(一)网膜

网膜(omentum)是与胃小弯和胃大弯相连的双层腹膜结构,双层之间有血管、神经、淋巴管和结缔组织等,可分为小网膜和大网膜(图8-29)。

1. 小网膜(lesser omentum)　由肝门移行至胃小弯和十二指肠上部的双层腹膜结构。其左侧部由肝门连于胃小弯,称肝胃韧带(hepatogastric ligament);右侧部由肝门连于十二指肠上部,称肝十

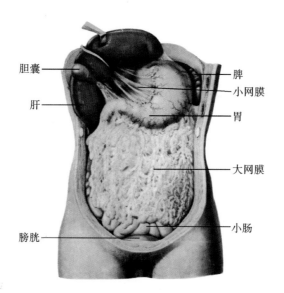

图 8-29　网膜

二指肠韧带（hepatoduodenal ligament），内有位于右前方的胆总管、左前方的肝固有动脉及两者后方的肝门静脉。小网膜的右缘游离，后方为网膜孔，经此孔可进入网膜囊。

2. 大网膜（greater omentum）　连于胃大弯与横结肠之间的腹膜结构，覆盖于横结肠、空肠、回肠前方，形似围裙。大网膜由四层腹膜构成，前两层由包被胃和十二指肠上部的前、后两层腹膜向下延伸而成，下垂至脐平面稍下方；前两层向后上方折返，形成大网膜的后两层，连至横结肠并叠合成横结肠系膜。

大网膜的前两层与后两层之间的潜在性腔隙为网膜囊下部。随着年龄增长，大网膜前两层与后两层逐渐粘连，网膜囊下部消失。连于胃大弯和横结肠之间的大网膜前两层形成胃结肠韧带（gastrocolic ligament）。大网膜内含有血管、脂肪和巨噬细胞，后者具有防御功能。大网膜的长度存在个体差异，活体上大网膜的下垂部分可移动位置，当腹膜腔内有炎症时，大网膜可包围病灶以防炎症扩散蔓延，故称为"腹腔卫士"。小儿的大网膜较短，一般在脐平面以上，因此，发生阑尾炎或下腹部炎症时，病灶区不易被大网膜包裹，常导致炎症扩散而引起弥漫性腹膜炎。

3. 网膜囊（omental bursa）　位于小网膜、胃后壁与腹后壁的腹膜之间的一个扁窄、不规则的间隙，为腹膜腔的一部分，又称小腹膜腔（图 8-30）。网膜囊有 6 个壁，前壁为小网膜、胃后壁的腹膜和胃结肠韧带；后壁为横结肠及其系膜，覆盖于胰、左肾、左肾上腺等处的腹膜；上壁为肝尾状叶和膈下方的腹膜；下壁为大网膜前两层与后两层腹膜的愈着处；左侧为脾、胃脾韧带和脾肾韧带；右侧借网膜孔通腹膜腔的肝肾隐窝。

网膜孔又称 Winslow 孔，其高度约在第 12 胸椎至第 2 腰椎体前方，可容 1～2 根手指通过。孔的上界为肝尾状叶，下界为十二指肠上部，前界为肝十二指肠韧带，后界为覆盖于下腔静脉表面的腹膜。

（二）系膜

脏、壁腹膜相互延续移行而形成的将器官系连固定于腹、盆壁的双层腹膜结构称为系膜，其内含有出入器官的血管、神经、淋巴管及淋巴结等。系膜主要有肠系膜、阑尾系膜、横结肠系膜和乙状结肠系膜等（图 8-31）。

1. 肠系膜（mesentery）　将空肠、回肠系连固定于腹后壁的双层腹膜结构，长而宽阔，整体呈扇形，内含有肠系膜上动、静脉及其分支和属支，以及丰富的淋巴管、淋巴结、神经丛和脂肪等。肠系膜附着于腹后壁的部分称肠系膜根（radix of mesentery），起自第 2 腰椎左侧，斜向右下跨过脊柱及其前方结构，止于右骶髂关节前方，长约 15 cm。肠系膜的肠缘系连空肠、回肠，长 5～7 m，由于肠系

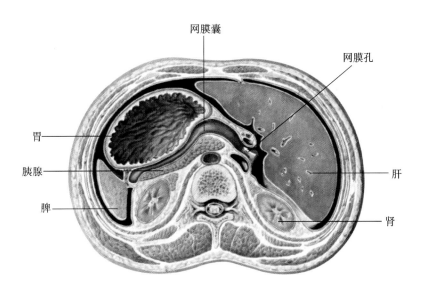

图 8-30　网膜囊与网膜孔

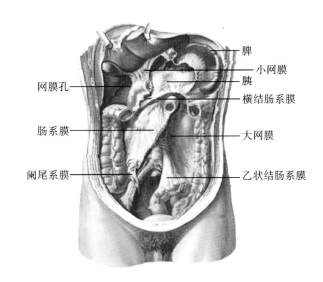

图 8-31　腹膜形成的结构

根与肠缘的长度相差悬殊,故有利于空肠、回肠的活动,对消化和吸收有促进作用,但活动异常时可发生肠扭转或肠套叠等。

2. 阑尾系膜(mesoappendix)　将阑尾系连于肠系膜下端的双层腹膜结构,呈三角形。其游离缘内有阑尾的血管、淋巴管、神经走行,故阑尾切除时,应从系膜游离缘内进行血管结扎。

3. 横结肠系膜(transverse mesocolon)　将横结肠系连于腹后壁的横位双层腹膜结构,内含有中结肠血管及其分支、淋巴管、淋巴结和神经丛等。横结肠系膜根部自结肠右曲向左跨过右肾中部、十二指肠降部、胰头等器官的前方,沿胰前缘达左肾前方,直至结肠左曲。

4. 乙状结肠系膜(sigmoid mesocolon)　将乙状结肠固定于左下腹的双层腹膜结构,内含有乙状结肠血管、直肠上血管、淋巴管、淋巴结和神经丛等。其根部附着于左髂窝和骨盆左后壁。该系膜较长,故乙状结肠活动度较大,易发生肠扭转。

(三)韧带

腹膜形成的韧带是指连于腹、盆壁与脏器之间或连于相邻脏器之间的腹膜结构,多数为双层,少数为单层,对脏器起固定作用。

1. 肝的韧带　肝的前方有肝圆韧带,上方有镰状韧带、冠状韧带和左、右三角韧带,下方有肝胃韧带和肝十二指肠韧带。

(1)镰状韧带(falciform ligament):腹前壁上部和膈穹隆下面连于肝上面的双层腹膜结构,其前部沿腹前壁上份向下连于脐,位于前正中线右侧,呈矢状位,侧面观呈镰刀状。该韧带下缘游离且增厚,又称肝圆韧带(ligamentum teres hepatis),内含由脐连至肝门的附脐静脉,是胚胎时脐静脉闭锁后的遗迹。由于镰状韧带偏正中线右侧,故脐以上腹壁正中切口需向脐方向延长时,应偏向正中线左侧,以免伤及肝圆韧带及其内走行的附脐静脉。

(2)冠状韧带(coronary ligament):膈下面的壁腹膜返折至肝上面所形成的双层腹膜结构,呈冠状位,分为前、后两层。前层向前与镰状韧带相延续,前、后两层间无腹膜被覆的肝表面称为肝裸区(bare area of liver)。冠状韧带左、右两端的前、后两层彼此黏合增厚形成左、右三角韧带(triangular ligament)。

2. 脾的韧带 包括胃脾韧带、脾肾韧带和膈脾韧带。

(1)胃脾韧带(gastrosplenic ligament):连于胃底和胃大弯上份与脾门之间的双层腹膜结构,向下与大网膜左侧部相延续。韧带内含胃短血管、胃网膜左血管和淋巴管、淋巴结等。

(2)脾肾韧带(splenorenal ligament):脾门至左肾前面的双层腹膜结构,内含胰尾、脾血管、淋巴管及神经丛等。

(3)膈脾韧带(phrenicosplenic ligament):脾肾韧带向上连于膈下面的结构,由膈与脾之间的腹膜构成。

3. 胃的韧带 包括肝胃韧带、胃脾韧带、胃结肠韧带和胃膈韧带。

胃膈韧带(gastrophrenic ligament)为胃贲门左侧和食管腹段连于膈下面的腹膜结构。

(四)腹膜襞、腹膜隐窝和陷凹

腹膜襞(peritoneal fold)为腹、盆壁与脏器之间或脏器之间的腹膜形成的隆起,其深部常有血管走行。在腹膜襞之间或腹膜襞与腹、盆壁之间形成的腹膜凹陷称腹膜隐窝,较大的隐窝称陷凹。

1. 腹后壁的腹膜襞和隐窝 皱襞和隐窝的大小、深浅和形态可随年龄不同和腹膜外脂肪的多少而变化。常见的如下:①十二指肠上襞(superior duodenal fold)位于十二指肠升部左侧,相当于第2腰椎平面,呈半月形,下缘游离。皱襞深面为开口向下方的十二指肠上隐窝(superior duodenal recess)(我国人群中发生率约50%),下方为三角形的十二指肠下襞(inferior duodenal fold)。此皱襞深面为开口向上的十二指肠下隐窝(inferior duodenal recess)(我国人群中发生率约75%)。②回盲上隐窝(superior ileocecal recess)(我国人群中发生率约33%)位于回肠末端的上方和前方。回盲下隐窝(inferior ileocecal recess)(我国人群中发生率约85%)位于回肠末端的下方、阑尾系膜与回盲下皱襞之间,阑尾可藏于此隐窝内。③盲肠后隐窝(retrocecal recess)位于盲肠后方,盲肠后位的阑尾常在其内。④乙状结肠间隐窝(intersigmoid recess)位于乙状结肠左后方、乙状结肠系膜与腹后壁之间,其后壁内有左输尿管经过。⑤肝肾隐窝(hepatorenal recess)位于肝右叶与右肾之间,其左界为网膜孔和十二指肠降部,右界为右结肠旁沟。仰卧位时,该处为腹膜腔的最低部位,易积存液体。

2. 腹前壁的腹膜襞和隐窝 腹前壁内面有5条腹膜襞,均位于脐下。

脐正中襞(median umbilical fold)位于脐与膀胱尖之间,内含脐尿管闭锁后形成的脐正中韧带。一对脐内侧襞(medial umbilical fold)位于脐正中襞的两侧,内含脐动脉闭锁后形成的脐内侧韧带。一对脐外侧襞(lateral umbilical fold)分别位于脐内侧襞的外侧,内含腹壁下动脉和静脉,故又称腹壁动脉襞。

在腹股沟韧带上方,上述5条腹膜襞之间形成3对浅凹,由中线向外依次为膀胱上窝(supravesical fossa)、腹股沟内侧窝(medial inguinal fossa)和腹股沟外侧窝(lateral inguinal fossa)。腹股沟内、外侧窝分别与腹股沟管浅环和深环的位置相对应。与腹股沟内侧窝相对应的腹股沟韧带下方有一浅凹,称股凹(femoral fossa),是易发生股疝的部位。

3. 腹膜陷凹 腹膜陷凹主要位于盆腔内,由腹膜在盆腔脏器之间移行返折形成。男性的直肠与膀胱之间有直肠膀胱陷凹(rectovesical pouch)。女性的膀胱与子宫之间有膀胱子宫陷凹(vesicouterine pouch),在直肠与子宫之间有直肠子宫陷凹(rectouterine pouch),又称 Douglas 腔,较深,与阴道后穹之间仅隔以阴道后壁和腹膜。站立位、坐位或半坐卧位时,男性的直肠膀胱陷凹、女性的直肠子宫陷凹是腹膜腔的最低部位,腹膜腔积液多聚存于此。临床上可于直肠前壁或阴道后穹穿刺以进行诊断和治疗。

(李艳伟　林赛月)

在线答题

Note

第九章 内分泌系统

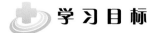

学习目标

1.知识目标:掌握甲状腺、甲状旁腺、肾上腺、垂体的结构、位置形态和主要功能,理解下丘脑与垂体的关系。

2.能力目标:了解甲状腺功能亢进症、甲状腺功能减退症、巨人症、侏儒症等内分泌疾病的临床表现及发病机制。

3.素质目标:能够应用内分泌系统结构和功能知识对内分泌疾病患者进行健康宣教;能够阐述常见内分泌疾病的发病机制及进行科普宣教。

案例导入

案例解析

朱女士,36 岁,近期出现心悸、失眠、多汗、乏力、食欲亢进、烦躁易怒、眼球突出等症状。体检时发现甲状腺弥漫性肿大,初步拟诊为甲状腺功能亢进症。

思考:

1.甲状腺分泌哪些激素?甲状腺功能亢进症为何会引起上述症状?

2.甲状腺属于机体哪个系统?甲状腺功能亢进症如何确诊?

内分泌系统(endocrine system)是神经系统以外的一个重要的调节系统,其功能是将体液性信息物质传递到全身各细胞,发挥其对远处和相邻的靶细胞的生物作用,参与调节机体各器官的新陈代谢、生长发育和生殖等活动,保持机体内环境的平衡和稳定。其由全身各部的内分泌腺(又称内分泌器官)、内分泌组织和内分泌细胞构成(图 9-1)。内分泌腺在结构上是独立的器官,主要包括垂体、甲状旁腺、肾上腺等。内分泌组织是指分散在其他组织器官内的内分泌细胞团,如胰腺内的胰岛、睾丸内的间质细胞、卵巢内的卵泡和黄体等。此外,还有分散在胃肠道、前列腺、胎盘、心、肝、肾、脑等器官内的内分泌细胞。

内分泌腺的分泌物称激素(hormone),激素通过毛细血管或毛细淋巴管进入血液或淋巴,作用于其他部位的器官、组织或细胞。对某种激素产生特定的效应的器官、组织和细胞,称为该激素的靶器官、靶组织和靶细胞。

内分泌系统与神经系统关系密切。一方面内分泌系统受神经系统控制和调节,神经系统通过对内分泌腺的作用,间接调节人体各器官的功能,这种调节称神经体液调节;另一方面内分泌系统也可影响神经系统的功能,如甲状腺分泌的甲状腺素可影响脑的发育和正常功能。

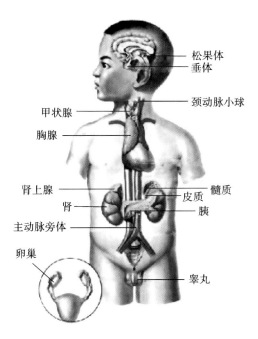

图 9-1　内分泌系统

松果体
垂体
颈动脉小球
甲状腺
胸腺
肾上腺
肾
主动脉旁体
卵巢
髓质
皮质
胰
睾丸

第一节　甲　状　腺

一、位置与形态

甲状腺(thyroid gland)(图 9-2)是人体内最大的内分泌腺,位于颈前部、舌骨下肌群深面,是人体重要的内分泌腺。其质柔软,棕红色;呈"H"形,分为左、右两个侧叶,连接两侧叶的中间部称甲状腺峡。有的在峡上缘向上延伸一个锥状叶(出现率 50%)。侧叶分别贴于喉下部和气管上部的两侧,上达甲状软骨中部,下抵第 6 气管软骨环。甲状腺峡一般位于第 2～4 气管软骨环的前方。甲状腺表面有纤维囊包裹,囊外还有颈筋膜包绕。甲状腺借筋膜形成的韧带固定于喉软骨上,故吞咽时甲状腺可随喉上下移动。这对于鉴别颈部肿块是否与甲状腺有关具有重要意义。

二、微细结构

甲状腺表面覆有薄层结缔组织被膜,部分结缔组织伸入腺实质将其分隔为若干小叶,小叶内有20～40 个甲状腺滤泡和许多滤泡旁细胞,滤泡间有丰富的毛细血管及少量的结缔组织(图 9-3)。

(一)甲状腺滤泡

甲状腺滤泡(thyroid follicle)由单层排列的滤泡上皮细胞围成,腔内充满透明的胶质,是上皮细胞分泌物在腔内的储存形式,HE 染色呈嗜酸性,均质状。滤泡大小不等,呈圆形、椭圆形或不规则。滤泡因功能状态不同而有形态学的差异。功能旺盛时,上皮细胞增高成低柱状,胶质减少,滤泡减小;功能低下时,上皮细胞呈扁平状,胶质增加,滤泡增大。电镜下,滤泡上皮细胞游离面有少量微绒毛;细胞质内有丰富的粗面内质网、高尔基复合体和溶酶体等,近游离面的细胞质内有分泌颗粒和胶质小泡。滤泡上皮细胞具有含氮激素分泌细胞的超微结构特点,可合成和分泌甲状腺激素(T3 与T4)。甲状腺激素的形成经过了合成、储存、碘化、重吸收、分解和释放等过程。滤泡上皮细胞从血中

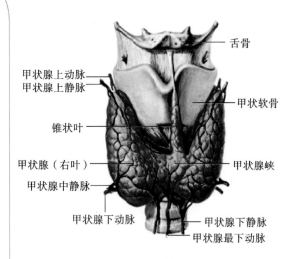

图 9-2　甲状腺　　　　　　　图 9-3　甲状腺微细结构模式图

摄取氨基酸,在粗面内质网合成甲状腺球蛋白的前体,继而在高尔基复合体中加糖浓缩形成分泌颗粒,以胞吐方式释入腔内储存;上皮细胞从血中摄取 I⁻,经过氧化酶活化后进入腔内与甲状腺球蛋白结合形成碘化的甲状腺球蛋白,以胶质形式储存于滤泡腔内。在腺垂体分泌的促甲状腺激素作用下,滤泡上皮细胞胞吞胶质,后者进一步被溶酶体水解酶分解为甲状腺激素,于细胞基底部释放入血。

甲状腺激素能促进机体新陈代谢,提高神经兴奋性,促进生长发育。甲状腺功能低下时,可引起婴幼儿的呆小症、成人的黏液性水肿;功能过强时,可导致甲状腺功能亢进症(甲亢)。

(二)滤泡旁细胞

滤泡旁细胞(parafollicular cell)位于滤泡之间和滤泡上皮细胞之间,体积较大。HE 染色细胞质着色浅淡,又称亮细胞;银染可见基底部细胞质内有嗜银颗粒。滤泡旁细胞分泌降钙素,能促进骨细胞的活动而具有成骨作用,并抑制肾小管和胃肠道对 Ca^{2+} 的吸收,使血钙浓度降低。

第二节　甲状旁腺

一、位置与形态

甲状旁腺(parathyroid gland)呈扁椭圆形,黄棕色,形状、大小似黄豆,通常有上、下两对(图 9-4)。上一对位于甲状腺侧叶后缘的上、中 1/3 交界处;下一对位置变异较大,多位于甲状腺侧叶后缘近下端甲状腺下动脉处。

甲状旁腺分泌甲状旁腺素,主要调节机体的钙、磷代谢,维持血液中 Ca^{2+} 浓度的平衡。甲状腺手术时,应注意保留甲状旁腺。甲状旁腺功能亢进时可导致骨质疏松,发生骨折。甲状旁腺素分泌不足时,可引起血钙浓度下降,出现手足抽搐,甚至死亡。

二、微细结构

甲状旁腺的腺细胞排列呈团索状,由主细胞和嗜酸性细胞组成,腺细胞间有丰富的毛细血管(图9-5)。

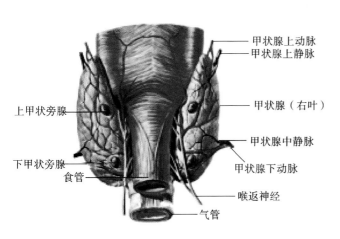

图 9-4　甲状旁腺

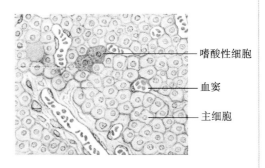

图 9-5　甲状旁腺微细结构模式图

（一）主细胞

主细胞数量多,呈圆形或多边形,HE 染色细胞质着色浅。主细胞分泌甲状旁腺素,作用于骨细胞和破骨细胞,使骨盐溶解,并能促进肠及肾小管吸收 Ca^{2+},使血钙浓度升高。机体在降钙素和甲状旁腺素共同调节下,维持血钙浓度的稳定。

（二）嗜酸性细胞

从青春期开始,甲状旁腺内出现嗜酸性细胞。数量较少,单个或成群存在。嗜酸性细胞体积较大,细胞质内充满嗜酸性颗粒,即电镜下的线粒体,其他细胞器不发达。此细胞功能意义尚不明确。

第三节　肾　上　腺

一、位置与形态

肾上腺（suprarenal gland）左、右各一,呈黄色,左侧近似半月形,右侧呈三角形,分别位于腹膜后隙、肾的上内方（图 9-6）。肾上腺包在筋膜和脂肪囊内,为腹膜外位器官。

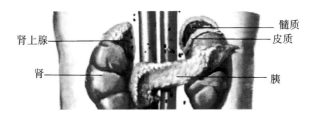

图 9-6　肾上腺

二、微细结构

肾上腺外被结缔组织被膜,少量结缔组织伴随血管和神经伸入腺实质内。肾上腺实质由皮质和髓质构成。皮质位于外周,占肾上腺体积的 80%~90%,腺细胞具有类固醇激素分泌细胞的超微结构特点;髓质位于中央,腺细胞具有含氮激素分泌细胞的超微结构特点;腺细胞之间有丰富的血窦(图 9-7)。

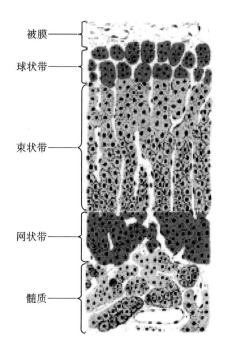

被膜
球状带
束状带
网状带
髓质

图 9-7　肾上腺微细结构模式图

(一)皮质

根据皮质细胞的形态和排列特征,可将皮质分为 3 个带,由外向内依次为球状带、束状带和网状带。3 个带之间无截然的分界。

1.球状带(zona glomerulosa)　位于被膜下方,较薄。细胞聚集成团球状。细胞较小,呈卵圆形,细胞核小、染色深,细胞质弱嗜酸性,有少量脂滴。球状带细胞分泌盐皮质激素,主要是醛固酮,能促进肾远端小管和集合管重吸收 Na^+、排出 K^+,调节机体钠、钾和水的平衡。

2.束状带(zona fasciculata)　位于球状带深层,最厚。细胞排列成单行或双行的细胞索。细胞较大,呈多边形,细胞核大、染色浅,细胞质内有丰富的大脂滴。在石蜡切片中,脂滴被溶解,细胞质呈泡沫状,染色较浅。束状带细胞分泌糖皮质激素,主要是皮质醇,调节蛋白质、脂类及糖类的代谢。

3.网状带(zona reticularis)　位于皮质深层,最薄。细胞排列成索,并相互吻合成网。细胞较小,细胞核小、染色深,细胞质嗜酸性,脂滴小而少。网状带细胞主要分泌雄激素及少量雌激素和糖皮质激素。

(二)髓质

髓质主要由髓质细胞组成,另有少量交感神经节细胞。髓质细胞用重铬酸盐处理后,细胞质内的细小颗粒呈棕黄色,故亦称嗜铬细胞。髓质细胞较大,圆形或多边形,排列成索状或团状,血窦丰富。根据颗粒内含物不同,髓质细胞分为肾上腺素细胞和去甲肾上腺素细胞,分别分泌肾上腺素和去甲肾上腺素。肾上腺素使心率加快,心和骨骼肌的血管扩张;去甲肾上腺素使心、脑和骨骼肌内的血流加快,血压升高。

第四节　垂　体

一、位置与形态

垂体(hypophysis)又称脑垂体(图 9-8),呈椭圆形,色灰红,为不成对的器官,位于蝶骨体背侧垂体窝内,上端借漏斗连于下丘脑。根据发生和结构特点,垂体可分为前方的腺垂体(前叶)和后方的神经垂体(后叶)两部分。腺垂体由许多腺细胞组成;神经垂体由下丘脑延伸发展而来。

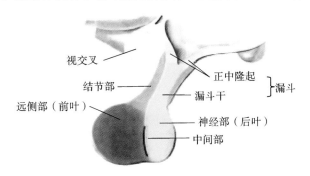

图 9-8　垂体和松果体

垂体是人体最重要的内分泌腺,前叶分泌促甲状腺激素、促肾上腺皮质激素和促性腺激素等多种激素,促进机体的生长发育和影响其他内分泌腺(如甲状腺、肾上腺和性腺)的活动。后叶本身并无分泌功能,只储存和释放由下丘脑运来的抗利尿激素和缩宫素,这些激素的功能是使血压升高、尿量减少和子宫平滑肌收缩。

二、微细结构

(一)腺垂体

1. 远侧部　构成腺垂体的主要部分,腺细胞排列成团索状,偶见围成小滤泡,细胞间有少量结缔组织和丰富的血窦。腺细胞分 3 种,均具有含氮激素分泌细胞的超微结构特点(图 9-9)。

(1)嗜酸性细胞(acidophilic cell):数量较多。细胞体积较大,呈三角形、圆形或卵圆形,细胞核圆形,偏居细胞一侧,染色深浅不一,细胞质内充满嗜酸性颗粒。嗜酸性细胞包括生长激素细胞和催乳素细胞。前者分泌生长激素,促进机体的生长和代谢,促进骨骼增长;后者分泌催乳素,促进乳腺发育和乳汁分泌。

(2)嗜碱性细胞(basophilic cell):数量较少。细胞体积较大,呈圆形、卵圆形或三角形,细胞质内含有嗜碱性颗粒。嗜碱性细胞包括:①促甲状腺激素细胞:分泌促甲状腺激素,促进甲状腺激素的合成和释放;②促肾上腺皮质激素细胞:分泌促肾上腺皮质激素,主要促进肾上腺皮质分泌糖皮质激素;③促性腺激素细胞:分泌卵泡刺激素和黄体生成素。卵泡刺激素在女性可促进卵泡发育,在男性促进精子发生;黄体生成素在女性可促进卵巢排卵和黄体形成,在男性则刺激睾丸间质细胞分泌雄激素。

(3)嫌色细胞(chromophobe cell):数量最多。细胞体积小,细胞质少,着色浅,细胞轮廓不清。有些嫌色细胞含少量分泌颗粒,故认为它们多数是脱颗粒的嗜色细胞,或处于嗜色细胞形成的初期阶段。

2. 中间部　位于远侧部与神经部之间的狭长区,是一个退化的部位,仅由一些大小不等的滤泡及滤泡周围散在的嫌色细胞和嗜碱性细胞组成（图9-9）。嗜碱性细胞分泌黑素细胞刺激素，使皮肤颜色变黑。

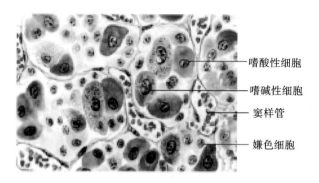

嗜酸性细胞
嗜碱性细胞
窦样管
嫌色细胞

图 9-9　腺垂体微细结构模式图

3. 结节部　包绕神经垂体的漏斗柄，前方较厚，后方较薄或缺如。其含有丰富的纵行毛细血管，腺细胞呈索状纵向排列于血管之间，主要为嫌色细胞，也有少量嗜酸性细胞和嗜碱性细胞。

（二）神经垂体

神经垂体主要由无髓神经纤维和垂体细胞组成（图9-10），含有较丰富的毛细血管。无髓神经纤维来自下丘脑神经垂体束，由下丘脑视上核和室旁核的神经内分泌细胞的轴突组成。神经内分泌细胞合成血管升压素和缩宫素，经无髓神经纤维运输至神经部释放入血。有时分泌颗粒在神经纤维中堆积，HE染色切片上呈现嗜酸性团块，称赫林体。垂体细胞即神经胶质细胞，具有支持和营养神经纤维的作用。

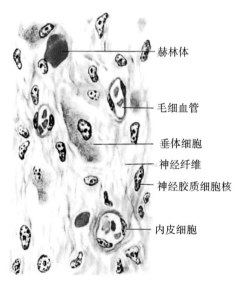

赫林体
毛细血管
垂体细胞
神经纤维
神经胶质细胞核
内皮细胞

图 9-10　神经垂体微细结构模式图

三、下丘脑-垂体-靶细胞的相互关系

下丘脑与腺垂体的联系通过垂体门脉系统实现。大脑动脉环发出的垂体上动脉在漏斗处形成第1级毛细血管网，继而入结节部下端形成数条垂体门微静脉，下行至远侧部再度形成第2级毛细血管网。垂体门微静脉及两端的毛细血管网共同构成垂体门脉系统。下丘脑弓状核分泌的多种激素经垂体门脉系统进入腺垂体调节腺细胞的分泌，腺垂体分泌的各种激素又可调节相应靶器官的分泌和功能活动。

下丘脑视上核和室旁核分泌的激素沿轴突运输至神经垂体,再经血液循环作用于相应靶器官。神经垂体是储存和释放下丘脑分泌的激素的部位,二者在结构和功能上有着直接联系,共同组成下丘脑神经垂体系。

四、松果体

松果体(pineal body)为一淡红色的椭圆形小体,位于背侧丘脑的后上方,以细柄连于第三脑室顶的后部(图 9-1)。儿童期松果体较发达,一般 7 岁以后逐渐萎缩,成年后不断有钙盐沉着,形成颗粒,称脑砂,常可在颅部 X 线片上见到,临床上可作为颅部 X 线片诊断定位的一个标志。

松果体合成和分泌褪黑素等,主要功能是抑制人体性激素的释放,有防止儿童性早熟的作用。

知识拓展

激素分泌异常及相关疾病

生长激素有促进生长发育的作用。幼年时期生长激素分泌不足,会患侏儒症,患者身材矮小,但智力正常;幼年时期生长激素分泌过多,会患巨人症,患者身材异常高大;成年后生长激素分泌过多,会患肢端肥大症,患者的手、足、鼻、下颌等部位肥大。

甲状腺激素的作用是促进新陈代谢和生长发育,提高神经系统的兴奋性。幼年时期甲状腺激素分泌不足,会患呆小症,患者身材矮小、智力低下、生殖器官发育不全;甲状腺激素分泌过多会患甲亢,患者食量大增而身体却逐渐消瘦、情绪易于激动、失眠健忘、心率和呼吸频率偏高。

（刘信飞）

在线答题

第十章 脉管系统

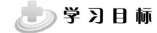

学习目标

1.知识目标:掌握脉管系统的组成及血液循环;心脏的位置、形态,心脏内部结构;左、右冠状动脉的走行、重要分支及分布;上、下肢浅静脉的位置、行程及临床应用。胸导管的起始、组成、收集范围及注入部位;脾的位置和形态特点。熟悉心传导系统的组成和功能;心的体表投影和心包及其临床意义;体循环动脉的主要分支和分布;上、下腔静脉系的组成、位置、主要属支和收集范围;肝门静脉的组成、收集范围及其与上、下腔静脉系的交通;淋巴系统的组成和功能。了解心壁结构,动脉的特点及分布规律;肺循环的血管;静脉的结构特点及分布规律;血管吻合及侧支循环;全身主要淋巴结群的收纳范围。

2.能力目标:能够指出心脏的体表投影、常用静脉穿刺的部位、动脉搏动和压迫止血的部位。能够在局部淋巴结肿大时粗略判断可能的疾病部位。具有运用脉管系统的解剖学知识解释一些临床相关问题的能力,例如治疗某位阑尾化脓性炎症患者,若经手背静脉网桡侧滴注抗生素治疗,药物到达病变部位要经过哪些解剖路径。

3.素质目标:可以应用脉管系统结构与功能知识指导心血管疾病预防及对心血管病患者的健康教育;体会奉献精神、爱国精神、医者仁心,要有"关爱生命、珍惜生命、关注健康"的意识。

脉管系统是人体内执行运输功能的封闭和连续的管道系统,分布于人体各部。按其内流动的液体不同分为心血管系统和淋巴系统两部分。心血管系统由心、动脉、毛细血管和静脉组成,其中循环流动的是血液。淋巴系统由淋巴管道、淋巴器官和淋巴组织构成,淋巴管道内流动的是淋巴。淋巴沿淋巴管道向心流动,经过一个或数个淋巴结,最后注入静脉。故淋巴管道被看成静脉的辅助管道。

脉管系统的主要功能是在神经和体液的调节下,把氧和营养物质等不断地运送到全身各器官、组织和细胞,同时将全身各器官、组织和细胞的代谢产物,如二氧化碳、尿素等运送到肾、肺、皮肤等器官和组织排出体外,以保证身体新陈代谢的不断进行。由内分泌系统分泌的激素及生物活性物质也借脉管系统运送到靶器官、靶组织及靶细胞,以实现身体的体液调节。此外,脉管系统对维持身体内环境理化特性的相对稳定以及机体防御功能的实现等均有重要作用。

　　自从英国医生哈维提出了血液循环学说以来,人们始终认为脉管系统只是人体的运输管道系统,而心的功能只是泵血。但是,300多年后的今天,人们对脉管系统的功能有了新的认识。最新的研究发现,脉管系统不仅是体内的运输管道系统,它还有重要的内分泌功能等。心肌细胞可产生和分泌心钠素、肾素、血管紧张素、脑钠素以及抗心律失常肽等多种激素和生物活性物质;心的神经含有降钙素基因相关肽、血管活性肠肽等多种调节肽;血管平滑肌能合成、分泌肾素和血管扩张素;血管内皮细胞可合成、分泌内皮素和内皮细胞生长因子等多种生物活性物质。这些激素和生物活性物质参与机体多种功能的调节。

第一节　心血管系统

案 例 导 入

　　患者,男,58岁,铁路职工。主诉曾患风湿性二尖瓣狭窄,近几天感冒,2 h前饱餐后突然感到心前区剧烈绞痛,向左前臂放射,有恐惧、濒死感,舌下含服硝酸甘油无效而入院。患者一向脾气急躁、易怒,每日饮白酒约200 ml,吸烟20支,喜食荤。检查发现:体温37 ℃,脉搏100次/分,呼吸20次/分,血压150/80 mmHg(20/10.7 kPa),身高170 cm,体重85 kg,平卧位,意识清楚,表情痛苦,面色苍白,出冷汗,烦躁不安。心率106次/分,心音低钝,心律不齐,可闻及期前收缩,心电图显示心尖部心肌供血不足。

　　思考:

　　1.心尖正常搏动的位置在哪? 心尖的血液供应来自哪条动脉?

　　2.二尖瓣上的赘生物脱落后形成栓子,经过哪些途径到达心尖? 阻塞何动脉的管腔引起供血不足?

案例解析

一、概述

(一)心血管系统的组成及功能

心血管系统(cardiovascular system)由心、动脉、静脉和毛细血管组成。

1.心(heart)　心血管系统的动力"泵",连接动、静脉的枢纽。心内部借房间隔和室间隔分为互不相通的两半,即左半心和右半心。每侧半心又分为上方的心房和下方的心室,故心有左心房、左心室、右心房和右心室4个腔。同侧心房和心室借房室口相通,心室借动脉口与动脉相通,心房与静脉相连。在房室口和动脉口处均有瓣膜,它们的功能就像阀门一样,可顺血流开放、逆血流关闭,以保证血液在心腔内的定向流动。在神经、体液的调节下,心有节律地收缩和舒张,不停地将血液从静脉吸入,由动脉射出,使血液在心血管内不停地循环,终生不止。

2.动脉(artery)　由心室发出的导血离心的血管。其在行程中不断分支,越分越细,最后移行为毛细血管。动脉管壁较厚,具有一定的弹性,可随心的舒缩、血压的高低而明显地搏动,称动脉脉搏,用手指在体表可触摸到一些动脉的脉搏。临床上常以此作为诊脉点和压迫止血点。

3. 静脉(vein) 导血回心的血管。静脉起始于毛细血管静脉端,在输送血液回心过程中,小静脉逐渐汇合、变粗,最终汇集成大静脉连于左、右心房。

4. 毛细血管(capillary) 连于动脉和静脉之间的细小血管,管壁薄,管径为 $6\sim9\ \mu m$。毛细血管彼此吻合成网,除软骨、角膜、晶状体、毛发、牙釉质和被覆上皮外,遍布全身各处。毛细血管是血液和组织之间进行物质交换的部位。

(二)血管的吻合及侧支循环

人体的血管除借动脉、毛细血管、静脉相通连外,在动脉与动脉之间,静脉与静脉之间,甚至动脉与静脉之间均可借细小的吻合管形成血管吻合(vascular anastomosis)(图 10-1)。这些血管吻合具有一定的生理意义。

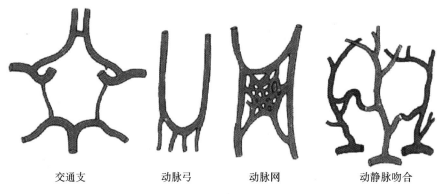

交通支 　　　 动脉弓 　　　 动脉网 　　　 动静脉吻合

图 10-1 血管的吻合形式

1. 动脉间吻合 人体内许多部位两条动脉干之间可借交通支相连(如脑底动脉之间),在经常活动或易受压部位,其邻近的多条动脉分支常相互吻合成动脉网(如关节网);在经常改变形态的器官中,两动脉末端或其分支可直接吻合成动脉弓(如手、胃肠的动脉弓等)。这些吻合都有缩短循环时间和调节血流量的作用。

2. 静脉间吻合 静脉间的吻合远比动脉丰富,除具有与动脉相似的吻合形式外,在浅静脉之间常吻合成静脉网,而在深静脉之间吻合成静脉丛,以保证脏器扩大或腔壁受挤压时血流仍然通畅。

3. 动静脉吻合 在体内的许多部位,如指尖、消化管黏膜、鼻、唇、外耳皮肤、生殖器勃起组织等处,小动脉和小静脉之间借吻合管直接相连,称为动静脉吻合。这种吻合有缩短循环途径、调节局部血流量和局部温度的作用。

4. 侧支吻合 有些较大的血管在行进中常发出与主干平行的侧副支,它可与同一主干远侧发出的返支或另一主干的侧副支相吻合,称侧支吻合。正常情况下,侧副支比较细小,但当主干阻塞时,侧副支逐渐增粗变大,代替主干发挥输送血液的作用,使原分布区域得到血液供应,这种通过侧支建立的循环称侧支循环(collateral circulation)(图 10-2),它对保证器官在病理情况下的血液供应和临床应用均有重要意义。

(三)血管壁的组织结构

根据管径的粗细,动脉和静脉都可分为大、中、小、微 4 级。4 级血管在结构上并无明显的分界,而是逐渐移行的。大动脉是指接近心的动脉,管径最粗,如主动脉、头臂干和肺动脉等;管径在 $0.3\sim1\ mm$ 的动脉属于小动脉,而接近毛细血管、管径在 $0.3\ mm$ 以下的动脉称微动脉;除大动脉外,凡管径在 $1\ mm$ 以上的动脉均属中动脉,如肱动脉、桡动脉和尺动脉等。大静脉的管径大于 $10\ mm$,如上腔静脉、下腔静脉和头臂静脉等;管径小于 $2\ mm$ 的静脉属小静脉,其中与毛细血管相连、管径为 $0.5\sim2\ mm$ 的小静脉又称微静脉;管径为 $2\sim10\ mm$ 的静脉属中静脉。

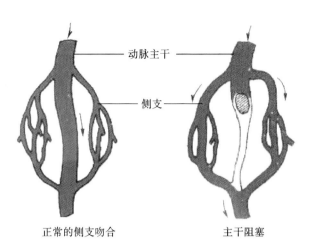

正常的侧支吻合　　　　　主干阻塞

图 10-2　侧支循环

1. 动脉　动脉管壁较厚,可分为内膜、中膜和外膜 3 层(图 10-3)。

(1)内膜(tunica intima):管壁的最内层,较薄,由内皮和薄层结缔组织构成。内皮游离面光滑,可减小血液流动的阻力,与中膜交界处有一层弹性纤维构成内弹性膜,此膜可作为内膜与中膜的分界线。

(2)中膜(tunica media):较厚,主要由平滑肌和弹性纤维构成。

大动脉的中膜较厚,由 40~70 层弹性膜组成,内有少量平滑肌纤维和胶原纤维等,故又称弹性动脉。当心收缩射出血液时,大动脉由于其内压力增高,血管壁扩张,容纳血液并缓冲心射血时的压力;当心舒张时,大动脉借弹性膜的回缩作用驱使血液流向血管远侧,从而维持血液在血管内的持续流动。

中、小动脉的中膜以平滑肌为主,故中、小动脉也称肌性动脉。中动脉的平滑肌较发达,由 10~40 层环形排列的平滑肌组成,通过平滑肌的收缩和舒张,改变其管径大小,调节分布到身体各部的血流量。小动脉的平滑肌较薄弱,仅有 3~4 层平滑肌。小动脉平滑肌的收缩和舒张,可影响周围血流的阻力从而影响血压,故小动脉也常被称为周围阻力血管。

(3)外膜(tunica externa):较薄,主要为结缔组织,内有血管、神经和淋巴管等。

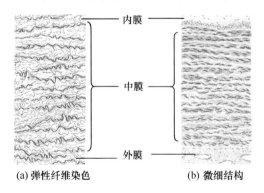

(a) 弹性纤维染色　　　　　(b) 微细结构

图 10-3　动脉微细结构

2. 静脉　静脉管壁也可大致分为内膜、中膜和外膜 3 层,其中外膜较厚,但 3 层膜常无明显的分界。静脉壁的平滑肌和弹性纤维均不及动脉丰富,结缔组织成分较多。

3. 毛细血管　管径最细、分布最广的血管,它们的分支多且互相吻合成网,人体内毛细血管的表面积可达 6000 m² 左右。毛细血管内血流缓慢,有利于血液与周围组织进行物质交换。毛细血管的疏密程度与各器官组织代谢率密切相关,如心、肝、肺、肾和黏膜等代谢旺盛,毛细血管网较密;而肌腱、韧带等代谢率较低,毛细血管稀疏。

1)毛细血管的结构特点　毛细血管管径大多为6～8 μm,管壁极薄,结构简单,仅由内皮、基膜、周细胞和少量结缔组织构成。小毛细血管横切面仅由1个内皮细胞围成,较大的可由2～3个内皮细胞围成。周细胞为扁平有突起的细胞,由基膜包裹,其突起紧贴内皮细胞基底面。研究表明,周细胞可以收缩,调节毛细血管的血流量。此外,在组织受损伤后,周细胞可进一步分化成平滑肌,参与血管的重建。

2)毛细血管的分类　电镜下,根据内皮细胞、基膜等结构特点,毛细血管可分为3型(图10-4)。

(1)连续毛细血管(continuous capillary):由连续的内皮细胞围成,细胞间隙为10～20 nm,其间由紧密连接封闭。内皮细胞胞质中有许多吞饮小泡,内皮外基膜完整。此类毛细血管主要以微泡小泡方式在血液和组织之间进行物质交换。此类毛细血管主要分布于结缔组织、肺、肌组织和中枢神经系统等处。

(2)有孔毛细血管(fenestrated capillary):内皮细胞不含核的部分极薄,有许多贯穿细胞的孔,有的孔常由厚4～6 nm的隔膜封闭,内皮外基膜完整。此类毛细血管主要通过内皮窗孔在血管内外进行中、小分子的物质交换。有孔毛细血管分布于胃肠黏膜、内分泌腺和肾血管球等处。

(3)血窦(sinusoid):又称窦状毛细血管(sinusoid capillary),是一种扩大的毛细血管。其特点是腔大,形态不规则;内皮细胞上有孔,细胞间隙较大;基膜不完整或缺如,某些内分泌腺的血窦则有完整的基膜;窦壁或窦腔中常有巨噬细胞。血窦主要分布于肝、脾、骨髓及一些内分泌腺中。血窦有利于大分子物质或血细胞进出血管。

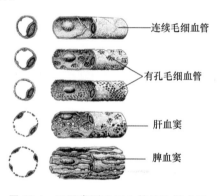

图10-4　不同类型毛细血管结构模式图

(四)微循环

微循环(microcirculation)是指微动脉到微静脉之间的微细血管中的血液循环,是血液循环的基本功能单位。其基本功能是实现血液与组织细胞间的物质交换,同时还可调节组织器官血流量,参与维持动脉血压和影响毛细血管内、外体液的分布。

微循环一般由微动脉、中间微动脉、真毛细血管、直捷通路、动静脉吻合和微静脉组成(图10-5)。

1. 微动脉(arteriole)　小动脉的分支,直径一般小于300 μm。由于管壁上有完整的平滑肌层,微动脉是控制血液进入微循环的"总闸门"。

2. 中间微动脉(metaarteriole)　微动脉的分支,管壁上平滑肌稀少,不成层。

3. 真毛细血管(true capillary)　中间微动脉的分支,互相连接成网,血流缓慢,是进行物质交换的主要部位。在真毛细血管起始处有少量环形平滑肌,称毛细血管前括约肌,是调节微循环的"分闸门"。一般情况下,只有小部分真毛细血管开放,当局部组织功能活跃时,毛细血管前括约肌松弛,开放较多的毛细血管,使局部的血流量增加,促进物质交换。

4. 直捷通路(thoroughfare channel)　又称通毛细血管,是中间微动脉的延伸部分,直接通入微静脉。组织处于静息状态时,微循环的血液大部分由微动脉经中间微动脉和直捷通路快速流入微静脉,只有少部分血液流经真毛细血管。

5. 动静脉吻合(arteriovenous anastomosis) 微动脉和微静脉之间直接连通的血管。动静脉吻合收缩时,血液由微动脉流入真毛细血管,松弛时,血液经此直接进入微静脉。

6. 微静脉(venule) 将血液导入小静脉的血管,其管壁结构与毛细血管相似,也有物质交换功能。

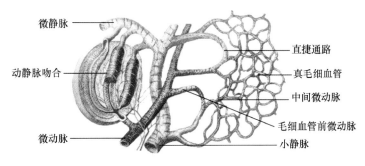

图 10-5 微循环模式图

(五)血液循环的途径

血液由心室流经动脉、毛细血管、静脉又返回心房,周而复始地循环流动,称为血液循环。根据血液循环流经的途径不同,可分为体循环和肺循环(图 10-6)。

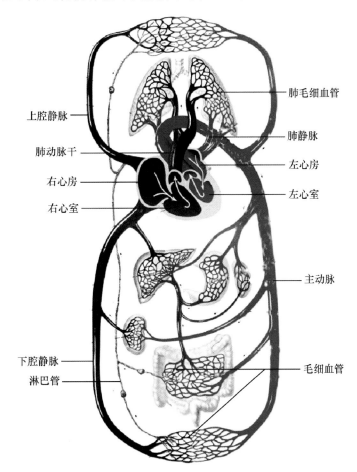

图 10-6 血液循环示意图

1. 体循环(大循环)(systemic circulation) 血液由左心室射出,经主动脉及其分支到达全身毛细血管网,血液中的氧和营养物质透过毛细血管壁进入组织,同时组织在代谢过程中产生的废物和二氧化碳透过毛细血管壁进入血液。这样,鲜红色的动脉血转变成暗红色的静脉血,再通过各级静脉,最后经上、下腔静脉及冠状窦回流入右心房。

体循环的特点是流程长、流经范围广,其主要功能是以动脉血滋养全身各器官、组织和细胞,并将全身各部的代谢产物和二氧化碳运回心。

由体循环回流入右心房的血液,经右房室口流入右心室,接续肺循环。

2.肺循环(小循环)(pulmonary circulation) 血液由右心室射出,经肺动脉干及其各级分支到达肺泡毛细血管网,经气体交换后,血液由暗红色的静脉血转变成鲜红色的动脉血,最后经肺静脉回流入左心房。

肺循环的特点是流程短、只经过肺,其主要功能是为血液加氧并排出二氧化碳。

由肺循环返回左心房的动脉血,再经左房室口流入左心室,接续体循环。

二、心

(一)心的位置和外形

心位于胸腔的中纵隔内,外裹以心包,约 2/3 位于身体正中线的左侧,1/3 在正中线的右侧(图 10-7)。心向上与出入心的大血管相连,下方是膈,两侧与胸膜腔及肺相邻,后方平对第 5～8 胸椎,前方大部分被肺和胸膜所覆盖,只有左肺心切迹内侧的部分与胸骨体下部左半及左侧第 4、5 肋软骨相邻,故临床行心内注射时,多在左侧第 4 肋间隙靠胸骨左缘处进针,以免伤及肺和胸膜。

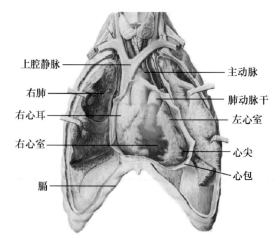

图 10-7 心的位置

心形似一个倒置的、前后稍扁的圆锥体,大小似本人拳头(图 10-8、图 10-9)。心可分为一尖、一底、两面、三缘,表面还有 4 条沟。

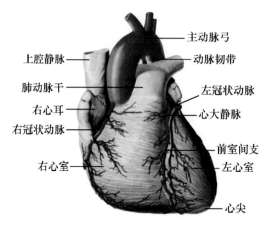

图 10-8 心的外形和血管(前面)

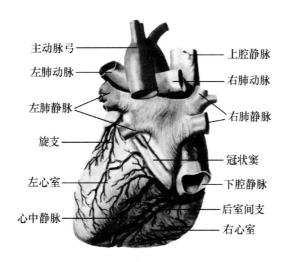

主动脉弓
左肺动脉
左肺静脉
旋支
左心室
心中静脉

上腔静脉
右肺动脉
右肺静脉
冠状窦
下腔静脉
后室间支
右心室

图 10-9　心的外形和血管(后面)

心尖(cardiac apex)钝圆,由左心室构成,朝向左前下方,与左胸前壁邻近,故在左胸前壁第 5 肋间隙、左锁骨中线内侧 1~2 cm 处可触其搏动。

心底(cardiac base)较宽,朝向右后上方。上、下腔静脉分别从上、下方注入右心房,左、右肺静脉分别从两侧注入左心房。

心的前面较膨隆,称为胸肋面。心的下面较平坦,称为膈面,亦称为下面或后壁,朝向后下方,近乎水平位,隔心包紧贴于膈。

心的右缘垂直向下,左缘圆钝,下缘较锐利,近水平位。

心的表面近心底处有一条几乎呈环形的冠状沟(coronary sulcus),将右上方较小的心房与左下方较大的心室分开,冠状沟是心房和心室在心表面分界的标志。在胸肋面和膈面各有一条自冠状沟向下至心尖右侧的纵沟,分别称前室间沟(anterior interventricular groove)和后室间沟(posterior interventricular groove)。前、后室间沟是左、右心室在心表面的分界标志。前、后室间沟在心尖右侧的汇合处稍凹陷,称心尖切迹(cardiac apical incisure)。在心底,右心房与右上、下肺静脉交界处的浅沟称后房间沟,与房间隔后缘一致,是左、右心房在心表面的分界。后房间沟、后室间沟与冠状沟的相交处称房室交点(crux)。

(二)心腔的形态结构

心有 4 个腔,即左心房、右心房、左心室和右心室。左、右心房间有房间隔;左、右心室间有室间隔。在正常情况下,左半心与右半心完全隔开,互不相通。心房与心室间的开口称房室口,位于冠状沟的平面上。

1.右心房(right atrium)　位于心的右上部(图 10-10),右心房向左前方突出的部分称右心耳。心房内面有许多互相平行的肌隆起,称梳状肌。当心功能发生障碍、血流淤滞时,易在心耳内形成血栓,一旦脱落,可导致血管堵塞。右心房壁薄、腔大,有 3 个入口:上部有上腔静脉口,下部有下腔静脉口,在下腔静脉口与右房室口之间有冠状窦口,它们分别导入来自上半身、下半身和心壁回流的静脉血。右心房的出口为右房室口,通向右心室。右心房的后内侧壁主要由房间隔形成,其下部有一卵圆形的浅窝,称卵圆窝(fossa ovalis),为胚胎时期卵圆孔闭锁的遗迹。此处薄弱,是房间隔缺损的好发部位。

2.右心室(right ventricle)　位于右心房的左前下方,构成胸肋面的大部分(图 10-11)。室腔按功能可分为流入道和流出道两部分,两部以室上嵴为界。室上嵴是位于右房室口与肺动脉口之间的室壁上的一弓形隆起。①流入道是右心室的主要部分,也称为窦部。其入口即右房室口,口周缘附有 3 片三角形瓣膜,称右房室瓣(三尖瓣(tricuspid valve))。瓣膜尖朝向室腔,并借数条细丝状的腱索与心室壁上的乳头肌相连。瓣膜基底部附着于房室口周围的纤维环上。在功能上纤维环、右房室瓣、腱索和乳头肌是一个整体，称右房室瓣复合体。心室收缩时，右房室瓣受血流的推挤相互靠拢，封闭房室口，而乳头肌、腱索拉住右房室瓣，使右房室瓣不至返入右心房，从而可阻止血液向右心房逆流。②流出道，也称为漏斗部，是右心室腔向左上方延伸的部分，向上逐渐变细，形似倒置的漏斗，又称动脉圆锥。其上端借肺动脉口与肺动脉干相通。右心室的出口为肺动脉口，口周围的纤维环上附有 3 个袋口朝上、呈半月形的瓣膜，称肺动脉瓣(pulmonary valve)。当心室舒张时，瓣膜关闭，可阻止血液从肺动脉干反流回右心室。当心室收缩时，血流可冲开肺动脉瓣进入肺动脉中。

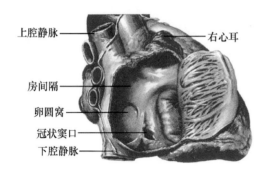

图 10-10　右心房

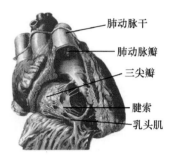

图 10-11　右心室

3. 左心房(left atrium)　位于右心房的左后方，是最靠后的一个心腔，构成心底的大部分(图 10-12)。左心房有 4 个入口，一个出口。在左心房后壁的两侧部各有两个肺静脉口，导入由肺静脉回流入心的血液。左心房的出口为左房室口，通向左心室。左心房前部向右前的突出部，称左心耳，因其与左房室瓣邻近，故为心外科常用的手术入路之一。左心耳内也有发达的梳状肌凸向腔面，致使腔面不平，当心房血流淤滞时，较易引起血栓形成。

4. 左心室(left ventricle)　位于右心室的左后下方，室腔近似圆锥形。由于左心室工作负担较右心室大，故左心室壁厚约为右心室的 3 倍。左心室以左房室瓣为界分为流入道和流出道两部分。①流入道即窦部，是左心室的主要部分。入口为左房室口，口周围的纤维环上附有 2 片三角形瓣膜，称左房室瓣(二尖瓣(mitral valve))，瓣膜尖借腱索连于心室壁发达的乳头肌(图 10-13)。纤维环、左房室瓣、腱索和乳头肌合称左房室瓣复合体，其功能与右房室瓣复合体相同。②流出道即主动脉前庭，是左心室前内侧的部分。壁光滑，无肉柱，缺乏收缩性和伸展性，其出口位于右前方，称主动脉口，通向主动脉。口周围的纤维环上也附有 3 个袋口向上的半月形瓣膜，称主动脉瓣(aortic valve)，每个瓣膜与主动脉壁之间形成的衣袋状空间称主动脉窦，可分为左、右、后 3 个窦。

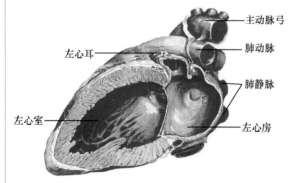

图 10-12　左心房和左心室(一)

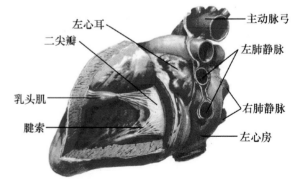

图 10-13　左心房和左心室(二)

（三）心壁的组织结构

心壁可分为 3 层，由内向外依次为心内膜、心肌层及心外膜(图 10-14)。

1. 心内膜（endocardium）　由内皮和内皮下层组成。内皮为单层扁平上皮,表面光滑,利于血液流动。内皮下层由结缔组织构成,其外层靠近心肌膜,也称心内膜下层,其中含有血管、神经和心传导系的分支。心内膜在房室口和动脉口处分别折叠形成瓣膜。风湿性疾病常易累及心瓣膜,导致瓣膜狭窄或关闭不全。

2. 心肌层（myocardium）　心壁的主体,主要由心肌纤维构成。心房肌较薄,心室肌较厚,左心室肌最厚。心肌纤维呈螺旋状排列,大致可分为内纵行、中环形和外斜行 3 层。在心肌纤维之间的结缔组织中有丰富的血管、淋巴管和神经。心房肌和心室肌的纤维不相连续,两者之间由围绕房室口和动脉口的致密结缔组织即纤维环（又称心骨骼）隔开,心肌和心的瓣膜也附着于纤维环上,所以心房肌的兴奋不能直接传给心室肌（图 10-15）。

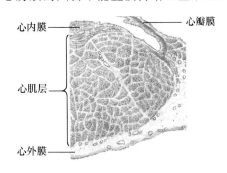

图 10-14　心壁的结构

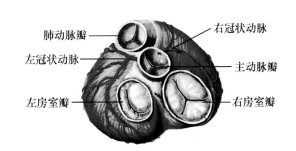

图 10-15　纤维环

3. 心外膜（epicardium）　属于浆膜,即心包的脏层。由间皮和少量的结缔组织构成,与心肌膜相连。心外膜的深层含有较多的弹性纤维、血管、神经、淋巴管和脂肪组织等。

4. 房间隔和室间隔

（1）房间隔：较薄,位于左、右心房之间,由两层心内膜中间夹有肌束及结缔组织构成,在卵圆窝处最薄。

（2）室间隔：位于左、右心室之间,其下部的大部分称室间隔肌部,较厚（1～2 cm）,由心肌和心内膜构成。上部近心房处有一小卵圆形薄弱区域,缺乏心肌层,称为室间隔膜部（图 10-16）,室间隔缺损多发生于此部。

（四）心传导系统

心传导系统由特殊分化的心肌纤维构成,包括窦房结、房室结、房室束及左、右束支等。心传导系统的功能是自动产生节律性兴奋,并传导到心的各部,使心房肌和心室肌按一定的节律收缩（图 10-17）。

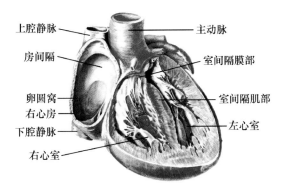

图 10-16　房间隔和室间隔

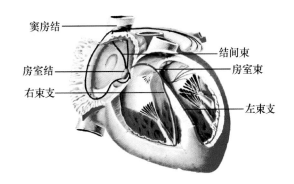

图 10-17　心传导系统

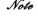

1. 窦房结(sinuatrial node) 位于上腔静脉与右心房交界处的心外膜深面,呈椭圆形小体,窦房结的中央有窦房结动脉穿过。窦房结是心自动节律性兴奋的正常起搏点。

2. 房室结(atrioventricular node) 呈扁椭圆形,位于房间隔下部、冠状窦口与右房室口之间的心内膜深面。房室结的主要功能是将窦房结传来的兴奋短暂延搁再传向心室,保证心房肌收缩后再开始心室肌收缩。

3. 房室束(atrioventricular bundle) 又称希氏(His)束,从房室结前端向前行,到室间隔上部分为左、右束支。

4. 束支 分左束支和右束支。

(1)左束支(left bundle branch):呈扁带状,沿室间隔左侧心内膜深面走行,约在室间隔上、中1/3交界处分为两支,分别至前、后乳头肌根部分散交织于浦肯野纤维(Purkinje fiber)。其分支分布于左心室壁及室间隔。

(2)右束支(right bundle branch):呈单一圆索状,沿室间隔右侧心内膜深面下行,分支分布于右心室壁。

5. 浦肯野纤维 左、右束支的分支在心内膜深面交织成心内膜下浦肯野纤维网,最后与一般心肌纤维相连接。

房室束,左、右束支和浦肯野纤维网的功能是将心房传来的兴奋迅速传播到整个心室。

正常心节律性兴奋由窦房结发出,冲动传至心房肌引起心房收缩,同时兴奋也传至房室结,再经房室束,左、右束支及浦肯野纤维传至心室肌,引起心室收缩,从而维持心肌收缩的节律性和心房、心室收缩的有序性。

(五)心的血管

心的血液供应来自左、右冠状动脉,回流的静脉大部分经冠状窦口汇入右心房,极少部分直接流入左、右心房和左、右心室。

1. 动脉 营养心的左、右冠状动脉(图 10-8)发自升主动脉起始部,其分支多按营养部位命名。

1)右冠状动脉(right coronary artery) 起于主动脉右窦,在肺动脉和右心耳之间进入冠状沟,行向右后方,至房、室交点处分为后室间支和左室后支。右冠状动脉分布于右心房、右心室、室间隔后1/3部及部分左心室膈面、窦房结和房室结。如果右冠状动脉发生阻塞,可发生后壁心肌梗死和房室传导阻滞。

2)左冠状动脉(left coronary artery) 起于主动脉左窦,在肺动脉干和左心耳之间行向左前方,到达冠状沟后分为两支。

(1)前室间支(anterior interventricular branch):沿前室间沟下行,绕过心切迹终于后室间沟下部,并与右冠状动脉的后室间支吻合。其分支分布于左心室前壁、右心室前壁和室间隔前2/3。如前室间支发生阻塞,可发生左心室前壁和室间隔前部心肌梗死,并可发生束支传导阻滞。

(2)旋支(circumflex branch):沿冠状沟向后行至心的膈面。其分支分布于左心房、左心室左侧面和膈面及窦房结(40%)。旋支闭塞常引起左心室侧壁及隔壁心肌梗死。

2. 静脉 心的静脉多与动脉伴行,最后汇入冠状窦(coronary sinus)。冠状窦(图 10-9)接收绝大部分心壁的静脉回流,位于冠状沟后部、左心房和左心室之间,其右端开口于右心房。

冠状动脉与冠心病

冠状动脉是营养心脏的血管,由于冠状动脉的狭窄和阻塞所引起的心脏病称为冠心病。冠心病的发生是非常缓慢的过程。各种原因(如吸烟、高血压、高血脂、肥胖、糖尿病、缺乏运动等)使血管内膜发生变化,弹性减退,并有豆腐渣样的脂质物质沉积其上(即动脉粥样硬化),造成管腔狭窄和阻塞,影响心脏的血液供应,导致心肌缺血,引起疼痛(心绞痛),或心肌坏死(心肌梗死)。此外,这些因素还影响心传导系统,导致心律失常。

至于为什么大多数人平时并无明显症状,或只是在运动、紧张时稍感不适。这是因为轻度的管腔狭窄不会引起明显的心肌供血不足。而且这种狭窄是逐步加重的,由于机体的代偿机制,可产生侧支循环,因而没有明显的症状。只有当管腔狭窄超过 2/3 时,才会感觉明显不适。此外,还有一部分人是由于粥样斑块脱落,阻塞血管,而造成心肌的缺血、坏死。

(六)心包

心包(pericardium)是包裹心及大血管根部的膜性囊,可分为外层的纤维心包和内层的浆膜心包(图 10-18)。纤维心包是坚韧的结缔组织囊,向上与出入心的大血管外膜相续,向下则附着于膈中心腱上。浆膜心包薄而光滑,为一密闭的浆膜囊,分脏、壁两层。脏层即心外膜,壁层衬于纤维心包内面,与纤维心包紧密相贴。脏、壁两层在出入心的大血管根部互相移行,围成密闭的腔隙,称为心包腔(pericardial cavity),内含少量浆液,起润滑作用,以减少心搏时的摩擦。同时,心包还有防止心过度扩张、保持血容量相对恒定的作用。

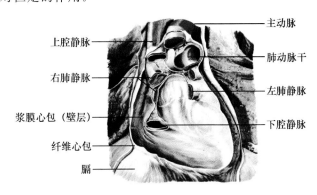

图 10-18 心包

(七)心的体表投影

心的边界在胸前壁的体表投影大致可以下列 4 点及其连线来确定(图 10-19)。

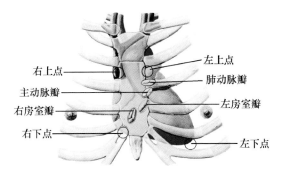

图 10-19 心的体表投影

左上点:在左侧第 2 肋软骨下缘,距胸骨左缘约 1.2 cm 处。

右上点:在右侧第 3 肋软骨上缘,距胸骨右缘约 1 cm 处。

右下点:在右侧第 6 胸肋关节处。

左下点:在左侧第 5 肋间隙,锁骨中线内侧 1~2 cm 处(或距前正中线 7~9 cm 处)。

4 个边界:左上点到右上点引一横线,为心的上界;右上点到右下点引一微向右凸的弧线,为心的右界;左上点到左下点引一微向左凸的弧线,为心的左界;右下点到左下点引一横线,为心的下界。了解心在胸前壁的体表投影,对叩诊判断心界是否扩大有实用意义。

三、肺循环的血管

(一)肺循环的动脉

肺动脉干(pulmonary trunk)起自右心室,经主动脉起始部的右前方向左后上方斜行,至主动脉弓下方分为左、右肺动脉。左肺动脉较短,水平向左至肺门,分 2 支进入肺的上、下叶。右肺动脉较长,水平向右至肺门,分 3 支进入右肺上、中、下叶。

在肺动脉干分叉处稍左侧,有一结缔组织索,连于主动脉弓的下缘,称动脉韧带(arterial ligament)(图 10-8),是胚胎时期动脉导管闭锁后的遗迹。动脉导管若在出生后 6 个月尚未闭锁,则称动脉导管未闭,是常见的先天性心脏病之一。

(二)肺循环的静脉

肺静脉(pulmonary vein)由肺泡周围的毛细血管逐级汇集而成,在肺门处形成左肺上、下静脉和右肺上、下静脉,向内注入左心房后部的两侧。肺静脉将含氧量高的鲜红色动脉血输送到左心房。

四、体循环的动脉

体循环动脉的分布特点:动脉分支离开主干进入器官前,称为器官外动脉,进入器官内的分支称器官内动脉(图 10-20)。器官内、外动脉的分布都有一定的规律。器官外动脉分布的一般规律如下:①分布于头、颈、四肢和躯干的动脉都左、右对称;②躯干的动脉有壁支和脏支之分,壁支一般有明显的节段性;③动脉多居身体的屈侧、深部或安全隐蔽处,常与静脉、神经等伴行,外包结缔组织形成血管神经束;④动脉常以最短的距离到达所营养的器官;⑤动脉的粗细、分支多少、配布形式与器官的形态、大小和功能密切相关。

1. 主动脉(aorta) 体循环的动脉主干,其全长可分为升主动脉、主动脉弓和降主动脉 3 段(图 10-21)。升主动脉(ascending aorta)起自左心室,向右上斜行至第 2 胸肋关节后方续主动脉弓(aortic arch),其根部发出左、右冠状动脉。主动脉弓呈弓形弯向左下,至第 4 胸椎体下缘处移行为降主动脉,主动脉弓凸侧从右向左依次发出头臂干、左颈总动脉和左锁骨下动脉 3 大分支。降主动脉沿脊柱下行,达第 12 胸椎高度穿膈的主动脉裂孔入腹腔,至第 4 腰椎体下缘处分为左、右髂总动脉;降主动脉以膈为界分为胸主动脉和腹主动脉。

主动脉弓壁外膜下有丰富的神经末梢,称压力感受器,能感受血压的变化。主动脉弓下方有 2~3 个粟粒状小体,称主动脉小球,是化学感受器,能感受血液中 O_2 和 CO_2 浓度的变化,参与调节呼吸。

2. 颈总动脉(common carotid artery) 头颈部的动脉主干(图 10-22)。左颈总动脉发自主动脉弓,右颈总动脉起于头臂干。两侧颈总动脉均在胸锁关节的后方进入颈部,经胸锁乳突肌的深面,沿气管及喉的外侧上行,至甲状软骨上缘处,分为颈内动脉和颈外动脉。颈总动脉上段位置表浅,在活体上可摸到其搏动。当头面部大出血时,可在胸锁乳突肌前缘,平喉的环状软骨高度,向后内将颈总动脉压向第 6 颈椎的颈动脉结节,进行急救止血(图 10-23(a))。

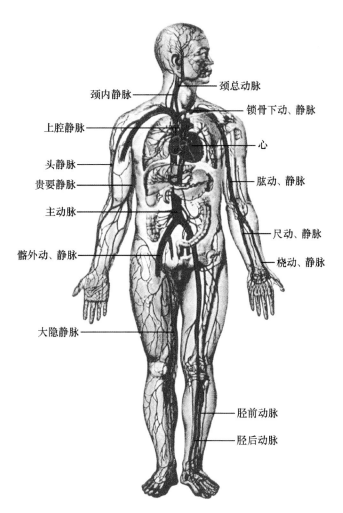

图 10-20 全身血管示意图

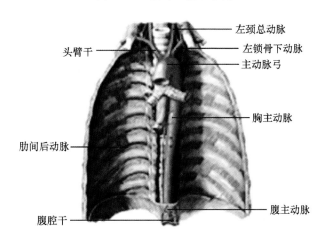

图 10-21 主动脉

颈总动脉分叉处有两个重要的结构：①颈动脉窦（carotid sinus），颈总动脉末端和颈内动脉起始处稍膨大部分，窦壁内有特殊的感觉神经末梢，为压力感受器，能感受血压的变化。②颈动脉小球（carotid glomus），一扁椭圆形小体，借结缔组织连于颈总动脉分叉处后方，为化学感受器，其功能与主动脉小球相同。

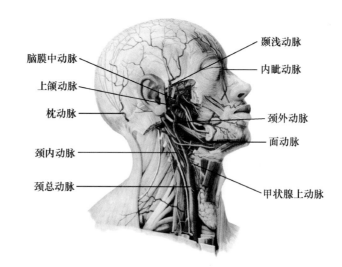

图 10-22　头颈部的动脉

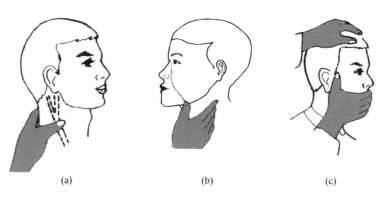

(a)　　　　　　　　　　　(b)　　　　　　　　　　　(c)

图 10-23　头颈部的动脉压迫止血部位

1)颈内动脉(internal carotid artery)　由颈总动脉发出后,垂直上升至颅底,经颈动脉管入颅腔,分支分布于脑和视器。颈内动脉在颅外一般无分支。

2)颈外动脉(external carotid artery)　初居颈内动脉的前内侧,后经其前方绕至其前外侧,上行至腮腺实质内,达下颌颈高度,分为颞浅动脉和上颌动脉两终支。其主要分支有甲状腺上动脉、舌动脉、面动脉、颞浅动脉和上颌动脉等。

(1)面动脉(facial artery):约在下颌角平面,由颈外动脉发出后,向前经咬肌前缘处,绕过下颌骨下缘至面部,经口角和鼻翼的外侧上行到内眦,易名为内眦动脉。面动脉沿途发出分支分布于下颌下腺、面部和腭扁桃体等处。面动脉在下颌体下缘与咬肌前缘交界处位置表浅,在活体可摸到面动脉搏动,当面部出血时,可在该处压迫面动脉进行止血(图 10-23(b))。

(2)颞浅动脉(superficial temporal artery):经外耳门前方颧弓根部上行至颅顶,分支分布于额、顶、颞部软组织及腮腺等。颞浅动脉在外耳门前上方位置表浅,此处是临床上触摸脉搏的常用部位,也是颅顶部出血的压迫止血点(图 10-23(c))。

(3)上颌动脉(maxillary artery):经下颌支的深面入颞下窝,分支分布于口腔、鼻腔、牙及牙龈、外耳道、鼓室和硬脑膜等处。其中分布于硬脑膜的分支为脑膜中动脉,该动脉经颅底的棘孔入颅腔。当翼点骨折时,常可损伤该动脉的分支而形成硬膜外血肿。故在临床上对此类脑外伤患者,应仔细观察其病情变化。

3. 锁骨下动脉(subclavian artery)　右侧起自头臂干,左侧发自主动脉弓。锁骨下动脉向外上出胸廓上口至颈根部,呈弓形弯曲行向外侧,至第 1 肋外缘处延续为腋动脉。上肢出血时可在锁骨中点上方向后下方将该动脉压向第 1 肋进行止血(图 10-24(a))。锁骨下动脉的主要分支(图 10-25)如下。

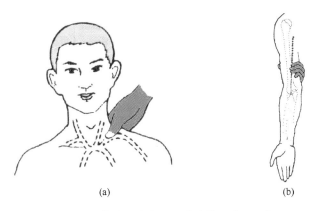

(a)　　　　　　　　　(b)

图 10-24　锁骨下动脉和肱动脉的压迫止血点

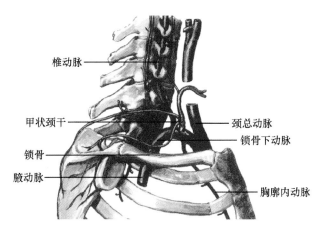

椎动脉

甲状颈干　　　　　　　　　颈总动脉

锁骨　　　　　　　　　锁骨下动脉

腋动脉

　　　　　　　　　胸廓内动脉

图 10-25　锁骨下动脉的分支

(1)椎动脉(vertebral artery):起于锁骨下动脉的上壁,向上穿第 6 至第 1 颈椎横突孔,经枕骨大孔入颅腔,分支分布于脑和脊髓。

(2)胸廓内动脉(internal thoracic artery):起于锁骨下动脉的下壁,向下入胸腔于胸骨外侧缘约1.5 cm 处沿第 1～7 肋软骨后面下行,沿途发出分支分布于胸前壁、心包、膈及乳房等处。胸廓内动脉的终支是腹壁上动脉,沿腹直肌后面下降,分支分布于腹直肌和腹膜,并与腹壁下动脉吻合。

4. 上肢的动脉　上肢的主要动脉有腋动脉、肱动脉、桡动脉及尺动脉等(图 10-26)。

(1)腋动脉(axillary artery):上肢的动脉主干,在第 1 肋外缘处续于锁骨下动脉,行于腋窝深部,至背阔肌下缘处移行为肱动脉。腋动脉的主要分支分布于肩部、胸前外侧壁和乳房等处。

(2)肱动脉(brachial artery):续腋动脉沿肱二头肌内侧下行,至肘窝深部平桡骨颈高度分为桡动脉和尺动脉。在肘窝稍上方、肱二头肌腱的内侧,可触及肱动脉的搏动,也是测量血压的听诊部位。当前臂或手部出血时,可在臂中部将肱动脉压向肱骨进行止血(图 10-24(b))。

(3)桡动脉(radial artery):由肱动脉分出,沿前臂桡侧伴桡神经浅支下行,主要分支有拇主要动脉和掌浅支。桡动脉下段行于肱桡肌腱与桡侧腕屈肌腱之间,位置表浅,仅有皮肤和筋膜遮盖,是临床触摸脉搏的部位。桡动脉沿途分支分布于前臂桡侧肌,并参与肘、腕关节网的组成。

(4)尺动脉(ulnar artery):在前臂尺侧下行,经豌豆骨桡侧至手掌。其主要分支有骨间总动脉和掌深支。尺动脉沿途发出分支分布于前臂尺侧诸肌(图 10-26)。

(5)掌浅弓和掌深弓:由桡动脉和尺动脉的终末支在手掌互相吻合而成。掌浅弓(superficial

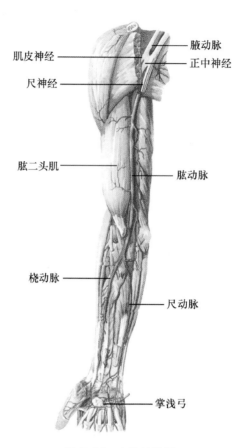

肌皮神经——
尺神经——

肱二头肌——

桡动脉——

腋动脉
正中神经

肱动脉

尺动脉

掌浅弓

图 10-26　上肢的动脉

palmar arch)位于屈指肌腱的浅面,由尺动脉的终末支和桡动脉掌浅支吻合而成。其最凸处相当于自然握拳时中指所指的位置,在处理手外伤时,应注意保护。掌深弓(deep palmar arch)位于屈指肌腱的深面。由桡动脉的终末支和尺动脉掌深支吻合而成。它们的分支分布于手掌,并发出指掌侧固有动脉,沿手指掌面的两侧行向指尖(图 10-27)。当手指出血时,可在指根两侧压迫血管止血。掌浅弓和掌深弓通过分支吻合,当手握物体时,掌浅弓常受压,血液可经掌深弓流通,以保证手指的血液供应。

　　5.胸部的动脉　胸主动脉(thoracic aorta)是胸部的动脉主干(图 10-28),位于脊柱的左前方,其分支有壁支和脏支两种。

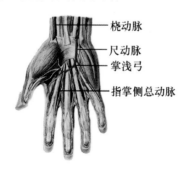

桡动脉
尺动脉
掌浅弓
指掌侧总动脉

图 10-27　手的动脉

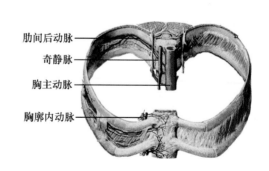

肋间后动脉——
奇静脉——
胸主动脉——
胸廓内动脉——

图 10-28　胸壁的动脉

　　(1)壁支:主要有肋间后动脉和肋下动脉。肋间后动脉(图 10-28)位于肋间隙内,主干沿肋骨下缘的肋沟内前行,在肋角处,肋间后动脉发出分支沿下位肋上缘前行。肋下动脉沿第 12 肋的下缘走行。肋间后动脉和肋下动脉的分支分布于脊髓、背部、胸壁和腹壁的上部等处。临床上行胸膜腔穿刺抽液时,根据肋间隙内神经、血管走行及位置的特点,应注意以下几点:①不宜在肋角内侧进针;②在肋角外侧穿刺时,应靠近肋骨上缘进针;③在肋间隙前部穿刺时,应在肋间隙中部进针。

(2)脏支:脏支都很细小,主要有支气管支、食管支和心包支,分别分布于气管和支气管、食管和心包等处。

6.腹部的动脉　腹主动脉(abdominal aorta)是腹部的动脉主干。腹主动脉(图 10-29)沿脊柱的左前方下行,其分支亦有脏支和壁支之分。壁支细小,主要有 4 对腰动脉、膈下动脉等。其分支分布于腹后壁、背肌、脊髓、膈下面、肾上腺和盆腔后壁等处。

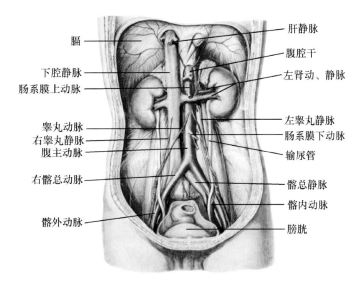

图 10-29　腹部的动脉

脏支较粗大,包括成对脏支和不成对脏支两种,成对的有肾上腺中动脉、肾动脉、睾丸动脉或卵巢动脉(女);不成对的有腹腔干、肠系膜上动脉和肠系膜下动脉。主要的脏支如下。

1)腹腔干(celiac trunk)　腹腔干为一粗短动脉干,在主动脉裂孔稍下方,发自腹主动脉前壁,迅即分为 3 支(图 10-30、图 10-31),分支分布于肝、胆、胰、脾、胃、十二指肠和食管腹段等上腹部器官。

(1)胃左动脉(left gastric artery):向左上方行至胃的贲门部,沿胃小弯向右行,走行于小网膜两层之间,与胃右动脉吻合。其分支分布于食管下段、贲门和胃小弯附近的胃壁。

(2)肝总动脉(common hepatic artery):向右前方走行,在十二指肠上部的上缘处,进入肝十二指肠韧带内,然后分为两支:肝固有动脉分布于肝、胆囊和胃小弯侧的胃壁;胃十二指肠动脉在十二指肠上部后方下降,分支分布于胃大弯侧的胃壁、大网膜和十二指肠降部、胰头等处。

(3)脾动脉(splenic artery):沿胰上缘走行,至脾门附近分数支入脾,沿途发出数支胰支分布于胰体和胰尾,发出胃短动脉 3~5 支分布于胃底,发出胃网膜左动脉分布于胃大弯左侧的胃壁和大网膜。

2)肠系膜上动脉(superior mesenteric artery)　肠系膜上动脉在腹腔干的稍下方起自腹主动脉

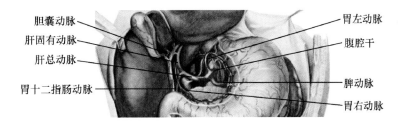

图 10-30　腹腔干及其分支(一)

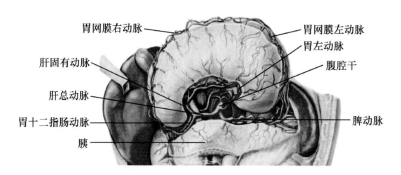

图 10-31　腹腔干及其分支(二)

前壁,向下经胰头和十二指肠水平部之间进入小肠系膜根,呈弓状向右髂窝下行(图 10-32)。其主要分支如下:①空肠动脉和回肠动脉,共 12～16 支,分布于空肠和回肠;②回结肠动脉,分布于回肠末端、盲肠、阑尾(阑尾动脉)和升结肠;③右结肠动脉,分布于升结肠;④中结肠动脉,分布于横结肠。空肠动脉和回肠动脉在肠系膜内的分支彼此吻合成血管弓,该弓在空肠为 1～2 级,在回肠可达 2～5 级。

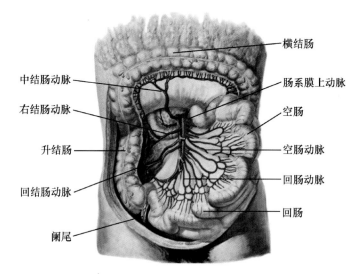

图 10-32　肠系膜上动脉

3)肠系膜下动脉(inferior mesenteric artery)　肠系膜下动脉约平第 3 腰椎高度,起自腹主动脉,沿腹后壁向左下方走行(图 10-33)。其主要分支如下:①左结肠动脉,分布于降结肠;②乙状结肠动脉,分布于乙状结肠;③直肠上动脉,分布于直肠上部。

4)肾动脉(renal artery)　左、右各一,较粗大,由腹主动脉发出后,向外侧横行,经肾门入肾(图 10-29)。肾动脉在入肾以前发出一支肾上腺下动脉至肾上腺。

5)睾丸动脉(testicular artery)　细长,自肾动脉稍下方起于腹主动脉前壁,左、右各一。沿腰大肌前方行向外下,跨过输尿管前面,经腹股沟管至阴囊,分布于睾丸和附睾。在女性则为卵巢动脉,在卵巢悬韧带内下降入盆腔,分布于卵巢和输卵管。

7. 髂总动脉(common iliac artery)　腹主动脉在第 4 腰椎体下缘平面分为左、右髂总动脉。髂总动脉斜向外下方,至骶髂关节前方分为髂内动脉和髂外动脉(图 10-34)。

1)髂内动脉(internal iliac artery)　盆部动脉的主干,斜向内下至小骨盆,发出壁支和脏支。

(1)主要的壁支如下。

①臀上动脉(superior gluteal artery)和臀下动脉(inferior gluteal artery),分别经梨状肌上孔和下孔穿出至臀部。分支营养臀肌和髋关节。

②闭孔动脉(obturator artery),沿骨盆侧壁向前下行,穿闭孔上部出盆腔,分支营养大腿内侧肌

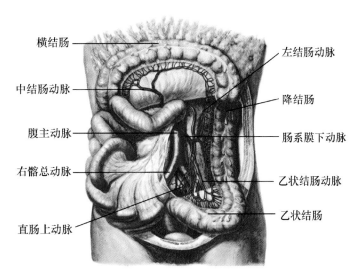

图 10-33 肠系膜下动脉

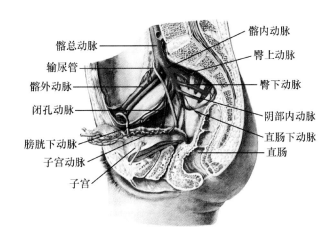

图 10-34 盆部的动脉（右侧、女性）

群和髋关节。

（2）主要的脏支如下。

①膀胱下动脉（inferior vesical artery），分支分布于膀胱底、精囊腺、前列腺和输尿管下段，在女性则分布于膀胱和阴道壁。

②直肠下动脉（inferior rectal artery），分布于直肠下部，与直肠上动脉和肛动脉的分支吻合。

③子宫动脉（uterine artery），沿盆腔侧壁下行，进入子宫阔韧带两层之间，在子宫颈外侧 1～2 cm 处跨过输尿管的前方与之交叉后，沿子宫颈上行至子宫底，分支营养子宫、输卵管、卵巢和阴道等。行子宫切除术结扎子宫动脉时，要注意该动脉与输尿管的关系。

④阴部内动脉（internal pudendal artery），从梨状肌下孔出骨盆，经坐骨小孔入坐骨肛门窝。分支分布于肛门、会阴部和外生殖器。其中分布于肛门及其周围的分支称肛动脉。

2）髂外动脉（external iliac artery） 沿腰大肌内侧缘下行，经腹股沟韧带中点深面进入股前部，移行为股动脉。髂外动脉在腹股沟韧带的稍上方发出腹壁下动脉，该动脉向内上进入腹直肌鞘，分布于腹直肌并与腹壁上动脉吻合。

8. 下肢的动脉 下肢的动脉主要有股动脉、腘动脉、胫前动脉和胫后动脉等。

1）股动脉（femoral artery） 在股三角内下行（图 10-35（a）），逐渐向后进入腘窝，移行为腘动脉。股动脉沿途发出分支分布于股部。在腹股沟韧带中点稍下方，股动脉位置表浅，可触及其搏动，当下肢外伤出血时，可在此向后外方将股动脉压向耻骨进行止血（图 10-36（a））。

2）腘动脉（popliteal artery）　在腘窝深部下行，至腘窝下部分为胫前动脉和胫后动脉（图 10-35（b））。腘动脉分支分布于膝关节及附近的肌。

3）胫前动脉（anterior tibial artery）　向前穿小腿骨间膜，在小腿前群肌之间下降，至踝关节前方移行为足背动脉。胫前动脉沿途发出分支至小腿前群肌。足背动脉分布于足背和足趾等处。在踝关节前方，内、外踝连线中点处，可触及足背动脉（图 10-35（a））的搏动，足部出血时可在该处向深部压迫足背动脉进行止血（图 10-36（b））。

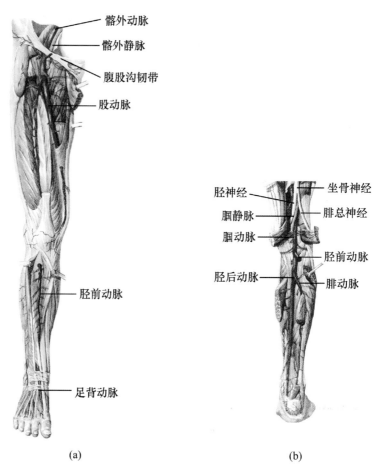

（a）　　　　　　　　　　　　　　　　　（b）

图 10-35　下肢的动脉

（a）前面；（b）后面

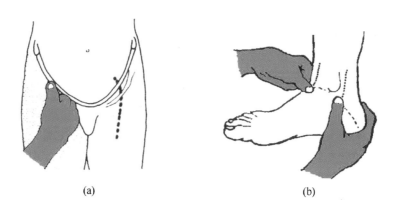

（a）　　　　　　　　　　　　　　　　　（b）

图 10-36　压迫止血部位

（a）股动脉压迫止血点；（b）足背动脉压迫止血部位

4）胫后动脉（posterior tibial artery）　沿小腿后面浅、深层肌之间下行，经内踝后方进入足底，分为足底内侧动脉和足底外侧动脉，胫后动脉分支营养小腿后群肌和外侧群肌，足底内、外侧动脉分布于足底和足趾（图 10-35（b））。

知识拓展

血管的临床应用

血管的位置、走行、毗邻关系等在临床上有重要意义。如手术时，医生需要掌握血管的相关知识，临床上触摸脉搏、压迫止血也需要知道血管的位置、走行等知识。采血、血液检查、输血、补液、注射药物时，常选择浅静脉进行穿刺进针或切开插管，如选头皮静脉、颈外静脉、手背静脉、前臂浅静脉、肘正中静脉、足背静脉、大隐静脉起始段等。目前，导管介入技术已是心内科、心外科诊断和治疗疾病的常用手段之一。对穿刺血管的位置、形态、毗邻关系的掌握是准确操作的基础。导管介入技术常选用的血管包括颈总动脉、股动脉、肱动脉、桡动脉、股静脉、颈内静脉、锁骨下静脉等。

体循环的主要动脉总结见图 10-37。

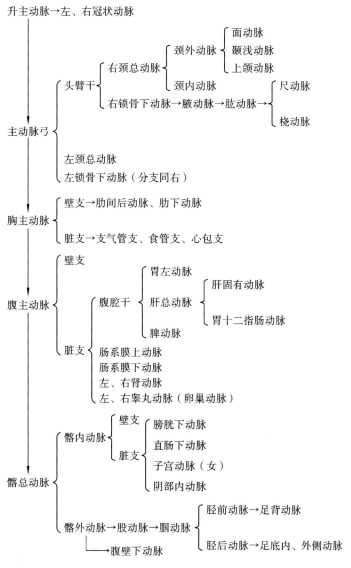

图 10-37　体循环主要动脉示意图

五、体循环的静脉

静脉与动脉在结构和分布上有许多相似之处，但由于功能不同，静脉有以下独特的特点：①静脉起于毛细血管，其中的血液压力低，流速缓慢，管壁较薄，数量多。②体循环的静脉有浅、深之分。浅静脉位于浅筋膜内，称皮下静脉。较大的浅静脉可透过皮肤看到，临床上可通过浅静脉取血检查或输入液体、药物。深静脉位于深筋膜深面或体腔内，多与动脉伴行，其名称和收集范围大多数与其伴行动脉相一致。③静脉之间有丰富的吻合支。浅静脉之间，浅、深静脉之间均有广泛吻合。浅静脉一般吻合成静脉网，深静脉则在器官周围形成静脉丛，如手背静脉网、食管和盆腔器官周围的静脉丛等。④静脉管壁内有向心开放的静脉瓣（图 10-38），可阻止血液逆流，是保证静脉血回流的重要装置。因受重力影响，四肢的静脉瓣数量较多，而大静脉、肝门静脉和头部的静脉一般无静脉瓣。

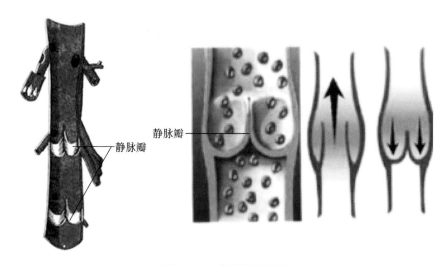

静脉瓣　　静脉瓣

图 10-38　静脉瓣示意图

体循环的静脉主要包括上腔静脉系、下腔静脉系和心静脉系。

1. 上腔静脉系　上腔静脉系由上腔静脉及其属支组成。上腔静脉（superior vena cava）是上腔静脉系的主干，由左、右头臂静脉在第一胸肋关节后方汇合而成，沿升主动脉右侧下行，注入右心房。上腔静脉主要收集头颈部、上肢和胸部（除心外）等处的静脉血。主要属支有头臂静脉（brachiocephalic vein），头臂静脉由同侧的颈内静脉和锁骨下静脉在胸锁关节后方汇合而成。汇合处的夹角，称静脉角（angulus venosus），是淋巴导管注入静脉的部位。

1）头颈部的静脉　主要为颈内静脉和颈外静脉（图 10-39）。

（1）颈内静脉（internal jugular vein）：颈部最大的静脉干，上端在颈静脉孔处与颅内乙状窦相续，然后伴颈内动脉和颈总动脉下行，至胸锁关节后方与锁骨下静脉汇合，形成头臂静脉。颈内静脉颅内属支收集脑、视器的静脉血，颅外属支收集头面部、颈部、咽等处的静脉血。其中重要的颅外属支有面静脉等。

面静脉（facial vein）起自内眦静脉，与面动脉伴行，至舌骨大角高度注入颈内静脉，收集面前部软组织的静脉血。面静脉通过内眦静脉、眼静脉与颅内的海绵窦相交通。面静脉在口角平面以上缺乏静脉瓣，面部尤其是鼻根至两侧口角之间的三角形区域发生化脓性感染时，若处理不当（如挤压等），致病菌可经上述途径进入颅内引起颅内感染，故临床上称此处为"危险三角"。

（2）颈外静脉（external jugular vein）：颈部最大的浅静脉，由下颌后静脉、耳后静脉和枕静脉汇合而成，沿胸锁乳突肌表面向下斜行，至锁骨中点上方汇入锁骨下静脉，收集枕部及颈浅部的静脉血。颈外静脉位置表浅而恒定，管径较大，临床上儿科常在此处进行静脉穿刺。

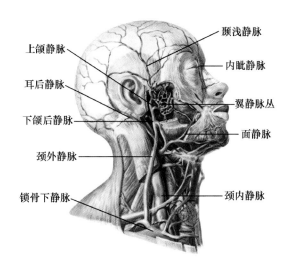

图 10-39　头颈部的静脉

（3）头皮静脉：头皮静脉分布于颅顶软组织内，位置表浅，多与同名动脉伴行，经导静脉与颅内静脉相交通。头皮静脉间有丰富的吻合。静脉管壁与头皮的纤维束紧连，如果血管受损，管壁不易回缩，因此出血较多，必须加压止血。头皮静脉较固定而不易滑动，故特别适合用于小儿静脉穿刺。头皮静脉穿刺时，应确认静脉后才可进针，以免刺入动脉。

2）锁骨下静脉（subclavian vein）　腋静脉的延续，位于颈根部，与同名动脉伴行，在胸锁关节后方与颈内静脉汇合成头臂静脉。锁骨下静脉与附近筋膜结合紧密，位置较固定，管腔较大，是临床静脉穿刺置管术常选用的血管。

知识拓展

临床护理应用

锁骨下静脉穿刺置管适用于：①全胃肠外营养（TPN）；②迅速大量补充液体，纠正血容量不足，提高血压；③刺激性较强的抗癌药物化疗；④紧急放置心内起搏导管；⑤测量中心静脉压；⑥长期静脉输液而周围静脉不能穿刺者。

锁骨下静脉的前上方有锁骨与锁骨下肌；后方则为锁骨下动脉，动、静脉之间由厚约 0.5 cm 的前斜角肌隔开，下方为第 1 肋；内后方为胸膜顶。锁骨下静脉下后壁与胸膜仅相距 5 mm。该静脉的管壁与颈深筋膜、第 1 肋骨膜、前斜角肌及锁骨下筋膜鞘等结构紧密相连，因而位置固定，不易发生移位，有利于穿刺，但其管壁不易回缩，穿刺后应压迫足够的时间，以防止出血。由于锁骨下静脉位于胸腔内，压力较低，穿刺过程中应严防空气进入而导致栓塞。

锁骨下静脉在体表的投影呈凸向上的宽带状，自锁骨中点向内伸至胸锁乳突肌锁骨头的内侧缘。锁骨下静脉穿刺点选在胸锁乳突肌锁骨头的外侧缘与锁骨上缘所形成的夹角的平分线之顶端或其后 0.5 cm 左右处。从解剖角度讲，以右锁骨下静脉穿刺为宜。

3）上肢的静脉　分浅、深静脉，深静脉均与同名动脉伴行，收集同名动脉供应范围的静脉血，合成一条腋静脉后延续为锁骨下静脉。上肢的浅静脉如下。

（1）手背静脉网：位于手背皮下（图 10-40），由附近的浅静脉吻合而成，位置表浅，临床上常在此进行静脉穿刺输液。

（2）头静脉（cephalic vein）：起自手背静脉网的桡侧（图 10-41），沿上肢的前外侧上行，至肘窝处，借肘正中静脉与贵要静脉相交通,本干继续沿肱二头肌外侧上行,经三角肌胸大肌间沟,穿深筋膜注入腋静脉。

(3)贵要静脉(basilic vein):起始于手背静脉网的尺侧(图10-41),沿前臂内侧皮下上行,至肘窝处,接受肘正中静脉后继续沿臂内侧上升,至臂中部注入肱静脉。由于该静脉较粗,位置表浅恒定,其注入处与肱静脉方向一致,临床常用此静脉进行插管。

(4)肘正中静脉(median cubital vein):在肘窝处连于头静脉和贵要静脉之间(图10-41),是临床取血、输液常用的血管。

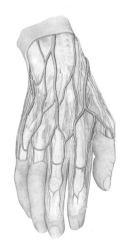

图10-40 手背静脉网

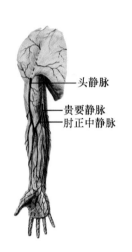

头静脉
贵要静脉
肘正中静脉

图10-41 上肢的浅静脉

知识拓展

临床护理应用

外周中心静脉导管(PICC)置管适用于补液、全胃肠外营养、抗生素治疗、化疗、疼痛治疗等。部位选择:一般在肘部选择头静脉、肘正中静脉或贵要静脉,以贵要静脉为最佳选择。测量置管的参考长度:测量时手臂外展呈90°。如将导管置入上腔静脉,应从预穿刺点沿静脉走向测量到右胸锁关节,再向下至第3肋间隙的距离;如将导管置入锁骨下静脉,应从预穿刺点沿静脉走向测量到胸骨的颈静脉切迹的距离,再减去2 cm。插管时不能插入过深,插入导管过深则进入心房,会导致心律失常、心脏损伤和心包填塞。插管时,当导管进入肩部时,让患者头转向穿刺侧,下颌贴近肩部,以防止导管误入颈静脉。

4)胸部的静脉 奇静脉(azygos vein)是胸部静脉的主干,该静脉起自右腰升静脉,穿膈后,沿脊柱右侧上行,至第4胸椎高度,向前绕右肺根上方,注入上腔静脉。奇静脉收集右侧肋间后静脉、食管静脉、支气管静脉和脊髓等处的静脉血(图10-42)。半奇静脉和副半奇静脉位于脊柱左侧,收集左侧肋间后静脉血,注入奇静脉。

2.下腔静脉系 下腔静脉系由下腔静脉及其属支组成。下腔静脉(inferior vena cava)是下腔静脉系的主干,由左、右髂总静脉汇合而成,是人体最粗大的静脉干。下腔静脉(图10-29)沿脊柱右前方、腹主动脉的右侧上升,穿膈的腔静脉孔进入胸腔,注入右心房。下腔静脉主要收集下肢、盆部和腹部等处的静脉血。

1)下肢的静脉 下肢的深静脉与同名动脉伴行,收集同名动脉供应范围的静脉血,最后经股静脉延续为髂外静脉。在股三角处,腹股沟韧带的稍下方,股静脉位于股动脉的内侧,临床上有时经股静脉穿刺进行采血。下肢的主要浅静脉如下。

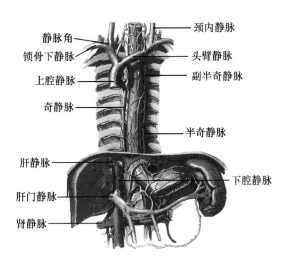

图 10-42 上腔静脉及其属支

（1）足背静脉弓：位于足背远侧份的皮下，由相近的足背浅静脉吻合而成。其两端沿足内、外侧上行，分别汇成大隐静脉、小隐静脉。

（2）大隐静脉（great saphenous vein）：在足背内侧缘起始于足背静脉弓，经内踝前方，沿小腿和大腿的内侧上行，在腹股沟韧带的下方注入股静脉（图 10-43）。大隐静脉除收集小腿及股内侧浅静脉的静脉血外，注入股静脉前还接受腹壁浅静脉、阴部外静脉、旋髂浅静脉、股内侧浅静脉和股外侧浅静脉 5 条属支。在内踝前方，大隐静脉位置恒定且表浅，临床上常在此处进行静脉穿刺或静脉切开。大隐静脉也是下肢静脉曲张的好发部位。

（3）小隐静脉（small saphenous vein）：在足背外侧缘，起始于足背静脉弓，经外踝的后方，沿小腿后面上升至腘窝，注入腘静脉（图 10-44）。

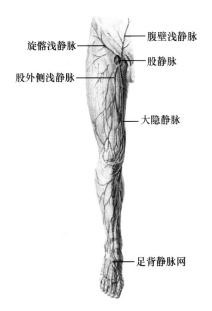

图 10-43 大隐静脉

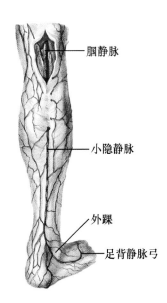

图 10-44 小隐静脉

2)盆部的静脉　与同名动脉伴行,收集同名动脉供血区的静脉血。

3)腹部的静脉　大多直接或间接注入下腔静脉(图10-29)。壁支与同名动脉伴行。主要的脏支如下。

(1)肾静脉(renal vein):与肾动脉伴行,汇入下腔静脉。左侧肾静脉比右侧的长,并接受左肾上腺静脉和左睾丸(卵巢)静脉。

(2)睾丸静脉(testicular vein):起于睾丸和附睾,在精索内形成蔓状静脉丛,最后合为睾丸静脉。右侧汇入下腔静脉,左侧向上成直角汇入左肾静脉。在女性则为卵巢静脉,其汇入处与男性相同。

(3)肝静脉(hepatic vein):有2~3支,在肝后缘处汇入下腔静脉。收集肝血窦回流的血液。

(4)肝门静脉(hepatic portal vein):肝门静脉(图10-45)为肝的功能性血管,长6~8 cm,由肠系膜上静脉和脾静脉在胰头后方汇合而成,向上经肝十二指肠韧带至肝门,分左、右两支入肝。它收集除肝以外腹腔内不成对器官的静脉血。肝门静脉的结构特点:起、止端均为毛细血管,主干及其属支内均无瓣膜,故在门静脉高压时,血液可逆流。

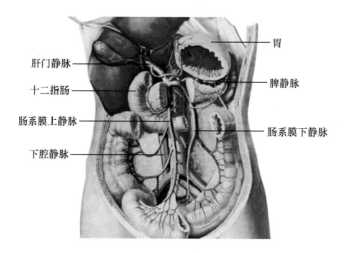

图10-45　肝门静脉系

肝门静脉的属支与上、下腔静脉之间有丰富的吻合,当肝门静脉血液因肝硬化等病变而回流受阻时,通过这些吻合可形成侧支循环(图10-46),因此,肝门静脉与上、下腔静脉的吻合有重要临床意义,其中主要吻合部位有3处(图10-47)。

①食管静脉丛:位于食管下端及胃贲门部,汇合成食管静脉入奇静脉。食管静脉丛与胃左静脉吻合,构成了肝门静脉与上腔静脉之间的交通。

②直肠静脉丛:位于直肠下段,汇入髂内静脉,与直肠上静脉吻合,构成肝门静脉与下腔静脉之间的交通。

③脐周静脉网:位于脐周皮下组织内,借胸腹壁浅、深静脉分别注入腋静脉和股静脉,通过附脐静脉构成肝门静脉与上、下腔静脉之间的交通。

正常情况下,上述3处的吻合支细小,血流量较少,各自分流到所属静脉系统。当肝门静脉血流受阻(如肝硬化)时,血液不能畅流入肝,而经过上述吻合支形成侧支循环,流入上、下腔静脉,回流入心。大量血液流经吻合部位的细小静脉,致使吻合支逐渐增粗而弯曲,出现食管静脉丛、直肠静脉丛和脐周静脉网曲张,一旦食管和直肠等处的静脉破裂,则出现呕血、便血,亦可导致脾和胃肠静脉淤血,出现脾大和腹腔积液等。

体循环的主要静脉总结见图10-48。

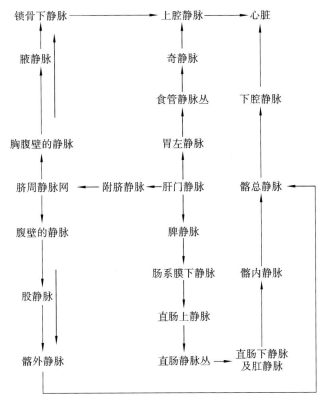

图 10-46　肝门静脉侧支循环示意图

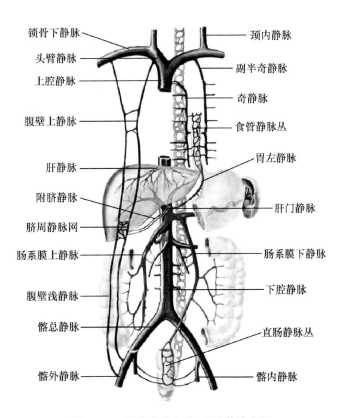

图 10-47　肝门静脉与上、下腔静脉交通

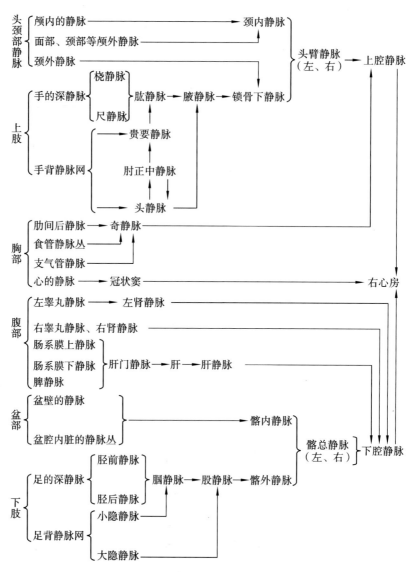

图 10-48　体循环主要静脉回流示意图

第二节　淋巴系统

案例导入

　　患者,女,47 岁,左乳房外上象限有一质硬、无痛性肿块。该区皮肤呈橘皮样改变,左侧乳头位置明显高于右侧。腋淋巴结增大、质硬。乳房钼靶正位片显示:左乳房外上象限可见边缘模糊的肿块,并可见多发性不规则钙化,邻近腺体分布较僵硬。临床诊断为乳腺癌。

思考：

1.左乳房外上象限的癌细胞经淋巴系统最易向何处转移？

2.病变区皮肤为什么会出现橘皮样改变？

一、概述

淋巴系统由淋巴管道、淋巴组织和淋巴器官构成（图10-49）。当血液经动脉流到毛细血管动脉端时，一些成分经毛细血管壁渗出到组织间隙形成组织液。组织液与细胞进行物质交换后，大部分组织液经毛细血管静脉端吸收入静脉，小部分含水分和大分子物质的组织液进入毛细淋巴管形成淋巴。淋巴沿各级淋巴管道向心流动，沿途经过淋巴结，最终在静脉角处汇入静脉。因此，淋巴系统是心血管系统的辅助系统，协助静脉对组织液进行引流。淋巴组织和淋巴器官还具有产生淋巴细胞、过滤淋巴以及参与免疫应答的功能。

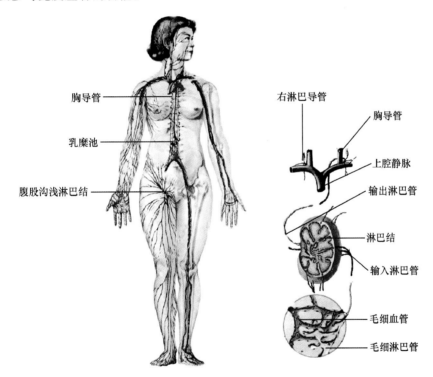

图10-49　全身的淋巴管和淋巴结

二、淋巴管道

淋巴管道由毛细淋巴管、淋巴管、淋巴干和淋巴导管组成（图10-50）。

（一）毛细淋巴管

毛细淋巴管以膨大的盲端起始于组织间隙，彼此吻合成毛细淋巴管网。毛细淋巴管管壁薄，仅由很薄的内皮细胞构成，内皮细胞之间间隙较大，且基膜不完整，其通透性大于毛细血管。除角膜、晶状体、脑等处外，毛细淋巴管几乎遍布全身。

（二）淋巴管

淋巴管由毛细淋巴管汇合而成，其管壁结构与静脉相似，但管壁更薄、瓣膜更多。淋巴管在向心走

Note

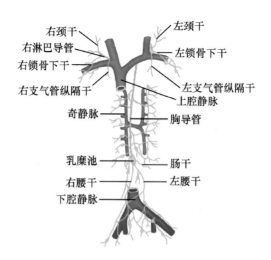

图 10-50　淋巴干及淋巴导管

行过程中,通常要穿过一个或多个淋巴结。淋巴管分为浅淋巴管和深淋巴管。浅淋巴管位于浅筋膜内,与浅静脉伴行;深淋巴管位于深筋膜内,与血管、神经伴行。浅淋巴管和深淋巴管之间吻合丰富。

知识拓展

临床护理应用

手指或脚趾如有外伤或感染灶,可在手、前臂或脚、小腿皮肤上出现一条或几条不规则的纵向红线,从伤口沿肢体向近端蔓延至附近淋巴结,此即为急性淋巴管炎,又称红线病。急性淋巴管炎是化脓性细菌从破损的皮肤或其他感染灶侵入后,沿淋巴管扩散引起的急性炎症。治疗急性淋巴管炎主要是处理原发感染,如手足外伤后感染或足部真菌感染,这时应抬高患肢,局部进行热敷,并应用青霉素等抗生素或清热解毒中药进行治疗。

(三)淋巴干

淋巴干由淋巴结的输出管最后汇合而成,共 9 条。左、右颈干由头颈部的淋巴管汇合而成;左、右锁骨下干由上肢和部分胸腹壁的淋巴管汇合而成;左、右支气管纵隔干由胸腔脏器和部分胸腹壁的淋巴管汇合而成;左、右腰干由下肢、盆部、会阴、腹腔成对脏器和部分腹壁的淋巴管汇合而成;肠干由腹腔内消化器官和脾被膜等处淋巴管汇合而成。

(四)淋巴导管

淋巴导管由 9 条淋巴干汇合而成,全身共有 2 条淋巴导管,即胸导管和右淋巴导管。

1.胸导管　全身最粗大的淋巴管道,长 30～40 cm。胸导管起自第 1 腰椎前方的乳糜池,该池为左、右腰干和肠干汇合形成的膨大部。胸导管自乳糜池起始向上穿膈的主动脉裂孔进入胸腔,经胸廓上口至颈根部,呈弓状向前下弯曲注入左静脉角。胸导管末端有一对瓣膜,可阻止静脉血逆流入胸导管。在胸导管注入左静脉角前收集左颈干、左锁骨下干以及左支气管纵隔干的淋巴。胸导管收集左侧上半身和全部下半身的淋巴。

2.右淋巴导管　位于右颈根,为一短干,长约 1.5 cm,由右颈干、右锁骨下干和右支气管纵隔干汇合而成,注入右静脉角。右淋巴导管收集右侧上半身的淋巴。

三、淋巴器官

(一)脾

脾是人体最大的淋巴器官,具有造血、储血和参与免疫应答的功能。

1. 位置和形态　脾位于左季肋区膈与胃底之间,与第9~11肋相对,其长轴与第10肋一致。正常情况下在左肋弓下缘不能触及脾。脾呈扁椭圆形,其内充满血液,呈暗红色,质软而脆,受到暴力打击易破裂出血。脾分为脏、膈两面,上、下两缘以及前、后两端。脏面为脾的内侧面,与胃底、左肾、左肾上腺和胰尾相邻;脏面凹陷,在近中央处为脾门,是脾的血管、神经等出入之处。膈面为脾的外侧面,光滑隆凸,与膈相对。上缘较锐,朝向前上方,前部常有2~3个切迹,称脾切迹,脾大时为触诊脾的标志;下缘较钝,朝向后下方。前端较宽,朝向前外方;后端钝圆,朝向后内方(图10-51)。

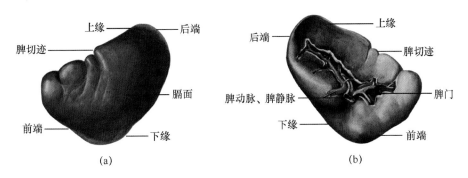

图 10-51　脾

2. 组织结构　脾含有大量淋巴组织,但其淋巴组织的分布规律与淋巴结不同。脾分为白髓、边缘区和红髓三部分(图10-52)。

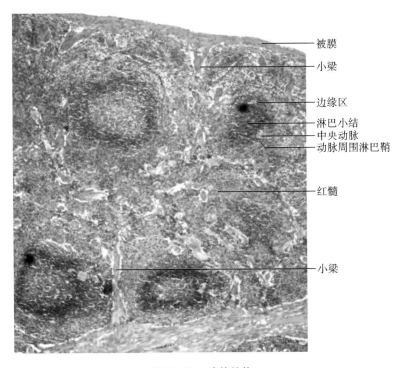

图 10-52　脾的结构

脾的被膜较厚,表面覆有间皮,被膜结缔组织伸入脾内形成小梁。被膜和小梁内有许多散在的平滑肌细胞,平滑肌细胞收缩可调节脾的血流量,小梁之间的网状组织构成脾淋巴组织的微细支架。

1)白髓　主要由淋巴细胞密集的淋巴组织构成,在新鲜脾的切面上呈分散的灰白色小点状,故称白髓。它又分为动脉周围淋巴鞘和淋巴小结两部分。①动脉周围淋巴鞘:围绕在中央动脉周围的弥散淋巴组织,由大量T细胞和少量巨噬细胞等构成。此区相当于淋巴结内的副皮质区,是胸腺依赖区。②淋巴小结:又称脾小体,主要由大量B细胞构成,较大的淋巴小结呈现生发中心的明区与暗区。健康人脾内淋巴小结很少,当抗原侵入脾内引起体液免疫应答时,淋巴小结大量增生,淋巴小结出现于边缘区和动脉周围淋巴鞘之间,使中央动脉常偏向鞘的一侧。

2)边缘区 位于白髓和红髓交界处,该区的淋巴细胞较白髓稀疏,但较脾索密集,并混有少量红细胞。此区含有 T 细胞及 B 细胞,并含有较多的巨噬细胞。边缘区也是脾内捕获抗原、识别抗原和诱发免疫应答的重要部位。

3)红髓 约占脾实质的 2/3,分布于被膜下、小梁周围及边缘区外侧,因含有大量血细胞,在新鲜脾切面上呈现红色。红髓由脾索及脾血窦组成。

①脾索:由富含血细胞的索状淋巴组织构成。脾索在脾血窦之间相互连接成网,内有 T 细胞、B 细胞和浆细胞,以及许多其他血细胞,是脾进行滤血的主要场所。

②脾血窦:形态不规则,相互连接成网。窦壁由一层长杆状的内皮细胞平行排列而成。内皮细胞之间有 $0.2\sim0.5\ \mu m$ 宽的间隙,脾索内的血细胞可经此穿越进入脾血窦。内皮外由不完整的基膜及环状网状纤维围绕,故脾血窦壁如同一种多孔隙的栏栅。脾血窦外侧有较多的巨噬细胞,其突起可通过内皮间隙伸向窦腔。

3.功能

1)滤血 脾内滤血的主要部位是脾索和边缘区,此两处含大量巨噬细胞,可吞噬和清除血液中的病原体和衰老的血细胞。当脾大或功能亢进时,红细胞破坏过多,可引起贫血。脾切除后,血液内的异形衰老红细胞大量增多。

2)免疫 脾内的淋巴细胞中 T 细胞占 40%,B 细胞占 55%,还有一些 NK 细胞。侵入血液内的病原体,如细菌、疟原虫和血吸虫等,可引起脾内免疫应答,脾的体积和内部结构也发生变化。

3)造血 胚胎早期的脾有造血功能,自骨髓开始造血后,脾逐渐变为一种淋巴器官,在抗原刺激下能产生大量淋巴细胞和浆细胞。但脾内仍有少量造血干细胞,当机体处于严重缺血等病理状态下,脾可以恢复造血功能。

4)储血 脾的储血能力较小,可储血约 40 ml,主要储于脾血窦内。脾大时其储血量也增大,当机体急需血液时,脾内平滑肌的收缩可将所储存的血液排入血液循环,脾随即缩小。

(二)胸腺

胸腺为中枢淋巴器官,位于胸骨柄的后方、上纵隔的前部(图 10-53)。其大小和结构随年龄增长发生明显改变。胸腺呈锥体状,分为不对称的左、右两叶,质地柔软。新生儿时期胸腺相对较大,随着年龄的增长胸腺继续发育增大,青春期以后胸腺开始萎缩退化。成人胸腺绝大部分被脂肪组织代替。

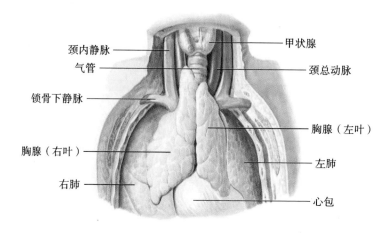

图 10-53 胸腺

1.组织结构 胸腺为薄片状软组织,表面有薄层结缔组织被膜。被膜伸入胸腺实质形成小叶间隔,将胸腺分成许多不完整的小叶。每个小叶分为皮质和髓质两部分。皮质内胸腺细胞密集,故着色较深;髓质含较多的上皮细胞,故着色较浅。髓质常在胸腺深部相互连接(图10-54)。

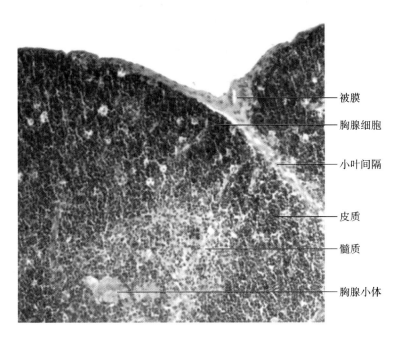

被膜
胸腺细胞
小叶间隔
皮质
髓质
胸腺小体

图 10-54 胸腺的结构

1)皮质 以上皮细胞为支架,间隙内有大量胸腺细胞和少量巨噬细胞等。

①上皮细胞:皮质的上皮细胞有被膜下上皮细胞和星形上皮细胞两种。被膜下上皮细胞能分泌胸腺素和胸腺生成素。星形上皮细胞即通常所称的上皮性网状细胞,细胞多具分支状突起,此种细胞不分泌激素,其细胞膜紧贴胸腺细胞,有诱导胸腺细胞发育分化的作用。

②胸腺细胞:即 T 细胞的前身,它们密集分布于皮质内,占皮质细胞总数的 $85\%\sim90\%$。淋巴干细胞迁入胸腺后,先发育为体积较大的早期胸腺细胞,再经增殖成为较小的普通胸腺细胞。普通胸腺细胞约占胸腺细胞总数的 75%,它们对抗原尚无应答能力。只有当离开胸腺到周围淋巴器官后才能行使其功能。

2)髓质 髓质含大量上皮细胞、少量胸腺细胞和巨噬细胞。上皮细胞包括髓质上皮细胞和胸腺小体上皮细胞两种。

①髓质上皮细胞:呈球形或多边形,胞体较大,是分泌胸腺素的主要细胞。

②胸腺小体上皮细胞:构成胸腺小体。胸腺小体由上皮细胞呈同心圆状包绕排列而成,是胸腺结构的重要特征。胸腺小体外周的上皮细胞较幼稚;近胸腺小体中心的上皮细胞较成熟,胞质中有较多的角蛋白,核逐渐退化;胸腺小体功能未明。

3)血-胸腺屏障 血液内的大分子物质不易进入胸腺皮质内,皮质的毛细血管及其周围结构具有屏障作用,称为血-胸腺屏障(图10-55)。血-胸腺屏障由下列数层构成:①连续性毛细血管,其内皮细胞间有完整的紧密连接;②内皮基膜;③毛细血管周隙,其中含有巨噬细胞;④上皮基膜;⑤连续的上皮细胞。

2.功能 胸腺是培育和选择 T 细胞的重要器官。胸腺的上皮细胞分泌的胸腺素和胸腺生成素均能促进胸腺细胞的分化。胸腺培育出的各种 T 细胞,经血流输送至周围淋巴器官和淋巴组织。胸腺有明显的年龄性变化。幼儿期的胸腺较大,重约 27 g,此后缓慢退化,皮质逐渐变薄,胸腺细胞数量减少,皮质与髓质的分界也变得不明显,胸腺小体增大,脂肪细胞逐渐增多。

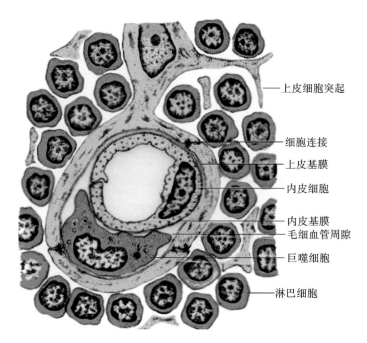

图 10-55　血-胸腺屏障模式图

右侧标注（从上到下）：
上皮细胞突起
细胞连接
上皮基膜
内皮细胞
内皮基膜
毛细血管周隙
巨噬细胞
淋巴细胞

（三）淋巴结

淋巴结是大小不等的圆形或椭圆形小体,质软,呈灰红色。

1.组织结构　淋巴结表面有薄层被膜,数条输入淋巴管穿过被膜通入被膜下淋巴窦。被膜结缔组织伸入实质形成小梁。淋巴结的一侧凹陷,称为淋巴结门,此处有较疏松的结缔组织伸入淋巴结内,血管、神经和输出淋巴管由此进出淋巴结。淋巴结门分支形成的小梁与从被膜伸入的小梁相互连接,构成淋巴结的支架。淋巴结分为皮质和髓质两部分(图 10-56)。

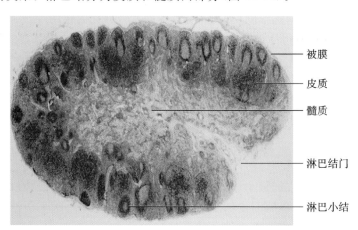

图 10-56　淋巴结的结构

右侧标注（从上到下）：
被膜
皮质
髓质
淋巴结门
淋巴小结

1)皮质　位于被膜下方,由浅层皮质、副皮质区及皮质淋巴窦构成(图 10-57)。①浅层皮质:皮质的 B 细胞区,由薄层的弥散淋巴组织及淋巴小结组成。淋巴小结中央染色较浅,常见细胞分裂,称生发中心。此处的淋巴细胞在细菌、病毒等抗原的刺激下,可分裂、分化,产生新的淋巴细胞。②副皮质区:位于皮质的深层,主要由 T 细胞聚集而成。新生动物切除胸腺后,此区不发育,故又称胸腺依赖区。细胞免疫应答时,此区细胞的分裂象增多,副皮质区迅速扩大。③皮质淋巴窦:包括被膜下淋巴窦和一些末端的小梁周窦,是淋巴结内淋巴流经的通路,窦壁由扁平的内皮细胞围成,窦内有许多巨噬细胞和网状细胞。

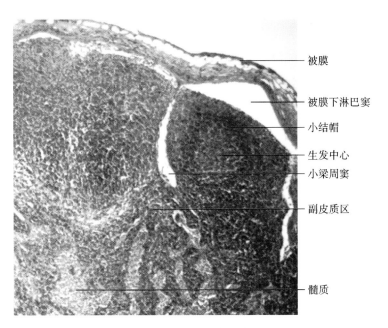

图 10-57 淋巴结皮质

2）髓质 由髓索及其间的髓窦组成（图 10-58）。髓索是相互连接的索状淋巴组织，内含 B 细胞及一些 T 细胞、浆细胞、肥大细胞及巨噬细胞。当淋巴回流区有慢性炎症时，髓索内的浆细胞明显增多。髓窦与皮质淋巴窦的结构相同，但较宽大，腔内的巨噬细胞较多，故有较强的过滤作用。

2. 功能

1）过滤淋巴液 侵入组织的病原体极易进入毛细淋巴管，再经淋巴回流进入淋巴结。淋巴流经淋巴窦时，窦内巨噬细胞可清除病原体，如对细菌的清除率可达 99％，但对病毒及癌细胞的清除率较低。

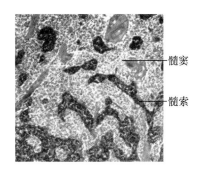

图 10-58 淋巴结髓质

2）进行免疫应答 抗原进入淋巴结后，巨噬细胞捕获与处理抗原，促使淋巴细胞发生转化而引起免疫应答。引起体液免疫应答时，淋巴小结增多增大，髓索内浆细胞增多；引起细胞免疫应答时，副皮质区明显扩大，效应 T 细胞输出增多。淋巴结内细胞免疫应答和体液免疫应答常同时发生，以哪一种为主，视抗原性质而定。

四、人体各部的淋巴引流

人体全身有 800 多个淋巴结，常聚集成群。四肢淋巴结大多位于关节的屈侧，体腔淋巴结大多沿血管干分布或位于器官门的附近。引流人体某一区域或某个器官淋巴的淋巴结群称为局部淋巴结，当某一区域或器官发生病变时，细菌、病毒或癌细胞沿淋巴管进入，导致局部淋巴结肿大。局部淋巴结肿大常反映其引流区域病变的存在。因此，掌握局部淋巴结的位置、收纳范围以及引流方向，对临床诊断和治疗某些疾病具有重要意义。

（一）头颈部的淋巴引流

1. 头部淋巴结 头部淋巴结多位于头部与颈部交界处（图 10-59），由后向前依次为枕淋巴结、乳突淋巴结、腮腺淋巴结、下颌下淋巴结和颏下淋巴结，主要引流头面部浅层的淋巴，其输出管直接或间接注入颈外侧深淋巴结。

2. 颈部淋巴结 颈部淋巴结主要为颈外侧浅淋巴结和颈外侧深淋巴结。颈外侧浅淋巴结在胸锁乳突肌的表面沿颈外静脉排列,收集头部与颈浅部的淋巴,其输出管注入颈外侧深淋巴结。颈外侧深淋巴结沿颈内静脉周围排列,直接或间接收集头颈部淋巴,其输出管汇合成颈干。左颈干注入胸导管,右颈干注入右淋巴导管。

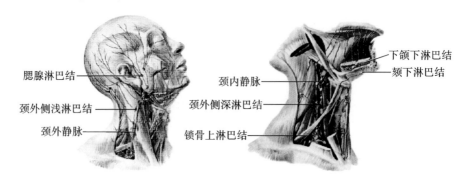

图 10-59　头颈部淋巴结

(二)上肢的淋巴引流

上肢淋巴结主要为腋淋巴结(图 10-60),位于腋腔内,围绕在腋血管的周围,根据排列位置分为外侧淋巴结、胸肌淋巴结、肩胛下淋巴结、中央淋巴结和尖淋巴结 5 群。腋淋巴结收集上肢、乳房、胸壁等处的淋巴,其输出管汇合成锁骨下干,左侧锁骨下干注入胸导管,右侧锁骨下干注入右淋巴导管。乳腺癌患者的癌细胞常经淋巴管转移至腋淋巴结。

(三)胸部的淋巴引流

胸部淋巴结包括胸壁淋巴结和胸腔脏器淋巴结。胸壁淋巴结主要为沿胸廓内血管排列的胸骨旁淋巴结,主要收集胸腹前壁及乳房内侧的淋巴(图 10-60);胸腔脏器淋巴结主要为支气管肺门淋巴结(图 10-61),因其位于肺门处,故又称肺门淋巴结。其输出管经气管支气管淋巴结注入气管周围的气管旁淋巴结。胸骨旁淋巴结与气管旁淋巴结的输出管汇合成支气管纵隔干。左侧支气管纵隔干注入胸导管,右侧支气管纵隔干注入右淋巴导管。肺癌患者的癌细胞常经淋巴管转移至肺门淋巴结。

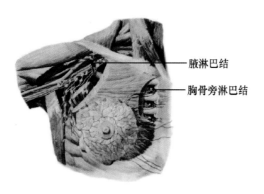

图 10-60　腋淋巴结和胸骨旁淋巴结

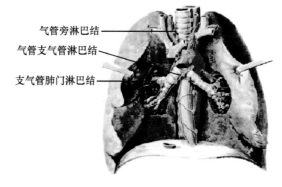

图 10-61　胸腔脏器淋巴结

(四)腹部的淋巴引流

腹部的淋巴结位于腹后壁和腹腔脏器周围,沿腹腔血管排列,包括腹壁淋巴结和腹腔脏器淋巴结。腹壁淋巴结主要为腰淋巴结,其在腹后壁沿腹主动脉和下腔静脉分布(图 10-62),收集腹后壁深层结构、腹腔内成对脏器及髂总淋巴结的淋巴,其输出管汇合成左、右腰干,注入乳糜池。腹腔脏器淋巴结主要为腹腔淋巴结、肠系膜上淋巴结和肠系膜下淋巴结,分别沿腹腔干、肠系膜上动脉根部和肠系膜下动脉根部排列,其输出管汇合成肠干,注入乳糜池。

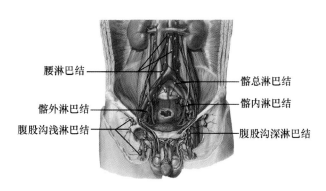

图 10-62　腹腔、盆腔和下肢的淋巴结

（五）盆部的淋巴引流

盆部的淋巴结主要为髂内淋巴结、髂外淋巴结及髂总淋巴结（图 10-62），分别沿同名血管排列。髂内淋巴结和髂外淋巴结收集同名动脉分布区域的淋巴，其输出管注入髂总淋巴结，髂总淋巴结的输出管注入腰淋巴结。

（六）下肢的淋巴引流

下肢的淋巴结主要为腹股沟浅淋巴结和腹股沟深淋巴结（图 10-62）。腹股沟浅淋巴结位于腹股沟皮下，收集腹前壁下部、会阴部、外生殖器的淋巴以及下肢大部分浅淋巴管的淋巴，其输出管注入腹股沟深淋巴结或髂外淋巴结。腹股沟深淋巴结位于股静脉根部周围，收集腹股沟浅淋巴结输出的淋巴以及下肢深部的淋巴，其输出管注入髂外淋巴结。

（张　伟）

在线答题

第十一章 感 觉 器

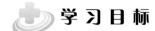

学习目标

1.知识目标:掌握眼球壁的组成及各部的形态结构特点;眼球的屈光装置;房水的形成及循环路径;前庭蜗器的组成。熟悉眼球外肌的名称、位置及作用;外耳道的位置、分部和弯曲;鼓膜的位置、形态和分部;鼓室的位置和鼓室六个壁的名称;咽鼓管的位置和开口。了解内耳的位置、分部及位置觉、听觉感受器的名称和位置;声波的传导途径;幼儿咽鼓管的形态特点。

2.能力目标:能够明确器官各部重要的结构、作用及意义。具有运用解剖学知识解决临床相关问题的能力。

3.素质目标:能够应用感觉器的器官结构与功能的相关知识,对相关疾病患者进行健康指导。

感觉器(sensory organ)是机体感受刺激的装置,是感受器(receptor)及其附属结构的总称。感受器的功能是接受内、外环境各种刺激,并把刺激转化为神经冲动,由感觉神经传入中枢,最后至大脑皮质,产生相应的感觉。

感受器可分为两类:①一般感受器,分布于全身各部,如触压觉、痛觉、温度觉等的感受器;②特殊感受器,只分布于头部,包括嗅觉、味觉、视觉、听觉和平衡觉的感受器。

第一节 视 器

视器(visual organ)又称眼(eye),具有屈光成像并将光波刺激转变为神经冲动的作用。其由眼球和眼副器两部分组成。

一、眼球

眼球(eyeball)位于眶内,由眼球壁和眼球内容物组成。眼球前面有眼睑,后面有视神经连于脑,周围有泪腺和眼球外肌等,并有眶脂体衬垫。前面最突出点称前极,后面最突出点称后极。前、后极的连线称眼轴。从瞳孔中央至视网膜中央凹的连线称视轴。眼轴与视轴呈锐角相交。

(一)眼球壁

眼球壁由外向内分外膜、中膜和内膜(图11-1)。

1.外膜或纤维膜(fibrous tunic) 由致密结缔组织构成,具有维持眼球形态和保护眼球的作用。可分为角膜和巩膜两部分。

(1)角膜(cornea):占外膜的前 1/6,无色透明,有屈光作用。角膜内无血管,但有丰富的神经末梢,对触觉和痛觉十分敏锐。正常角膜表面曲率各个方向是一致的。不同方向曲率出现差异,可导

210

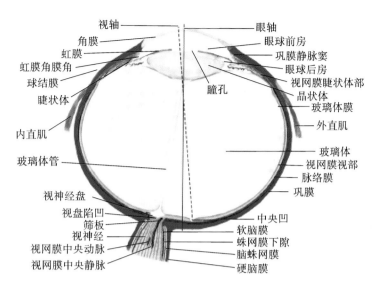

图 11-1　右眼水平切面

致眼球不同经线方向的屈光度不等,临床上称散光。

(2)巩膜(sclera):占外膜的后 5/6,不透明,呈乳白色。在巩膜与角膜交界处深部有一环形的巩膜静脉窦(图 11-2),是房水回流的途径。后方与视神经鞘相延续。

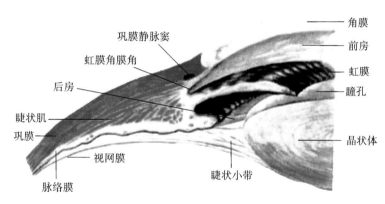

图 11-2　眼球水平切面(前部)

2. 中膜或血管膜　在外膜内面,含丰富的血管、神经和色素,呈棕黑色。其可分为虹膜、睫状体和脉络膜三部分。

(1)虹膜(iris):在中膜的最前部,为呈冠状位圆盘形的薄膜,中央有圆形的瞳孔。虹膜内有两种不同方向排列的平滑肌,环绕瞳孔周围的称瞳孔括约肌;呈放射状排列的称瞳孔开大肌。瞳孔可通过开大和缩小,调节进入眼球内的光线。

(2)睫状体(ciliary body):位于巩膜与角膜移行处的内面,是中膜最肥厚的部分。前面有睫状突。由睫状体发出睫状小带与晶状体相连。睫状体内有平滑肌,称睫状肌,该肌收缩或舒张可使睫状小带松弛或紧张,从而调节晶状体的曲度。

(3)脉络膜(choroid):占中膜的后 2/3,薄而柔软,外面与巩膜结合疏松,内面紧贴视网膜的色素层。其功能是输送营养物质并吸收眼内分散的光线,以免光线反射干扰视觉。

3. 内膜或视网膜　视网膜(retina)贴于中膜内面,分两层。外层为色素上皮层,由含大量色素的单层上皮组成。内层为神经层,含有感光细胞等多种神经细胞。感光细胞包括视锥细胞和视杆细胞,前者感受强光和颜色,后者感受弱光。视网膜自前向后可分为虹膜部、睫状体部和视部。前两部分无感光作用,称视网膜盲部。视部附着在脉络膜的内面,为视器的感光部分。视部的后部于视神经的起始，有白色圆形隆起，称视神经盘（optic disc），又称视神经乳头，此处无神经细胞，故称盲点。在视神经盘的颞侧稍下方约 3.5 mm 处有一黄色区域，称黄斑（macula lutea），其中央凹陷，称中央凹（central fovea）（图 11-3），是感光最敏锐的部位。

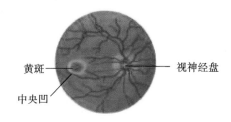

黄斑 ——

中央凹 ——

—— 视神经盘

图 11-3　右眼眼底

（二）眼球内容物

眼球内容物包括房水、晶状体和玻璃体。这些结构无色透明、无血管，具有屈光作用，它们与角膜共同组成眼的屈光系统。

1. 房水（aqueous humor）　无色透明的液体。由睫状体上皮分泌后自眼后房经瞳孔入眼前房，再经虹膜角膜角渗入巩膜静脉窦，最后汇入眼静脉。房水除屈光作用外，还具有营养角膜和晶状体以及维持眼内压的作用。虹膜与晶状体粘连或前房角狭窄等造成房水循环障碍时，眼内压增高，可致视力减退或失明，临床上称青光眼。

2. 晶状体（lens）　位于虹膜后方、玻璃体前方。其借睫状小带与睫状体相连，形似双凸透镜，无色透明，具有弹性，无血管、神经。晶状体因疾病或创伤而变混浊时，称为白内障。

晶状体是唯一可调节的屈光装置。当视近物时，睫状肌收缩，睫状体向前内移位，使睫状小带放松，晶状体因本身的弹性变凸，屈光力加强，使物像能聚焦于视网膜上。视远物时与此相反。随着年龄的增长，晶状体逐渐变大、变硬，弹性减退，以及睫状肌逐渐萎缩，晶状体调节功能减弱，视近物时，晶状体曲度不能相应增大，导致视物不清，俗称老花眼。

3. 玻璃体（vitreous body）　无色透明的凝胶状物质，位于晶状体与视网膜之间，除屈光作用外，尚有支撑视网膜的作用。若玻璃体发生混浊，可影响视力，临床上称"飞蚊症"；若支撑作用减弱，可导致视网膜剥离。

二、眼副器

眼副器包括眼睑、结膜、泪器、眼球外肌、眶脂体及筋膜等结构（图 11-4），起保护、运动和支持作用。

（一）眼睑

眼睑（palpebra）分上睑和下睑，位于眼球前方，有保护眼球的作用。上、下睑之间的裂隙称睑裂。睑裂的内、外侧端分别称内眦和外眦。上、下睑的内侧端各有一小突起，突起的顶部有一小孔，称泪点。眼睑的游离缘称睑缘，睑缘上生长有睫毛，睫毛根部有睫毛腺，此腺的急性炎症即睑腺炎。

眼睑的结构分 5 层，由外向内依次为皮肤、皮下组织、肌层、睑板和睑结膜（图 11-5）。皮肤薄，皮下组织疏松，故可因积水或出血而肿胀。肌层主要是眼轮匝肌，收缩时闭合睑裂。睑板（tarsus）由致密结缔组织构成，呈半月形。睑板内有睑板腺，开口于睑缘，分泌油样液体，有润滑睑缘防止泪液外溢的作用。睑板腺导管阻塞时，形成睑板腺囊肿。

（二）结膜

结膜（conjunctiva）为薄而透明的黏膜，富含血管。其分睑结膜和球结膜。睑结膜位于眼睑后面，球结膜覆盖在巩膜前面，上、下睑的睑结膜与球结膜移行处分别形成结膜上穹和结膜下穹。结膜

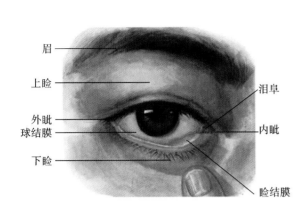

图 11-4　右眼前面观

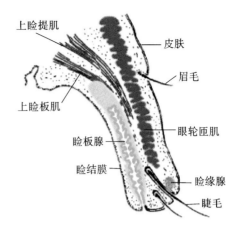

图 11-5　眼睑的结构

围成的囊状腔隙称结膜囊,通过睑裂与外界相通。

（三）泪器

泪器(lacrimal apparatus)包括泪腺和泪道(图 11-6)。

1. 泪腺(lacrimal gland)　位于眶的泪腺窝内,有 10～20 条排泄管,开口于结膜上穹的外侧部,泪腺分泌泪液湿润和清洁角膜,冲洗结膜囊内异物,保护眼球。泪液含有溶菌酶,有杀菌作用。

2. 泪道　包括泪点(lacrimal punctum)、泪小管(lacrimal ductule)、泪囊(lacrimal sac)和鼻泪管(nasolacrimal canal)。泪点是泪小管的入口。泪小管在眼睑皮下,起于泪点,上、下各一,先分别向上或向下,然后转折向内侧开口于泪囊。泪囊位于泪囊窝内,下端移行为鼻泪管。鼻泪管上接泪囊,下端开口于下鼻道前部。

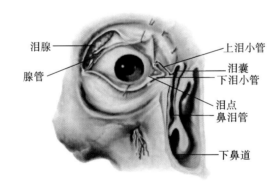

图 11-6　泪器

（四）眼球外肌

眼球外肌包括 6 条运动眼球的肌(即内直肌、外直肌、上直肌、下直肌、上斜肌和下斜肌)和 1 条上睑提肌,都是骨骼肌(图 11-7、图 11-8)。上睑提肌沿眶上壁向前,止于上睑,收缩时提上睑,开大睑裂。4 条直肌和上斜肌都起于视神经管周围的总腱环,只有下斜肌起于眶下壁的前内侧部,全部止于眼球巩膜。内直肌可使眼球转向内侧,外直肌可使眼球转向外侧,上直肌可使眼球斜向上内,下直肌可使眼球斜向下内,上斜肌可使眼球斜向外下,下斜肌可使眼球斜向外上。眼球向各个方向的灵活转动,是数条肌协同作用的结果。

三、眼的血管

1. 眼的动脉　分布于视器的动脉主要为眼动脉(ophthalmic artery)。眼动脉起于颈内动脉,经

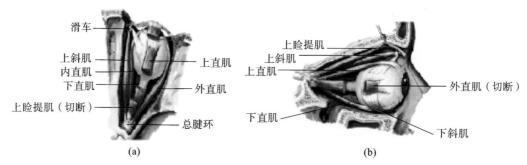

图 11-7　眼球外肌

（a）眼球外肌（上面观）；（b）眼球外肌（外侧面观）

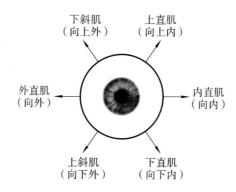

图 11-8　眼球外肌作用示意图（右侧）

视神经管入眶，其中主要分支是视网膜中央动脉（central artery of retina）。它于眼球后方穿入神经内，沿视神经中轴行至视神经盘，分成 4 支，即视网膜鼻侧上、下小动脉和视网膜颞侧上、下小动脉，营养视网膜内层。临床常用检眼镜观察此动脉，以帮助诊断某些疾病。

2. 眼的静脉　眼的静脉与同名动脉伴行，收集视网膜的血液，主要有眼上静脉和眼下静脉。眼上静脉向后经眶上裂注入海绵窦。眼下静脉向后分 2 支，一支入眼上静脉，另一支经眶下裂入翼静脉丛。眼静脉无静脉瓣，向前经内眦静脉与面静脉吻合，向后汇入海绵窦。因此，面部感染时，病原体可经此途径侵入颅内，引起颅内感染。

第二节　前庭蜗器

前庭蜗器（vestibulocochlear organ），又称耳（ear），感受位置觉和听觉，故称位听器。其包括外耳、中耳和内耳三部分（图 11-9）。

一、外耳

外耳（external ear）包括耳郭、外耳道和鼓膜三部分。

（一）耳郭

耳郭（auricle）位于头部两侧，主要由皮肤和弹性软骨构成，有收集声波的作用。下方的小部分称耳垂，内无软骨，仅含结缔组织和脂肪，是临床采血的常用部位。耳郭的游离缘称耳轮，中部的深窝内有外耳门，外耳门前外方有耳屏。

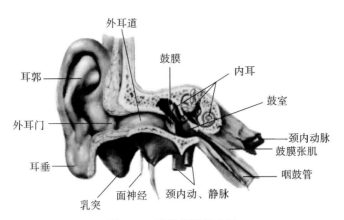

图 11-9　前庭蜗器模式图

(二)外耳道

外耳道(external acoustic meatus)为长约 2.5 cm 的盲管,外口称外耳门,底由鼓膜(图 11-10)构成,分外侧 1/3 的软骨部和内侧 2/3 的骨部。外耳道呈"S"形弯曲,由外向内,先斜向后上,后斜向前下。检查外耳道和鼓膜时应向后上方牵拉耳郭,可使外耳道变直。但检查婴儿时须将耳郭向后下方牵拉。外耳道皮肤内有盯聍腺,分泌物称盯聍。外耳道皮下组织稀少,皮肤与骨膜和软骨膜结合紧密,故炎症肿胀时疼痛剧烈。

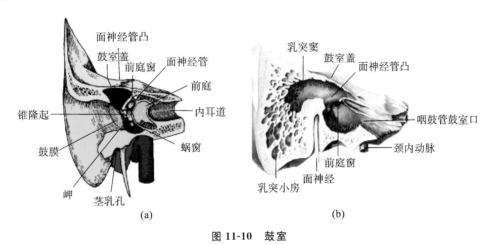

(a)　(b)

图 11-10　鼓室

(a)经内耳门和外耳门切面;(b)经乳突和咽鼓管切面

(三)鼓膜

鼓膜(tympanic membrane)是位于外耳道底与中耳鼓室之间的椭圆形半透明薄膜(图 11-11)。在外耳道底呈倾斜位,外面朝向前下外方,与外耳道略成 45°角;中心向内凹陷,为锤骨柄,末端附着处称鼓膜脐(umbo of tympanic membrane)。鼓膜上 1/4 为松弛部,活体呈淡红色;下 3/4 为紧张部,活体呈灰白色,其前下方有一三角形反光区,称光锥。

二、中耳

中耳(middle ear)包括鼓室、咽鼓管、乳突窦和乳突小房。

(一)鼓室

鼓室(tympanic cavity)是颞骨岩部内含气的不规则小腔,内衬黏膜,鼓室内有 3 块听小骨和 2 块听小骨肌(图 11-12)。

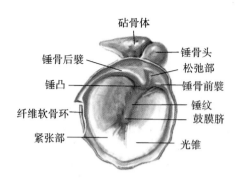

图 11-11　鼓膜

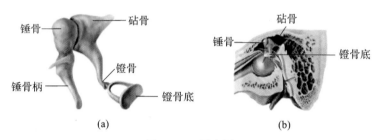

（a）　　　　　　　　　　　　（b）

图 11-12　听小骨

（a）听小骨的形态；（b）听小骨的位置

1. 鼓室壁　鼓室有 6 个壁。

（1）上壁：称盖壁，即鼓室盖，为一薄层骨板，分隔鼓室与颅中窝。

（2）下壁：称颈静脉壁，借薄层骨板与颈内静脉起始处分隔。

（3）前壁：称颈动脉壁，其上部有咽鼓管的开口。

（4）后壁：称乳突壁，上部有乳突窦的开口，由此经乳突窦与乳突小房相通。乳突窦口稍下方有一锥形突起，称锥隆起，内藏镫骨肌。

（5）外侧壁：称鼓膜壁，主要由鼓膜构成，借鼓膜与外耳道分隔。中耳炎时脓液可破坏鼓膜，造成鼓膜穿孔。

（6）内侧壁：称迷路壁，即内耳的外侧壁。此壁的中部隆凸，称岬。岬的后上方有前庭窗（fenestra vestibule），被镫骨底封闭。后下方有蜗窗（fenestra cochleae），被第二鼓膜封闭。前庭窗后上方有面神经管凸，管内有面神经通过，在中耳炎或施行中耳内手术时易伤及面神经。

2. 听小骨　从外向内依次有锤骨、砧骨和镫骨。三骨相互连接于鼓膜和前庭窗之间，当声波振动鼓膜时，三块听小骨的连续运动使镫骨底在前庭窗上来回摇动，将声波的振动传入内耳。

3. 听小骨肌

（1）鼓膜张肌：位于咽鼓管上方，止于锤骨柄，该肌收缩可紧张鼓膜。

（2）镫骨肌：位于锥隆起内，止于镫骨，作用是牵拉镫骨底向外方，以减小镫骨传向内耳的压力。

（二）咽鼓管

咽鼓管（pharyngotympanic tube）为连通咽与鼓室之间的管道，近鼓室的 1/3 段为骨部，近咽的 2/3 段为软骨部，其内侧端开口于鼻咽部侧壁的咽鼓管咽口，主要功能是维持鼓膜内外气压的恒定，以保证鼓膜正常振动。幼儿的咽鼓管较成人短而平，故咽部感染易沿咽鼓管蔓延到鼓室，引起化脓性中耳炎。

（三）乳突窦和乳突小房

乳突窦（mastoid antrum）是连于乳突小房与鼓室之间的腔隙。乳突小房是颞骨乳突内许多互相连通的含气小腔。

三、内耳

内耳(internal ear)又称迷路,位于颞骨岩部内,介于鼓室与内耳道底之间。迷路形状不规则,结构复杂,包括骨迷路和膜迷路。骨迷路为骨性隧道,膜迷路套在骨迷路内,由互相连通的膜性小管和小囊组成。膜迷路内、外充满液体,分别为内淋巴和外淋巴。内、外淋巴互不相通。位置觉、听觉感受器即位于膜迷路内。

(一)骨迷路

骨迷路(bony labyrinth)由后外向前内分骨半规管、前庭、耳蜗三部分(图 11-13)。

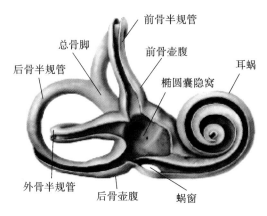

图 11-13　骨迷路

1. 骨半规管(bony semicircular canal)　骨半规管是三个"C"形的相互垂直排列的半环形小管,分别称前、后、外骨半规管。每管有两个脚,其中一脚膨大形成骨壶腹。前、后两个骨半规管的另一脚合成一个总脚,因此三个骨半规管共有五个脚分别通向前庭。

2. 前庭(vestibule)　位于骨迷路中部呈椭圆形的腔隙,外侧壁有前庭窗和蜗窗。前部有一大孔与耳蜗相通,后壁有 5 个孔与 3 个骨半规管相通。

3. 耳蜗(cochlea)　位于前庭的前方,形似蜗牛壳。其尖端称蜗顶,朝向前外侧。蜗底朝向后内侧,对向内耳道。耳蜗的骨性中轴称蜗轴,蜗轴伸出的骨片称骨螺旋板,伸入骨螺旋管内,并与膜迷路的蜗管相连,将蜗螺旋管分为上方的前庭阶和下方的鼓阶,两阶的外淋巴在蜗顶借蜗孔相通(图 11-14)。

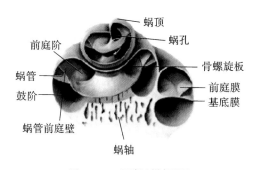

图 11-14　耳蜗(纵切面)

(二)膜迷路

膜迷路(membranous labyrinth)为套在骨迷路 3 个部分内的膜性小管和小囊(图 11-15),借纤维束固定于骨迷路的壁上。

1. 膜半规管(semicircular duct)　套在同名骨半规管内的膜性细管,其形态与骨半规管相似。膜

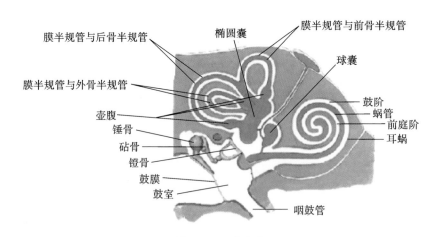

图 11-15　膜迷路

半规管在骨壶腹内的部分膨大，称膜壶腹。膜壶腹壁上有壶腹嵴（crista ampullaris），是位置觉感受器。3 个壶腹嵴相互垂直能感受头部旋转变速运动的刺激。

2. 椭圆囊（utricle）和球囊（saccule）　椭圆囊位于后上方，与膜半规管的 5 个小孔相通。球囊位于前下方，与蜗管相通。囊壁内面均有斑状隆起，分别称椭圆囊斑和球囊斑，是位置觉感受器，感受直线运动的刺激。

3. 蜗管（cochlear duct）　蜗管套在蜗螺旋管内。蜗管的横断面呈三角形，上壁为前庭膜；外侧壁贴在蜗管骨壁上，表面为血管纹上皮；下壁为基底膜（螺旋膜），在基底膜上有突向蜗管内腔的隆起，称螺旋器（spiral organ），为听觉感受器。

四、声波的传导途径

声波的传导途径有两条，一是空气传导，二是骨传导。正常情况下以空气传导为主。

1. 空气传导　声波→外耳道→鼓膜→中耳（锤骨→砧骨→镫骨）→前庭窗→内耳外淋巴（前庭阶）→蜗管内淋巴→基底膜螺旋器→听神经→听觉中枢。

2. 骨传导　声波经颅骨和骨迷路传导，导致内耳的内淋巴波动，刺激螺旋器产生神经冲动而引起听觉。由于没有听小骨的放大作用，骨传导产生的声音微弱。

（张　斌）

第十二章 神 经 系 统

学习目标

1.知识目标:掌握脊髓、脑的位置、形态、内部结构和功能;脑和脊髓的被膜、血管以及脑脊液循环与神经传导通路的组成;脊神经的组成和各神经丛的组成、位置及主要神经分支分布。理解神经系统的组成和功能;各脑室的位置和通连关系;血脑屏障、神经传导通路、自主神经的概念;脑神经的名称、性质和分布;内脏运动神经和内脏感觉神经的形态结构特征和分布。了解基底核的位置和组成;脑和脊髓的血液供应;内脏神经的分布。

2.能力目标:能在活体上确认脑、脊髓以及主要神经干的位置;具有运用神经系统的解剖学知识理解临床相关问题的能力,例如,高血压脑出血时为什么会出现"三偏"症状?

3.素质目标:认识神经系统在人体整体中的主导作用;培养善于思考、敬畏生命、敬畏科学、敬畏职业规章的素养。

神经系统(nervous system)是机体内起主导作用的系统。内、外环境的各种信息,由感受器接收后,通过周围神经传递到脑和脊髓的各级中枢进行整合,再经周围神经控制和调节机体各系统器官的活动,以维持机体与外环境的相对平衡。中枢神经系统中的人脑是产生意识的物质基础,是人类区别于动物最主要的特征。神经系统结构与功能的异常会严重影响人体各系统的正常活动。

案例导入

《感动中国》2020年度人物张定宇颁奖辞:步履蹒跚与时间赛跑,只想为患者多赢一秒,身患绝症与新冠周旋,顾不上亲人已经沦陷。这一战,你矗立在死神和患者之间。那一晚,歌声飘荡在城市上空,我们用血肉筑成新的长城。

思考:

1.张定宇患的是什么疾病? 主要损伤了哪些结构?

2.从张定宇的事迹中你对"医者精神"有何认识?

案例解析

Note

第一节　神经系统概述

一、神经系统区分

神经系统分为中枢部和周围部。中枢部即中枢神经系统(central nervous system,CNS),又称

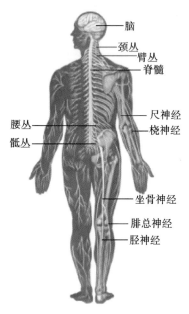

图 12-1　神经系统的组成

神经系统中枢部,由脑(brain)和脊髓(spinal cord)组成,分别位于颅腔和椎管内,并在枕骨大孔处彼此续连。脑分为六部分,即端脑、间脑、中脑、脑桥、延髓和小脑。周围部即周围神经系统(peripheral nervous system),是指与脑和脊髓相连的神经,即脑神经、脊神经和内脏神经,脑神经 12 对,脊神经 31 对。脑神经与脑相连,脊神经与脊髓相连,内脏神经通过脑神经和脊神经附于脑和脊髓。根据周围神经在各器官、系统中的分布不同,周围神经系统可分为躯体神经(somatic nerve)和内脏神经(visceral nerve)。躯体神经分布于体表、骨、关节和骨骼肌;内脏神经分布于内脏、心血管、平滑肌和腺体(图 12-1)。

周围神经有运动成分和感觉成分,分别称为运动神经和感觉神经,或传出神经和传入神经。内脏神经分布于心肌、平滑肌和腺体,不受主观意识控制,内脏运动神经又称为自主神经或植物神经。内脏运动神经依其结构及生理功能和药理特点的不同,分为交感神经和副交感神经。

二、神经系统的活动方式

神经系统的基本活动方式是反射。神经系统在调节机体的活动中接受内、外环境的刺激并做出适宜的反应,这种神经调节过程称为反射。反射活动的结构基础是反射弧,包括 5 个环节,即感受器、传入(感觉)神经、中枢、传出(运动)神经和效应器(图 12-2)。一般的反射弧,在传入和传出神经元之间有一个或多个中间神经元参加,中间神经元越多,引起的反射活动就越复杂。人类大脑皮质的思维活动,就是通过大量中间神经元极为复杂的反射活动来完成的。如果反射弧任何一部分受损,反射即出现障碍。

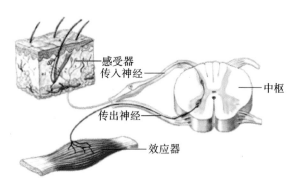

图 12-2　反射弧示意图

三、神经系统的常用结构术语

灰质(gray matter)：在中枢神经系统内,由神经元胞体和树突集聚而成,色泽灰暗。位于大脑和小脑表层的灰质,称为皮质(cortex)。

白质(white matter)：在中枢神经系统内,由神经纤维集聚而成,因多数纤维具有髓鞘而呈白色,故而得名。位于大脑和小脑的白质因被皮质包绕而位于深部,称为髓质(medulla)。

神经核(nucleus)：在中枢神经系统内,由功能相同的神经元胞体集聚而成的团块状结构。

纤维束：在中枢神经系统内,起止和功能基本相同的神经纤维集聚在一起形成的束状结构。

网状结构：在中枢神经系统内,由灰质和白质混合而成。神经纤维交织成网状,灰质团块散在其中。

神经节(ganglion)：在周围神经系统内,由功能相同的神经元胞体集聚在一起形成的结构。

神经(nerve)：在周围神经系统内,神经纤维集聚而成的条索状结构。

第二节　中枢神经系统

一、脊髓

(一)脊髓的位置与外形

脊髓(spinal cord)位于椎管内,并被三层被膜包绕。上端在枕骨大孔处与延髓相续,成人下端达第1腰椎下缘平面(女性达第2腰椎下缘平面,新生儿可达第3腰椎下缘平面),全长42～45 cm,约占椎管全长的2/3。脊髓呈前后稍扁的圆柱形,最宽处的直径仅为1 cm左右；重约35 g。脊髓全长粗细不匀,呈现两个膨大。上位者为颈膨大(cervical enlargement),连有到上肢的臂丛神经；下位者为腰骶膨大(lumbosacral enlargement),连有到盆部及下肢的神经。脊髓下端在第1腰椎平面变细,呈圆锥状,称为脊髓圆锥(conus medullaris)。脊髓圆锥向下续连由结缔组织(软脊膜)构成的银灰色细丝,称为终丝(filum terminale),在第2骶椎水平被硬脊膜包裹,终于尾骨背面(图12-3)。

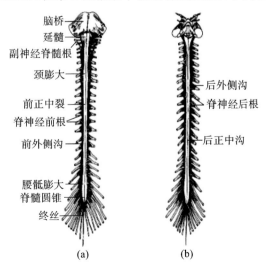

脑桥
延髓
副神经脊髓根
颈膨大
前正中裂
脊神经前根
前外侧沟
腰骶膨大
脊髓圆锥
终丝
后外侧沟
脊神经后根
后正中沟

(a)　(b)

图 12-3　脊髓的外形
(a)脊髓前面；(b)脊髓后面

脊髓表面有 6 条纵沟，即前面的前正中裂，较深；后面的后正中沟，较浅；左、右前外侧沟和左、右后外侧沟。前外侧沟自上而下连有 31 对脊神经的前根，后外侧沟自上而下连有 31 对脊神经的后根。每对脊神经所连的一段脊髓称为一个脊髓节段，即 8 个颈节（C）、12 个胸节（T）、5 个腰节（L）、5 个骶节（S）和 1 个尾节（Co）。脊神经的前根由运动纤维组成，后根由感觉纤维组成，每侧的前、后根在椎间孔处合并成脊神经。在合并前的后根处有一膨大，称为脊神经节（spinal ganglion），由感觉神经元的胞体集聚而成（图 12-4）。

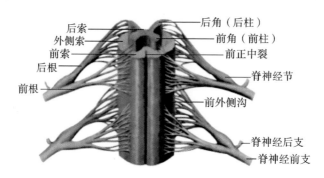

图 12-4　脊髓（横切面）和脊神经根

从胚胎 4 个月开始，人体脊柱的生长速度比脊髓快，致使成人脊髓与脊柱的长度不相等，以致脊髓的节段与脊柱的节段并不完全对应。了解椎骨与脊髓的对应位置，在临床上有一定的意义。如在创伤中，可凭借受伤的椎骨位置来推测脊髓可能受损的节段。在成人，椎骨与脊髓的对应位置关系如下：上颈髓（C1～C4）大致与同序数椎骨相对应；下颈髓（C5～C8）和上胸部脊髓（T1～T4）与同序数椎骨的上一节椎体平对；中胸部的脊髓（T5～T8）约与同序数椎骨上方第 2 节椎体平对；下胸部脊髓（T9～T12）约与同序数椎骨上方第 3 节椎体平对；腰髓平对第 11～12 胸椎；骶髓和尾髓约平对第 1 腰椎（图 12-5）。因此，腰、骶、尾部的脊神经前、后根在通过相应的椎间孔离开脊柱以前，在椎管内向下走行一段距离形成马尾（cauda equina）。成人椎管内在相当于第 1 腰椎以下已无脊髓而只有马尾（图 12-6）。为安全起见，临床上常选择第 3、4 或第 4、5 腰椎棘突之间进针行蛛网膜下隙穿刺以引流脑脊液或注射麻醉药物。

（二）脊髓的内部结构

脊髓正中央有细长的中央管，管腔内面衬以室管膜细胞。围绕中央管可见"H"形或蝶形的灰质。每一侧灰质分别向前、后方向伸出前角和后角，在胸髓和上部腰髓（T1～L3）还可见向外伸出的细小的侧角。位于中央管周围、连接双侧的灰质称为灰质连合。白质借脊髓的纵沟分为三个索。前正中裂与前外侧沟之间的为前索，前、后外侧沟之间的为外侧索，后外侧沟与后正中沟之间的为后索。在中央管前方，左、右前索间有纤维横越，称为白质前连合。在灰质后角基部外侧与外侧索白质之间，灰、白质混合交织，此处称为网状结构（图 12-7）。

1. 中央管　位于脊髓正中，向上与第四脑室相通，向下在脊髓末端扩大形成终室。

2. 灰质　脊髓灰质由大量大小、形态不同的多极神经元组成。各种功能相同的神经元聚集成簇或成层沿脊髓的纵轴排列，又称为灰质柱或神经核。

（1）前角：又称前柱，主要由前角运动神经元构成。前角运动神经元为大、中型多极神经元，分为两类：α 运动神经元，属大型神经元，支配梭外骨骼肌纤维；γ 运动神经元，属中型神经元，支配肌梭的梭内肌纤维。另外，前角内还有许多小型的中间神经元，其中一种称为闰绍（Renshaw）细胞，参与形成回返性抑制环路。

（2）后角：又称后柱，主要由联络神经元构成。后角固有核占后角的大部分，由大、中型神经元构成，轴突形成白质的上行纤维束。

（3）侧角：又称侧柱，由中、小型神经元构成，见于脊髓 T1～L3 节段，内含交感神经元；在脊髓

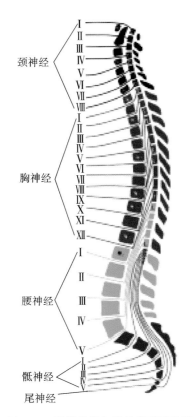

图 12-5　脊髓节段与椎骨的对应关系

颈神经：Ⅰ Ⅱ Ⅲ Ⅳ Ⅴ Ⅵ Ⅶ Ⅷ

胸神经：Ⅰ Ⅱ Ⅲ Ⅳ Ⅴ Ⅵ Ⅶ Ⅷ Ⅸ Ⅹ Ⅺ Ⅻ

腰神经：Ⅰ Ⅱ Ⅲ Ⅳ Ⅴ

骶神经

尾神经

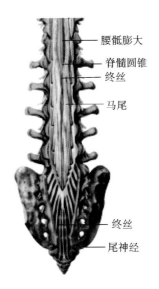

图 12-6　终丝与马尾

腰骶膨大
脊髓圆锥
终丝
马尾
终丝
尾神经

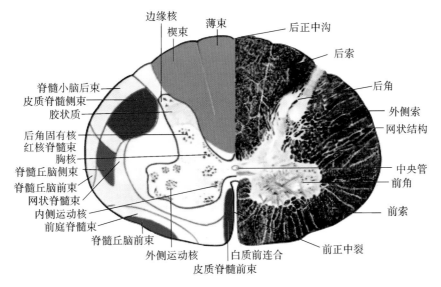

图 12-7　脊髓颈段（横切面）

边缘核　薄束
楔束
后正中沟
后索
后角
外侧索
网状结构
中央管
前角
前索
前正中裂
白质前连合
皮质脊髓前束
外侧运动核
脊髓丘脑前束
前庭脊髓束
内侧运动核
网状脊髓束
脊髓丘脑前束
脊髓丘脑侧束
胸核
红核脊髓束
后角固有核
胶状质
皮质脊髓侧束
脊髓小脑后束

S2～S4 节段，相当于侧角的部位，由小型神经元组成骶副交感核，内含副交感神经元。

3. 白质　脊髓白质的前索、后索和外侧索都由不同的上行或下行的纤维束构成。有一些纤维束的精确分界目前并不十分明确，而且许多纤维束之间是相互重叠的。

在脊髓白质中上、下行的纤维数量很多，大致可分为三类：①长上行纤维，其分别投射到丘脑、小脑和脑干的许多核团；②长下行纤维，从大脑皮质或脑干内的有关核团投射到脊髓；③短的脊髓固有纤维，这些纤维把脊髓内部各节段联系起来。脊髓固有纤维本身含有上、下行两个方向的纤维，它们主要紧靠脊髓灰质分布，共同组成脊髓固有束。在脊髓固有束中，有的纤维联系距离较远的脊髓节段,纤维相对较长;有的则联系邻近的节段甚至限于本节内,纤维相对较短。

1)上行传导束

(1)薄束和楔束:占据白质后索,是同侧后根内侧部纤维的直接延续。薄束起自同侧中段胸髓(约相当于T5节段)以下脊神经节细胞的中枢突,楔束起自同侧中段胸髓(约相当于T4节段)以上的脊神经节细胞的中枢突。因此,只有在颈髓及上段胸髓的横切面上才能在后索看到位于内侧部的薄束和外侧部的楔束;在中段胸髓(约相当于T4节段)以下,后索全由薄束所占据。薄束止于延髓的薄束核,楔束止于延髓的楔束核。薄束和楔束分别向脑部传导来自躯干和四肢的本体感觉(肌、腱、骨骼、关节的位置觉、运动觉和振动觉)以及精细或辨别性触觉(如辨别两点距离和物体纹理粗细)。脊髓后索病变的患者,在不能借助视觉(如闭眼或黑夜)时,就难以确定自身关节的位置和运动状况,出现站立不稳、行动不协调及不能辨别所触摸物体的性状等。

(2)脊髓丘脑束:此束位于外侧索前半部和一部分前索白质。脊髓丘脑束起始于灰质后角神经元,纤维在白质前连合交叉到对侧,在上一节对侧白质前索和外侧索上行,分别形成脊髓丘脑前束和脊髓丘脑侧束,止于背侧丘脑。脊髓丘脑束传导对侧躯干和四肢的痛觉、温觉(脊髓丘脑前束)和粗触觉、压觉(脊髓丘脑侧束)。

2)下行传导束

(1)皮质脊髓束:脊髓内最大的下行束。此束起源于大脑皮质躯体运动中枢的运动神经元,纤维下行至延髓下部的锥体,大部分交叉到对侧脊髓侧索的后部下行,称为皮质脊髓侧束。下行过程中,此束沿途发出纤维,止于同侧脊髓灰质前角运动神经元。在延髓没有交叉的少数皮质脊髓束纤维行于脊髓前索,居正中裂两侧,称为皮质脊髓前束。皮质脊髓前束止于双侧灰质前角运动神经元。皮质脊髓束的主要功能是完成大脑皮质对脊髓的直接控制,管理躯干和四肢骨骼肌的随意运动。

(2)其他下行纤维束还包括红核脊髓束、前庭脊髓束、网状脊髓束等,主要参与对躯干和四肢肌肉运动的控制。

(三)脊髓的功能

1. 传导功能 脊髓是脑与躯干、四肢感受器和效应器联系的枢纽。脊髓内上、下行纤维束是实现传导功能的重要结构。

2. 反射功能 脊髓各节段均能单独或与邻近节段共同构成反射中枢。脊髓的反射功能是对来自内、外刺激所产生的不随意性反应,如膝反射等。脊髓内还有内脏反射的低级中枢,如排便、排尿反射中枢等,当脊髓受损时可引起排尿、排便等功能障碍。

> **知识拓展**
>
> 截瘫(paraplegia),为瘫痪的一种类型。脊髓颈膨大以上横贯性病变引起的截瘫为高位截瘫,第3胸椎以下的脊髓损伤所引起的截瘫为双下肢截瘫。脊髓损伤急性期,受伤平面以下双侧肢体感觉、运动、反射等消失,以及膀胱、肛门括约肌功能丧失,为脊髓休克。

二、脑干

脑(encephalon)位于颅腔内,由端脑、间脑、中脑、脑桥、延髓及小脑组成(图12-8、图12-9)。脑内的腔隙构成脑室系统。中国人脑的重量,男性平均为1375 g,女性平均为1305 g。

脑干(brain stem)是中枢神经系统中位于脊髓和间脑之间的一个较小部分,自下而上由延髓、脑桥和中脑三部分组成。延髓和脑桥的背面与小脑相连,它们之间的室腔为第四脑室。此室向下与延髓和脊髓的中央管相续,向上连通中脑的中脑导水管。脑干向下与脊髓相连,在形态上基本保持了圆柱状的外形,可分为背侧面和腹侧面。有10对脑神经与脑干相连,其中腹侧面与9对脑神经相

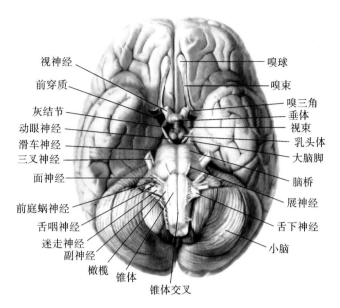

图 12-8　脑的底面

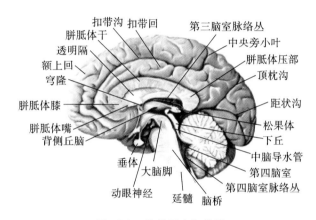

图 12-9　脑的正中矢状面

连,背侧面与 1 对脑神经相连(图 12-10)。

（一）脑干的外形

1. 腹侧面

（1）延髓腹侧面:形似倒置的锥体,长约 3 cm,前靠枕骨基底部,后上方为小脑,向下在枕骨大孔处与脊髓相接,二者外形分界不明显。延髓上端与脑桥在腹侧面以横行的延髓脑桥沟为分界。

脊髓表面的纵行沟裂向上延续到延髓。在延髓腹侧面,前正中裂两侧有隆起的锥体(pyramid),主要由皮质脊髓束纤维聚成。在延髓和脊髓交界处,组成锥体的纤维束大部分交叉,在外形上可以看到锥体交叉(decussation of pyramid)阻断了前正中裂。锥体的外侧有卵圆形隆起的橄榄,内含下橄榄核。橄榄和锥体之间的前外侧沟中有舌下神经根丝出脑。在橄榄的背侧面,由上而下可见舌咽神经、迷走神经和副神经的神经根丝连脑。

（2）脑桥腹侧面:脑桥以其腹侧面宽阔膨隆的基底部(basilar part)为特征,下缘借延髓脑桥沟与延髓分界。沟中有 3 对脑神经根连脑,自内侧向外侧分别为展神经、面神经和前庭蜗神经。脑桥上缘与中脑的大脑脚相接,基底部正中有纵行的基底沟(basilar sulcus),容纳基底动脉。基底部向两侧逐渐缩细的部分称小脑中脚,与小脑相连。基底部上缘与小脑中脚交界处有三叉神经根相连。

（3）中脑腹侧面:中脑长约 1.5cm,其腹侧面上界是属于间脑的视束,下界为脑桥上缘。中脑腹

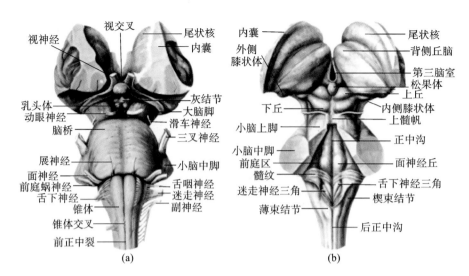

图 12-10 脑干

(a)腹侧面;(b)背侧面

侧面有一对粗大的圆柱状隆起,称为大脑脚,由大量来自大脑皮质的下行纤维组成。大脑脚底之间的深凹为脚间窝。脚间窝处有许多血管穿入,故此区域又称后穿质。脚间窝处有动眼神经穿出。

2.背侧面

(1)延髓背侧面:延髓下部形似脊髓,延髓上端与脑桥以第四脑室底上横行的髓纹(stria medullaris)为分界。上部中央管敞开为第四脑室,构成菱形窝的下部。在延髓背侧面下部,脊髓的薄束、楔束向上延伸,分别扩展为膨隆的薄束结节和楔束结节,其深面有薄束核和楔束核,它们分别是薄束、楔束终止的核团。在楔束结节的外上方有隆起的小脑下脚,由进入小脑的神经纤维构成,并成为第四脑室侧界的一部分。

(2)脑桥背侧面:脑桥的背侧面形成第四脑室底的上半部。第四脑室底的外侧壁为左、右小脑上脚,两侧小脑上脚间夹有薄层的白质层,称为上髓帆,参与构成第四脑室顶。

(3)中脑背侧面:中脑背面有4个圆形突起,上一对为上丘,是视觉反射中枢;下一对为下丘,是听觉反射中枢。从上、下丘的外侧,各有向前外伸出的一条隆起,分别称为上丘臂和下丘臂,它们分别连于间脑的外侧膝状体和内侧膝状体。在下丘的下部连有滑车神经根,是唯一在脑干背面相连的脑神经。

(4)菱形窝:构成第四脑室的底,呈菱形,下界为两侧的薄束结节、楔束结节和小脑下脚,上界为两侧的小脑上脚。窝的侧角处为第四脑室的外侧隐窝。由外侧隐窝横向中线的数条白色的神经纤维称为髓纹,常作为延髓和脑桥在背侧面的分界。在外侧隐窝的正中有纵贯全窝的正中沟,将菱形窝分为对称的两半。

(二)脑干的内部结构

1.脑神经核 脑干灰质的一部分。脑干连有4种性质的10对脑神经。功能相同的脑神经核排列成断续的纵行细胞柱(图12-11、图12-12)。

(1)躯体运动柱:此柱位于第四脑室底的最内侧,由8对核团组成。它们分别如下:①动眼神经核,位于中脑上丘平面,由此核发出的纤维参与组成动眼神经。②滑车神经核,位于中脑下丘平面,由此核发出的纤维组成滑车神经。③展神经核,位于脑桥中下部,由此核发出的纤维组成展神经。④舌下神经核,位于延髓上部,由此核发出的纤维组成舌下神经。⑤三叉神经运动核,位于脑桥中部展神经核的外上方,由此核发出的纤维组成三叉神经运动根,出脑后加入下颌神经。⑥面神经核,位于脑桥中下部,由此核发出的纤维参与组成面神经。⑦疑核,位于延髓上部的网状结构中。由此核

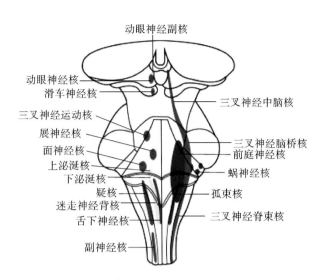

图 12-11　脑神经核在脑干背侧面的投影

上部发出的纤维加入舌咽神经,中部发出的纤维加入迷走神经,下部发出的纤维组成副神经的颅根。⑧副神经核,位于躯体运动柱的最尾端,由延髓部和脊髓部组成,延髓部发出的纤维加入迷走神经,支配咽喉肌的运动;脊髓部发出的纤维组成副神经脊髓根,支配胸锁乳突肌和斜方肌的运动。

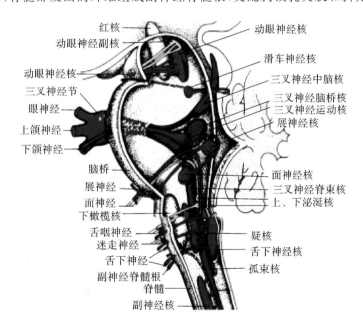

图 12-12　脑神经核在脑干侧面的投影

　　(2)内脏运动柱:位于躯体运动柱的外侧,由 4 对核团组成。它们分别如下:①动眼神经副核:又称 Edinger-Westphal 核,位于动眼神经核上端的背内侧。由此核发出的纤维行于动眼神经内,在副交感神经节换神经元,由此节发出的副交感神经节后纤维支配瞳孔括约肌和睫状肌。②上泌涎核:位于脑桥下部的网状结构中。由此核发出的纤维进入面神经,经副交感神经节换神经元后支配舌下腺、下颌下腺和泪腺的分泌。③下泌涎核:位于延髓上部的网状结构中。由此核发出的纤维进入舌咽神经,经副交感神经节换神经元后支配腮腺的分泌。④迷走神经背核:位于迷走神经三角深面,舌下神经核的外侧。由此核发出的纤维加入迷走神经,控制颈部、胸腔和腹腔大部分脏器的活动。

　　(3)内脏感觉柱:此柱由单一的孤束核构成。孤束核是一般和特殊(味觉)内脏感觉纤维的终止核,其中特殊内脏感觉纤维止于孤束核的上端。面神经、舌咽神经和迷走神经中的内脏感觉纤维进

227

入延髓后下行,组成孤束,止于孤束核。

(4)躯体感觉柱:位于内脏感觉柱的腹外侧,由 5 对核团构成。它们分别如下:①三叉神经中脑核:位于中脑。②三叉神经脑桥核:在脑桥中部。③三叉神经脊束核:此核细长,是脊髓颈段后角胶状质和后角固有核向上的延续,向上直达脑桥,与三叉神经脑桥核相续。④蜗神经核:分为蜗腹侧核和蜗背侧核,分别位于小脑下脚的腹外侧和背侧,接受蜗神经的传入纤维。⑤前庭神经核:位于第四脑室底前庭区的深面,接受前庭神经的传入纤维,即传导平衡觉的纤维。脑干脑神经核的排列及功能见表 12-1。

表 12-1　脑干脑神经核的排列及功能

功能柱及位置	核的位置	脑神经核名称	功能
躯体运动柱 (第四脑室底最内侧)	上丘平面	动眼神经核(Ⅲ)	支配上、下、内直肌,下斜肌,上睑提肌
	下丘平面	滑车神经核(Ⅳ)	支配上斜肌
	脑桥中下部	展神经核(Ⅵ)	支配外直肌
	延髓上部	舌下神经核(Ⅻ)	支配舌肌
	脑桥中部	三叉神经运动核(Ⅴ)	支配咀嚼肌等
	脑桥中下部	面神经核(Ⅶ)	支配表情肌等
	延髓上部	疑核(Ⅸ、Ⅹ、Ⅺ)	支配咽、喉肌等
	延髓下部、C1～C5 颈髓	副神经核(Ⅺ)	支配斜方肌、胸锁乳突肌
内脏运动柱 (躯体运动柱外侧)	上丘平面	动眼神经副核(Ⅲ)	支配瞳孔括约肌、睫状肌
	脑桥下部	上泌涎核(Ⅶ)	支配泪腺、舌下腺、下颌下腺等
	延髓上部	下泌涎核(Ⅸ)	支配腮腺
	延髓中下部	迷走神经背核(Ⅹ)	支配胸、腹腔大部分脏器
内脏感觉柱(界沟外侧)	延髓上中部	孤束核(Ⅶ、Ⅸ、Ⅹ)	接受味觉及一般内脏感觉
躯体感觉柱 (内脏感觉柱腹外侧)	中央灰质外侧	三叉神经中脑核(Ⅴ)	接受面肌、咀嚼肌的本体感觉
	脑桥中部	三叉神经脑桥核(Ⅴ)	接受头面部、口腔、鼻腔的触觉
	脑桥延髓	三叉神经脊束核(Ⅴ)	接受头面部的痛觉、温觉和触觉
	延髓与脑桥交界处	前庭神经核(Ⅷ)	接受内耳平衡觉冲动
	延髓与脑桥交界处	蜗神经核(Ⅷ)	接受内耳螺旋器的听觉冲动

2. 非脑神经核　脑干灰质的另一部分。

(1)薄束核与楔束核:此二核分别位于延髓中下部背侧的薄束结节和楔束结节的深方,接受来自薄束和楔束的上行纤维束。因此,此二核是向高级脑部传递躯干和四肢本体感觉和精细触觉的重要中继核团(图 12-13)。

(2)下橄榄核:位于延髓橄榄的深面。下橄榄核接受大脑皮质、脊髓和中脑红核等处的纤维,它发出纤维越向对侧,在延髓背外侧聚集上行,与脊髓小脑后束共同组成粗大的小脑下脚止于小脑皮质。

(3)脑桥核:由若干群细胞构成,散在于双侧脑桥基底中。脑桥核接受来自大脑皮质广泛区域的皮质脑桥纤维,发出的纤维越过中线组成小脑中脚进入小脑,将大脑皮质的冲动传递给小脑。

(4)红核:位于中脑上丘平面的被盖部,呈圆柱状,横切面上呈一对边界明显的浑圆核团。红核接受大脑和小脑皮质的纤维,也发出红核脊髓束,经交叉后至脊髓(图 12-14)。

(5)黑质:位于中脑被盖和大脑脚底间的板状灰质,延伸于中脑全长(图 12-14)。细胞内含黑色

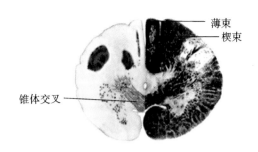

图 12-13　平延髓锥体交叉横切面

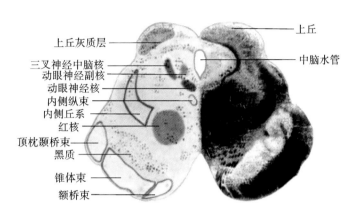

图 12-14　平中脑上丘横切面

素和多巴胺。黑质病变时,多巴胺减少,可出现帕金森病。

3. 传导束(纤维束)　组成脑干的白质。

脑干内部有上行传导束和下行传导束。上行传导束有内侧丘系、外侧丘系、脊髓丘系和三叉丘系。下行传导束主要有锥体束。

1)上行传导束

(1)内侧丘系:内侧丘系传导来自对侧躯干和上、下肢的精细触觉、本体感觉。来自脊髓的薄束和楔束终止在延髓中下部背侧的薄束核及楔束核,由此二核发出的纤维在中央管腹侧交叉后上行,称为内侧丘系。内侧丘系继续上行进入间脑后止于背侧丘脑的腹后外侧核。

(2)外侧丘系:传导听觉冲动。由蜗神经核发出的纤维,在脑桥被盖腹侧部横行,相互交叉至对侧形成斜方体。斜方体纤维转折上行,称为外侧丘系,止于间脑内侧膝状体。

(3)脊髓丘系:脊髓丘脑束传导对侧躯干及上、下肢的痛觉、温觉、触觉。此束从脊髓向上行进入脑干后称为脊髓丘系(spinal lemniscus)。脊髓丘系行于延髓的外侧区,脊髓丘系内的脊髓丘脑束纤维进入间脑后,止于背侧丘脑腹后外侧核。

(4)三叉丘系:传导来自头、面部皮肤和黏膜的痛觉、温觉、触觉(包括精细触觉)的纤维,止于三叉神经脊束核和三叉神经脑桥核。由此二核发出的上行纤维交叉至对侧组成三叉丘系,行于内侧丘系的外方,止于背侧丘脑腹后内侧核。

2)下行传导束　锥体束:控制骨骼肌的随意运动。由起自大脑皮质的下行纤维束组成。经端脑内囊到达脑干,形成延髓锥体。锥体束包括皮质脊髓束和皮质核束。皮质脊髓束行至延髓下端时,绝大部分纤维交叉至对侧,形成锥体交叉,交叉后的纤维组成皮质脊髓侧束,下降于对侧脊髓侧索内。小部分未交叉的纤维形成皮质脊髓前束,行于脊髓前索内;皮质核束纤维大多数终止于两侧的脑神经运动核,但面神经核的下半和舌下神经核仅接受对侧的皮质核束支配。

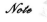

4.脑干网状结构

1)网状结构的构造　在脑干中,除了脑神经核,边界明确的一些非脑神经核团,以及长上、下行纤维束以外,其他区域的神经纤维交织成网状,灰质团块或神经元胞体散在其中,称为网状结构。

2)网状结构的功能　近年来对网状结构的形态学及生理学的研究表明,网状结构的主要功能如下。

(1)参与上行激活(活化)系统的构成:除嗅觉纤维外,经脊髓及脑传入的各种感觉纤维束,在行经脑干时,都发出侧支或直接终止于脑干网状结构,再在网状结构内多次换神经元,发出纤维上行终止于背侧丘脑内属于古丘脑的核团,换神经元后再弥散地投射至大脑皮质的广泛区域,称为上行激活系统。这能使大脑皮质处于清醒状态。

(2)调节躯体运动:脑干网状结构内有关区域对肌张力具有增强或减弱的调节作用。

(3)调节内脏活动:内脏感觉纤维进入脑干后,在孤束核换神经元。由孤束核发出的纤维进入网状结构,网状结构的核团发出传出纤维至内脏,形成调节内脏活动的反射弧。通常称网状结构内的这些核团为中枢。如呼吸中枢、心血管活动中枢等,统称为生命中枢。

(三)第四脑室

第四脑室(fourth ventricle)顶朝向小脑,前部由小脑的上脚及上髓帆组成,后部由下髓帆和第四脑室脉络组织形成。上髓帆和下髓帆都是薄片白质,都伸入小脑,以锐角相会合向上弯入小脑内。第四脑室内有脑脊液和脉络丛。室管膜上皮及其表面含有丰富血管的软脑膜共同组成脉络组织,脉络组织的部分血管反复发出分支成丛,与软脑膜和室管膜上皮突入第四脑室,形成第四脑室脉络丛。第四脑室经正中孔(median aperture)和两外侧孔(lateral aperture)通蛛网膜下隙(图 12-15)。

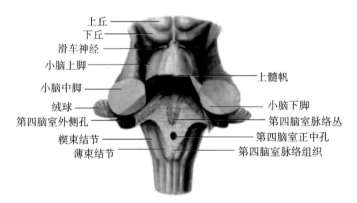

图 12-15　第四脑室脉络组织

三、小脑

小脑(cerebellum)占据颅后窝的大部分,其上面平坦,下面的中部凹陷,两侧呈半球形隆起。小脑在前方借三对小脑脚与脑干背面相连接。

1.小脑的外形分部　小脑两侧膨隆为小脑半球,中间狭细为小脑蚓。小脑半球下面、小脑蚓两侧的椭圆形突起部分称小脑扁桃体。小脑扁桃体靠近枕骨大孔,当颅内压增高时,可能被挤压而嵌入枕骨大孔,形成小脑扁体疝,可压迫延髓而危及生命(图 12-16)。

小脑表面有许多平行浅沟,沟间的突起称为叶片。另有少数深沟裂,将小脑分成若干部分。小脑蚓的前端为蚓小结,蚓小结向两侧伸出的白质带是绒球脚,其末端与绒球(flocculus)相连。绒球、绒球脚和蚓小结合称为绒球小结叶,是在进化上最早出现的部分,又称为原小脑(archicerebellum)。

在小脑上面前、中 1/3 之间的深裂为原裂,原裂前方的部分称为前叶(anterior lobe),前叶在进化上的出现晚于原小脑,故又称为旧小脑(paleocerebellum)。

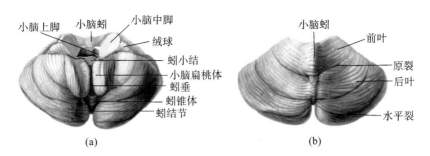

图 12-16　小脑外形

(a)腹侧面；(b)背侧面

位于原裂之后的小脑其余部分,称为后叶(posterior lobe)。此叶在进化上出现最晚,又称为新小脑(neocerebellum)。

2. 小脑内部结构　小脑的灰质大部分集中在表面,称为小脑皮质。小脑白质在深面,称为小脑髓质。小脑髓质的纤维束组成三对小脑脚,借以与延髓、脑桥和中脑相连。小脑髓质中的灰质团块称为小脑核,有四对,分别称为顶核、球状核、栓状核和齿状核,最大的小脑核为齿状核(图 12-17)。

3. 小脑的功能　小脑是重要的运动调节中枢。原小脑的功能是维持身体的平衡,损伤后患者平衡失调,站立时身体摇摆不稳,步履蹒跚。旧小脑的

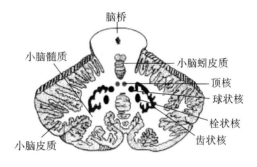

图 12-17　小脑核

功能是调节肌张力,损伤后患者肌张力降低。新小脑的功能主要是协调骨骼肌的随意运动。新小脑损伤主要表现为共济失调,肌群收缩的强度、运动的方向及肌群间的协调运动出现混乱,致使机体辨距不清、交替运动不能、动作分裂等。如指鼻不准,不能立即由旋前转为旋后运动,运动时表现震颤,静止时震颤消失,持物时过度伸开手指等。

四、间脑

间脑(diencephalon)位于中脑和大脑半球之间,两侧的大脑半球掩盖其背面及侧面。间脑可区分为背侧丘脑(丘脑)、上丘脑、后丘脑、下丘脑和底丘脑。间脑内的腔为第三脑室,向后下通于中脑导水管,向前上经室间孔通连端脑内的侧脑室(图 12-18)。

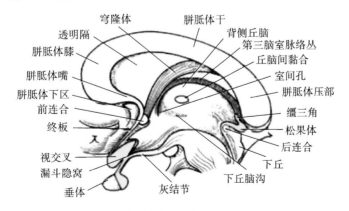

图 12-18　间脑内侧面

1. 背侧丘脑(dorsal thalamus) 又称丘脑,位于间脑的背侧份。

背侧丘脑由两个卵圆形的灰质团块借丘脑间黏合(中间块)连接而成,其前端的突出部为丘脑前结节,后端膨大称为丘脑枕。丘脑内部被"Y"形纤维板(内髓板)分为前核、内侧核和外侧核三部分。其中外侧核又可分为背、腹两层:腹层由前向后分为腹前核、腹中间核(又称腹外侧核)和腹后核,腹后核又分为腹后内侧核和腹后外侧核(图 12-19)。

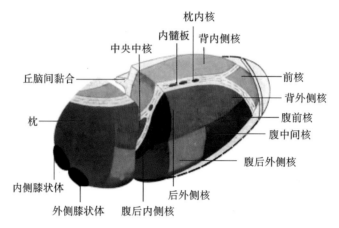

图 12-19 右侧背侧丘脑核团的立体示意图

2. 上丘脑(epithalamus) 位于第三脑室顶部周围,由丘脑髓纹、缰三角、缰连合和松果体构成。

3. 后丘脑(metathalamus) 位于背侧丘脑后端外下方的一对隆起,包括内侧、外侧膝状体。内侧膝状体接受下丘的听觉纤维,外侧膝状体接受视束的传入纤维。

4. 底丘脑(subthalamus) 位于间脑和中脑被盖的过渡区,内含丘脑底核及部分黑质、红核,与纹状体有密切联系,属于锥体外系的重要结构。

5. 下丘脑(hypothalamus) 位于背侧丘脑的下方,构成第三脑室的下壁和侧壁的下部。其由前向后为视交叉、灰结节和乳头体。灰结节下方依次连有漏斗和垂体。

1)下丘脑的主要核团

(1)室旁核:位于第三脑室侧壁的上部。

(2)视上核:位于视交叉外端的背外侧。室旁核和视上核能分泌加压素和催产素,通过二核发出的视上垂体束和室旁垂体束输送到垂体后叶储存和释放。

(3)弓状核(漏斗核):位于漏斗基底后部。

(4)乳头体核:位于乳头体的深面(图 12-20)。

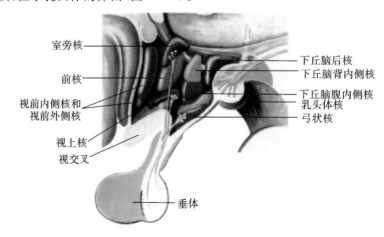

图 12-20 下丘脑的主要核团

2)下丘脑的功能　下丘脑是神经内分泌高级中枢,其通过与垂体密切联系,将神经调节和体液调节融为一体,调节机体的内分泌活动。下丘脑与大脑边缘叶共同调节内脏活动,也是自主神经活动的高级中枢,对体温、摄食、生殖、水与电解质平衡和情绪改变等进行广泛的调节。

五、端脑

端脑(telencephalon)由左、右大脑半球在近底部处借胼胝体连接而成。胼胝体的上方为大脑纵裂,分隔左、右大脑半球。左、右大脑半球后端与小脑之间的间隙为大脑横裂。大脑纵裂和大脑横裂中均有脑的被膜伸入,对脑进行包裹和固定。

(一)大脑半球外形和分叶

1.大脑半球外形　大脑半球(cerebral hemisphere)可分为3面3极,即隆凸的上外侧面、平直的内侧面和凹凸不平的下面;前端突出的部分为额极,后端突出的部分为枕极,在外侧面,向前、下突出的部分为颞极。

半球表面有许多深浅不等的沟,沟与沟之间的隆起,称为脑回(gyrus)。重要的沟如下:①外侧沟,位于半球上外侧面,是由前下行向后上的深沟。②中央沟,位于上外侧面。由半球上缘中点稍后起始,行向下前,几乎达外侧沟。③顶枕沟,位于内侧面,起自中央沟上端与枕极连线的中点,行向下前,在胼胝体后方与距状裂连接。

2.大脑半球分叶　大脑半球借上述三沟分为五叶:①额叶,中央沟以前、外侧沟以上的部分。②枕叶,顶枕沟以后的部分,位于小脑上方。③顶叶,中央沟与顶枕沟之间、外侧沟以上的部分,位于顶骨深方。④颞叶,外侧沟以下的部分,位于颅中窝内。⑤脑岛,位于外侧沟深部,又称为岛叶(图 12-21)。

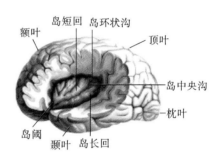

图 12-21　大脑半球的分叶

3.大脑半球各面的重要沟回

(1)大脑半球上外侧面:在大脑半球上外侧面、中央沟以前,有与其平行的中央前沟,两沟之间的脑回称为中央前回。自中央前沟的中部向前发出上、下两条沟,分别称为额上沟和额下沟。额上沟和额下沟将额叶中央前回以前的部分分为额上回、额中回和额下回。在中央沟后方,也有一条与其平行的中央后沟,两沟之间的脑回称为中央后回。包绕外侧沟后端的脑回称为缘上回。在外侧沟的下方,有一条大致与之平行的颞上沟,两沟之间为颞上回。围绕颞上沟后端的脑回称为角回。自颞上回转入外侧沟的下壁处,有数条斜行的短回,称为颞横回(图 12-22)。

(2)大脑半球内侧面:在大脑半球的内侧面,自中央前、后回背外侧面延伸到内侧面的部分为中央旁小叶。在中部有前、后方向上略呈弓形的胼胝体。在胼胝体后下方,有呈弓形的距状沟,向后至枕叶后端,此沟中部与顶枕沟相连。距状沟与顶枕沟之间称为楔叶(cuneus),距状沟下方为舌回(lingual gyrus)。在胼胝体背面有胼胝体沟,在胼胝体沟上方,有与之平行的扣带沟,扣带沟与胼胝体沟之间为扣带回(图 12-23)。

(3)大脑半球底面:在大脑半球底面,额叶内有纵行的嗅束,其前端膨大为嗅球,后者与嗅神经相连。嗅束向后扩大为嗅三角。嗅三角与视束之间为前穿质,内有许多小血管穿入脑实质内。颞叶下方有与半球下缘平行的枕颞沟,在此沟内侧并与之平行的为侧副沟,侧副沟的内侧为海马旁回,又称海马回,后者的前端弯曲,称为钩(图 12-23)。

(二)大脑内部结构

大脑半球表层的灰质,为大脑皮质(cerebral cortex)。皮质深面为大脑的白质,称为髓质,位于髓质内的灰质核团称为基底核(basal nuclei)。大脑半球内的腔隙,称为侧脑室。

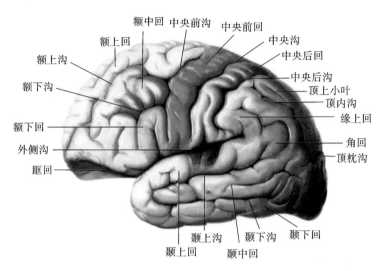

图 12-22　大脑半球上外侧面

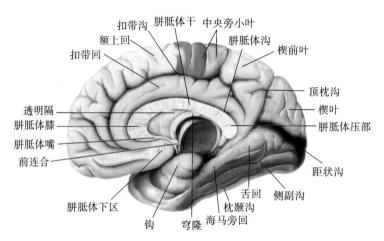

图 12-23　大脑半球内侧面

1. 侧脑室（lateral ventricle）　位于半球内，左、右各一，形状不规则，可分为中央部、前角、后角和下角 4 部。中央部是其主要的部分，位于顶叶内。中央部向前延伸达室间孔平面，并在此续连于伸入额叶的前角。从中央部后端绕背侧丘脑转向前下，成为伸入颞叶的下角；从中央部（后端）向后伸出枕叶的部分为后角（图 12-24）。

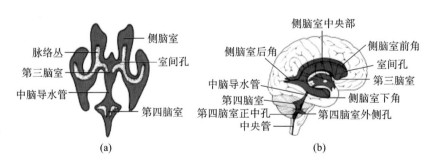

图 12-24　侧脑室示意图

（a）上面观；（b）侧面观

2. 基底核（basal nuclei）　位于白质内，靠近大脑半球底部。

（1）纹状体：包括尾状核和豆状核（图12-25）。

尾状核：呈"C"形弯曲的蝌蚪状，分头、体和尾三部分，围绕豆状核和背侧丘脑，伸延于侧脑室前角、中央部和下角的壁旁。

豆状核：位于岛叶深部，在水平切面和额状切面上均呈尖向内侧的楔形，并被两个白质薄板分为三部分：外侧部最大，称为壳（putamen）；内侧的两部分合称为苍白球（globus pallidus）。尾状核头部与豆状核之间借灰质条索相连，外观呈条纹状，故两者合称为纹状体。苍白球在鱼类已有，出现较早，称为旧纹状体。壳和尾状核称为新纹状体。

纹状体是锥体外系的重要结构，其功能是维持骨骼肌的紧张度，使骨骼肌的运动协调。

（2）杏仁体：位于海马旁回深面，连于尾状核的尾部。

（3）屏状核：岛叶与豆状核之间的一薄层灰质。

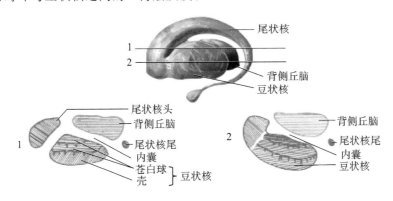

图 12-25　纹状体和背侧丘脑示意图

1、2为水平切面示内囊位置

知识拓展

　　基底核或称基底神经节，是存在于大脑深部由一系列神经核团组成的功能整体，包括尾状核、豆状核、屏状核和杏仁体。其主要功能为控制自主运动，同时还参与记忆、情感和奖励学习等高级认知功能。纹状体（尾状核、豆状核）与丘脑底核黑质一起构成皮质下调节运动的回路。基底核发生病变则出现不随意运动的显著运动症状。如果黑质发生病变，可出现以身体活动减少、手指震颤为特征的帕金森病；尾状核发生病变，则出现手足持续性乱舞的舞蹈病；丘脑底核发生病变，则出现一侧的手、足急促向前伸的偏身投掷样运动；杏仁核受损则出现情绪反应异常、记忆力下降等症状。

3.大脑髓质　大脑髓质由大量的神经纤维组成，包括联络纤维（association fiber）、连合纤维（commissural fiber）和投射纤维（projection fiber）三种。

（1）联络纤维：联系同侧半球内各部分皮质的纤维。其中短纤维联系相邻脑回，称为弓状纤维；长纤维联系本侧半球各叶，其中主要有钩束、上纵束、下纵束等（图12-26）。

（2）连合纤维：连接左、右大脑半球皮质的纤维，包括胼胝体、前连合和穹隆连合。胼胝体为强大的白质纤维板，连接两侧半球广大区域的相应部位，纤维向前、后和两侧放射，联系两半球的额叶、枕叶、顶叶和颞叶（图12-27）。

（3）投射纤维：联系大脑皮质与下位中枢的纤维，包括下行的运动纤维和上行的感觉纤维，这些纤维共同组成一个尖朝下的扇形纤维束板。通过基底核与背侧丘脑之间，构成内囊。内囊为一厚的白质板，位于内侧的尾状核、背侧丘脑与外侧的豆状核之间。在半球水平切面上，内囊呈开口向外侧的"＜"形白质板。内囊分为三部分：①内囊前肢，较短，位于豆状核与尾状核之间。②内囊后肢，较

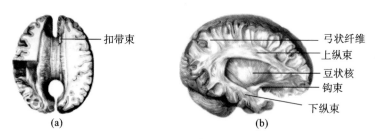

图 12-26　大脑髓质联络纤维

(a)上面观；(b)外侧面观

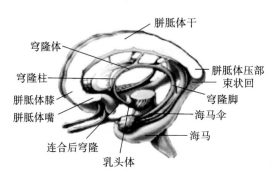

图 12-27　大脑髓质连合纤维

长,位于豆状核与背侧丘脑之间。③内囊膝,位于前、后肢相交处(图 12-28)。

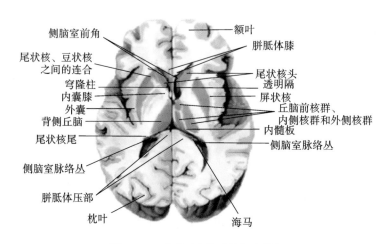

图 12-28　大脑水平切面(经内囊)

通过内囊各部的主要纤维束如下:①通过内囊前肢的为额桥束、丘脑前辐射(由丘脑前核、背内侧核投射至额叶和扣带回的纤维)。②通过内囊膝的是皮质核束。③通过内囊后肢的为皮质脊髓束和丘脑上辐射纤维(来自丘脑腹后核的躯体感觉纤维)。④通过豆状核后部的是视辐射(来自外侧膝状体的视觉纤维)和顶枕桥束。⑤通过豆状核下部的纤维为听辐射(来自内侧膝状体的听觉纤维)和顶枕颞桥束(图 12-29)。

由于内囊的范围狭小,又集聚了所有出入大脑半球的纤维,故内囊后肢受到损害时,可出现三偏体征,即对侧身体的感觉丧失(偏身感觉障碍);对侧肢体运动丧失(偏瘫);双眼出现对侧半视野缺损(偏盲)。

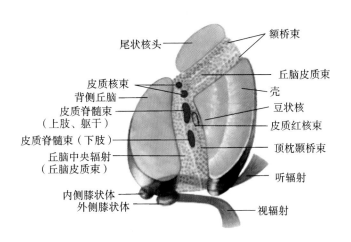

图 12-29　内囊示意图

内囊出血的急性期,患者的头和眼常转向病灶一侧,呈"凝视病灶"状态。若血肿直接压迫丘脑,或破入脑室,患者迅速陷入昏迷,并常伴有高热、呼吸循环紊乱及消化道出血等。意识清醒的患者,由于锥体束受累,常出现病灶对侧身体不同程度的运动障碍,如鼻唇沟变浅,呼吸时瘫痪一侧面颊鼓起较高,伸舌偏向偏瘫侧,病灶对侧上、下肢瘫痪等。偏瘫肢体常常上肢重于下肢,肌张力降低,腱反射减弱或消失。数周之后,肌张力渐渐增强,由弛缓性瘫痪逐渐转变为痉挛性瘫痪,上肢屈曲、内收,下肢强直,腱反射亢进,呈典型的上运动神经元性瘫痪。由于内囊后肢的感觉传导纤维受累,可出现病灶对侧身体感觉减退或消失。如视辐射也受累,则出现病灶对侧偏盲,即构成内囊损害的三偏(偏瘫、偏身感觉障碍及偏盲)症状。优势半球病变常伴有失语。内囊出血后,由于血液破入脑室,患者常出现头痛、颈项强直,腰穿脑脊液为血性。

(三)大脑皮质

大脑皮质(cerebral cortex)是中枢神经系统发育最复杂和最完善的部位,是运动、感觉的最高中枢和语言、意识思维的物质基础。人类大脑皮质的总面积约 2200 cm²,约有 26 亿个神经元,它们依照一定的规律分层排列并组成一个整体。

1.大脑皮质的功能定位　随着大脑皮质的发育和分化,不同的皮质区具有不同的功能,这些具有一定功能的皮质区称为中枢。不同的功能相对集中在某些特定的皮质区,进行功能的分析综合,为皮质功能定位(图 12-30)。

1)第 I 躯体运动区　位于中央前回和中央旁小叶前部。身体各部在此区的投影特点如下:①上下颠倒,但头部是正的。中央前回最上部和中央旁小叶前部与下肢运动有关,中部与躯干和上肢的运动有关,下部与面、舌、咽和喉的运动有关。②左右交叉,即一侧运动区支配对侧肢体的运动。③身体各部投影区的大小与各部形体大小无关,而取决于功能的重要性和复杂程度。如手的代表区比足的大(图 12-30、图 12-31)。

2)第 I 躯体感觉区　位于中央后回和中央旁小叶后部。接受背侧丘脑腹后核传来的对侧半身痛觉、温觉、触觉、压觉以及位置觉和运动觉。身体各部在此区的投影特点如下:①上下颠倒,但头部也是正的。中央旁小叶的后部与小腿和会阴部的感觉有关,中央后回的最下方与咽、舌的感觉有关。②左右交叉,一侧躯体感觉区管理对侧半身的感觉。③身体各部在该区投影范围的大小也与形体的大小无关,而取决于该部感觉的敏感程度。如手指和唇在感觉区的投射范围最大(图 12-32)。

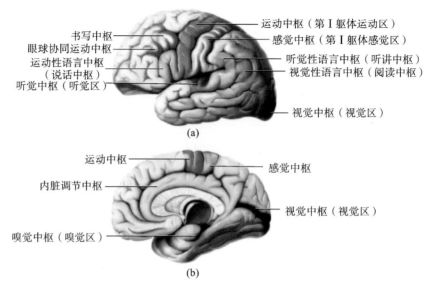

书写中枢
眼球协同运动中枢
运动性语言中枢
（说话中枢）
听觉中枢（听觉区）
运动中枢（第Ⅰ躯体运动区）
感觉中枢（第Ⅰ躯体感觉区）
听觉性语言中枢（听讲中枢）
视觉性语言中枢（阅读中枢）
视觉中枢（视觉区）

(a)

运动中枢
内脏调节中枢
嗅觉中枢（嗅觉区）
感觉中枢
视觉中枢（视觉区）

(b)

图 12-30　大脑皮质的主要中枢

(a)大脑半球上外侧面；(b)大脑半球内侧面

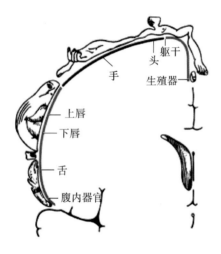

头
躯干
手
生殖器
上唇
下唇
舌
腹内器官

躯干
足
手
面
舌

图 12-31　人体各部在第Ⅰ躯体运动区的定位　　　　图 12-32　人体各部在第Ⅰ躯体感觉区的定位

3)视觉区　位于枕叶内侧面距状沟两侧的皮质处(图 12-30)。

4)听觉区　位于大脑外侧沟下壁的颞横回上(图 12-30)。

5)语言中枢　语言中枢是人类大脑皮质所特有的。语言中枢多在左侧。临床实践证明,右利手者(惯用右手的人),其语言中枢在左侧半球。大部分左利手者,其语言中枢也在左侧半球,语言中枢所在的半球称为优势半球。有关语言的中枢如下。

(1)视觉性语言中枢:位于角回。若此中枢受损,患者视觉虽然完好但不能阅读书报,临床上称为失读症。

(2)听觉性语言中枢:位于颞上回后部。若此中枢受到损伤,患者能听到别人谈话,但不能理解谈话的意思,故称感觉性失语症。

(3)运动性语言中枢:在额下回后部(又名 Broca 区)。当其损伤后,患者失去说话能力,但与发音、说话有关的肌及结构并未瘫痪和发生异常。临床上称此为运动性失语症。

(4)书写中枢:在额中回的后部,若受损,患者其他的运动功能仍然存在,但写字、绘画等精细运动功能发生障碍,称为失写症。

2. 边缘系统　在大脑半球内侧面，扣带回、海马旁回等几乎围绕胼胝体一圈，共同组成边缘叶（limbic lobe）。边缘叶加上与它联系密切的皮质和皮质下结构，如杏仁体、下丘脑、上丘脑、丘脑前核和中脑被盖的一些结构等，共同组成边缘系统（limbic system）。由于边缘系统与内脏联系密切，故又称内脏脑。边缘系统是脑的古老部分，管理内脏活动、情绪反应和性活动等。近年还发现边缘系统与记忆，特别是近期记忆有关。

知识拓展

　　脑机接口，有时也称为"大脑端口"或者"脑机融合感知"。它是在人或动物脑（或者脑细胞的培养物）与外部设备间建立的直接连接通路。侵入式脑机接口主要用于重建特殊感觉（如视觉）以及瘫痪患者的运动功能。此类脑机接口通常直接植入大脑灰质，因而所获取的神经信号的质量比较高。迄今人类已经能够修复或者正在尝试修复的感觉功能包括听觉、视觉和前庭感觉。人工耳蜗是迄今为止最成功、临床应用最广泛的脑机接口。

六、中枢神经系统传导通路

　　神经传导通路是从感受器到大脑皮质，或从大脑皮质至效应器的神经元链。其中，从感受器到大脑皮质的神经元链，称感觉传导通路；从大脑皮质到效应器的神经元链，称运动传导通路。

（一）感觉传导通路

　　1. 本体感觉和精细触觉传导通路　本体感觉是指肌、腱、关节等运动器官本身在不同状态时产生的感觉。因位置较深，又称深部感觉。此外，本体感觉传导通路还传导皮肤的精细触觉（即辨别两点间距离和感受物体的纹理粗细等）。

　　第一级神经元胞体是脊神经节内的大型假单极细胞，其纤维较粗，周围突构成脊神经的感觉纤维，分布于四肢、躯干的肌、腱、关节和骨膜等处的深部感受器（肌梭、腱梭等）；中枢突经后根内侧部进入脊髓后索。在同侧脊髓后索上升至延髓；其中，来自躯干 T4 节段以下的纤维，形成薄束，来自躯干上部和上肢的纤维居外侧，形成楔束。薄束和楔束的纤维至延髓后分别终止于薄束核与楔束核。

　　第二级神经元胞体位于薄束核与楔束核内，其纤维行向腹侧，构成内弓状纤维，在中央灰质腹侧中线处，与对侧交叉，即内侧丘系交叉。交叉后的纤维转向上行于锥体后方（背侧）中线的两侧，即内侧丘系。向上经脑桥、中脑，最后终于丘脑腹后外侧核。

　　第三级神经元胞体位于丘脑腹后外侧核，发出的第三级纤维经内囊后肢，投射到中央后回上 2/3 和中央旁小叶后部的皮质（图 12-33）。

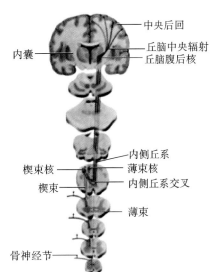

　　2. 痛、温觉和粗触觉传导通路　分躯干四肢痛、温觉和粗触觉传导通路，头面部痛、温觉和触觉传导通路。

　　1）躯干四肢痛、温觉和粗触觉传导通路

　　（1）第一级神经元是脊神经节内的小型和中型假单极细胞。其纤维较细，周围突构成脊神经内的感觉纤维，分布到躯干和四肢的皮肤。中枢突通过后根的外侧部进入脊髓后外侧束，上升 1～2 个脊髓节段，然后进入灰质。

　　（2）第二级神经元胞体主要位于后角的固有核。其

图 12-33　本体感觉和精细触觉传导通路

传出纤维在同节段内行向腹侧，经灰质和白质前连合交叉至对侧脊髓侧索和前索，再转行向上，形成

脊髓丘脑束,最后终于丘脑腹后外侧核。

(3)第三级神经元胞体位于丘脑腹后外侧核。由该核发出的纤维即第三级纤维,经内囊后肢,投射到中央后回上 2/3 和中央旁小叶后部(图 12-34(a))。

2)头面部痛、温觉和触觉传导通路

(1)第一级神经元胞体位于三叉神经节内。三叉神经节内假单极细胞的周围突随三叉神经的分支分布于面部,中枢突构成三叉神经感觉根。进入脑桥后,传导触觉与压觉的纤维止于三叉神经脑桥核;传导痛、温觉的纤维形成脊束,下降至三叉神经脊束核的外侧。脊束在下降过程中逐次分出纤维终止于脊束核。

(2)第二级神经元胞体在脑桥核和脊束核内。第二级神经元发出的纤维交叉至对侧组成三叉丘系,在内侧丘系背侧上升至丘脑,终止于丘脑腹后内侧核。

(3)第三级神经元胞体位于丘脑腹后内侧核,由该核发出的第三级纤维经内囊后肢,投射到中央后回下 1/3(图 12-34(b))。

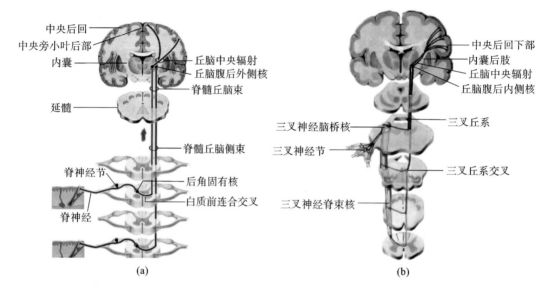

图 12-34　痛、温觉和粗触觉传导通路
(a)躯干四肢痛、温觉和粗触觉传导通路;(b)头面部痛、温觉和触觉传导通路

3. 视觉传导通路和瞳孔对光反射通路

(1)视觉传导通路:由三级神经元组成。第一级神经元为双极细胞,其周围支与视网膜内的视锥细胞和视杆细胞形成突触,中枢支与节细胞形成突触。第二级神经元是节细胞,其轴突在视神经盘(乳头)处集合成视神经。视神经由视神经管入颅腔,形成视交叉后,延为视束。在视交叉中,来自两眼视网膜鼻侧半的纤维交叉,交叉后加入对侧视束;来自视网膜颞侧半的纤维不交叉,走在同侧视束内。经交叉后的视束内有同侧眼视网膜的颞侧半纤维和对侧眼视网膜的鼻侧半纤维。视束向后绕大脑脚终于外侧膝状体。第三级神经元的胞体在外侧膝状体内,由外侧膝状体发出的纤维组成视辐射,经内囊后肢投射到大脑皮质距状沟周围的视区(图 12-35)。

视野是指眼球向前平视时能看到的空间范围。由于眼球屈光装置对光线的折射作用,鼻侧半视野的物象投射到颞侧半视网膜,颞侧半视野的物象投射到鼻侧半视网膜,上半视野的物象投射到下半视网膜,下半视野的物象投射到上半视网膜。

当视觉传导通路在不同部位受损时,可引起不同的视野缺损:①一侧视神经损伤,可引起该侧视野全盲;②视交叉中央部损伤(如垂体瘤压迫),可引起双眼视野颞侧偏盲;③一侧视交叉外侧部的未交叉纤维损伤,可出现患侧视野鼻侧偏盲;④一侧视束以后部位(视辐射、视觉中枢)损伤,可引起双

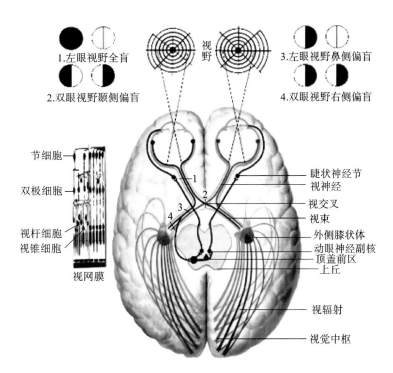

图 12-35　视觉传导通路和瞳孔对光反射通路（上面观）

眼视野对侧同向性偏盲（患侧视野鼻侧偏盲和健侧视野颞侧偏盲）。

（2）瞳孔对光反射通路：光照一侧瞳孔，引起两侧瞳孔缩小的反射，称为瞳孔对光反射。光照眼的瞳孔孔径变小称为直接对光反射，非光照眼的瞳孔孔径变小称为间接对光反射。瞳孔对光反射由视网膜起始，经视神经、视交叉到视束，视束的部分纤维经上丘臂至顶盖前区的对光反射中枢，对光反射中枢的神经元发出的纤维至两侧动眼神经副核，动眼神经副核发出的副交感神经节前纤维经动眼神经至睫状神经节，睫状神经节发出的副交感神经节后纤维分布于瞳孔括约肌，调节瞳孔，使之缩小（图 12-35）。

一侧视神经损伤时，传入信息中断，光照患侧瞳孔时，两侧瞳孔均不缩小；但光照健侧瞳孔时，两侧瞳孔都缩小，即两侧对光反射均存在（此时患侧直接对光反射消失，间接对光反射存在）。一侧动眼神经损伤时，由于反射途径的传出部分中断，无论光照哪一侧眼，患侧眼的瞳孔都无反应，对光反射消失。

4.听觉传导通路

（1）第一级神经元为蜗神经节内的双极细胞，其周围支分布于内耳的螺旋器，中枢支组成蜗神经，与前庭神经一起组成前庭蜗神经入脑，止于蜗神经腹侧、背侧核。

（2）第二级神经元胞体在蜗神经腹侧、背侧核。由两核发出纤维，在脑桥内经交叉形成斜方体，然后折返上行形成外侧丘系；另一部分不交叉的纤维加入同侧外侧丘系上行，大部分纤维先止于下丘，换神经元后经下丘臂终于内侧膝状体。

（3）第三级神经元的胞体在内侧膝状体。发出的纤维组成听辐射，经内囊后肢，止于大脑皮质颞横回的听觉中枢（图 12-36）。

（二）运动传导通路

1.锥体系（pyramidal system）　主要支配骨骼肌的各种运动。锥体系的神经元位于大脑皮质运动中枢的中央前回和中央旁小叶前部皮质。

（1）皮质核束（corticonuclear tract）：皮质核束纤维由中央前回下 1/3 发出，经内囊膝部下行至中脑的大脑脚底，此后，纤维构成小束，穿内侧丘系下行，大多数下行纤维终止于两侧的脑神经运动核，但面神经核的下半（分布到眼裂以下的面肌）和舌下神经核仅接受对侧的皮质核束支配。故一侧的皮质核束受损时，受两侧皮质核束支配的脑神经运动核和面神经核上半的支配区域不受影响，而对侧面神经核下半和舌下神经核的支配区出现症状。表现为对侧眼裂以下的面肌和对侧舌肌瘫痪，即对侧鼻唇沟消失，口角低垂、流涎，口角歪向病灶侧，进食时食物停留于病灶对侧的口腔前庭，且不能做吹口哨、鼓腮、露齿等动作，伸舌时舌尖偏向对侧，但舌肌不发生萎缩（图12-37至图12-39）。

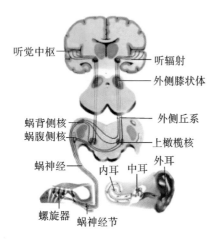

图 12-36　听觉传导通路

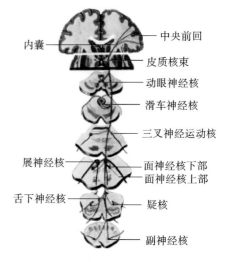

图 12-37　皮质核束

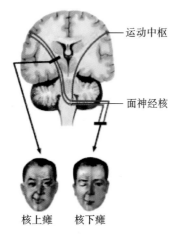

图 12-38　面神经瘫（示核上、下瘫）

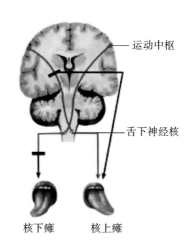

图 12-39　舌下神经瘫（示核上、下瘫）

　　(2)皮质脊髓束：中央前回中、上部和中央旁小叶前部以及其他一些皮质区域锥体细胞的轴突集合组成皮质脊髓束，经内囊后肢下行，至中脑的大脑脚底，然后经脑桥基底部至延髓锥体，在锥体下端，绝大部分纤维(75%～90%)左右相互交叉，形成锥体交叉。交叉后的纤维继续于对侧脊髓侧索内下行，形成皮质脊髓侧束。此束纤维在下行过程中逐节止于同侧前角运动神经元，支配四肢肌。在延髓锥体小部分未交叉的纤维在同侧脊髓前索内下行，形成皮质脊髓前束。该束仅达胸节，并经白质前连合逐节交叉至对侧，止于前角运动神经元，支配躯干和四肢骨骼肌的运动。皮质脊髓前束中有一部分纤维始终不交叉而止于同侧前角运动神经元，支配躯干肌。因此，躯干肌是受两侧大脑皮质支配的。一侧皮质脊髓束在锥体交叉前受损，主要引起对侧肢体瘫痪，而躯干肌的运动没有受到明显影响（图12-40）。

锥体系的任何部位损伤都可引起随意运动障碍，出现肢体瘫痪。

上运动神经元损伤（核上瘫）：表现为随意运动障碍，肌张力增高，导致痉挛性瘫痪（硬瘫），这是由于上运动神经元对下运动神经元的抑制被取消。因肌肉尚有脊髓前角运动神经元发出的神经支配，故无营养障碍，肌不萎缩，深反射因失去上运动神经元的控制而表现亢进，因锥体束的完整性破坏，浅反射（如腹壁反射、提睾反射等）减弱或消失，同时因锥体束的功能受到破坏，出现病理反射（如巴宾斯基（Babinski）征）。

下运动神经元损伤（核下瘫）：表现为因失去神经直接支配而导致肌张力降低，随意运动障碍，引起弛缓性瘫痪（软瘫）。由于神经营养障碍，肌肉萎缩，所有反射弧中断，故浅、深反射消失，无病理反射（表 12-2）。

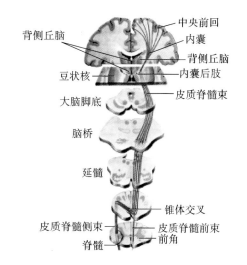

图 12-40　皮质脊髓束

表 12-2　上、下运动神经元损伤后的临床表现比较

症状与体征	上运动神经元损伤	下运动神经元损伤
瘫痪范围	常较广泛	常较局限
瘫痪特点	痉挛性瘫痪（硬瘫、中枢性瘫）	弛缓性瘫痪（软瘫、周围性瘫）
肌张力	增高	减低
深反射	亢进	消失
浅反射	减弱或消失	消失
腱反射	亢进	减弱或消失
病理反射	有（＋）	无（－）
肌萎缩	早期无，晚期为失用性萎缩	早期即有萎缩

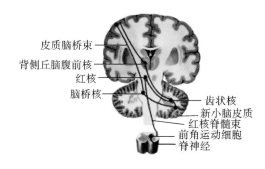

图 12-41　锥体外系（皮质-脑桥-小脑系）

2. 锥体外系（extrapyramidal system）　锥体外系是锥体系以外的下行传导通路的统称。结构上，锥体外系并不是一个简单独立的结构系统，而是一个复杂的涉及脑内许多结构的功能系统。其包括大脑皮质、背侧丘脑、苍白球、壳、尾状核、黑质、红核、脑桥核、前庭神经核、小脑和脑干的某些网状核以及它们的联络纤维等，这些结构共同组成复杂的多级神经元链。锥体外系的主要通路有皮质-纹状体系、皮质-脑桥-小脑系（图 12-41）。

锥体外系的主要功能是调节肌紧张、协调肌的活动、维持和调整体态、进行习惯性和节律性活动等。锥体外系的活动是在锥体系的主导下进行的，而锥体外系的活动又给锥体系的活动以最适宜的条件。两者相互协调、相互依赖，从而共同完成人体各项复杂的随意运动。

七、脑和脊髓的被膜

脑和脊髓的表面包有三层被膜，由外向内依次为硬膜、蛛网膜和软膜，三层被膜相互连续，有支持、保护脑和脊髓的作用。

1. 脊髓的被膜　自外向内为硬脊膜（spinal dura mater）、脊髓蛛网膜（spinal arachnoid mater）和

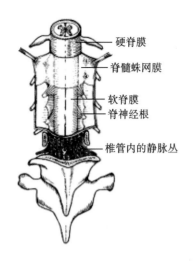

图 12-42　脊髓的被膜

图中标注：硬脊膜　脊髓蛛网膜　软脊膜　脊神经根　椎管内的静脉丛

软脊膜(spinal pia mater)(图 12-42)。

(1)硬脊膜：由致密结缔组织构成，厚而坚韧，包裹着脊髓。上端附于枕骨大孔边缘，与硬脑膜相延续；下部在第 2 骶椎水平逐渐变细，包裹马尾；末端附于尾骨。硬脊膜与椎管内面的骨膜之间的疏松间隙称为硬膜外隙(epidural space)，内含疏松结缔组织、脂肪、淋巴管和静脉丛。此隙略呈负压，有脊神经根通过。临床上进行硬膜外麻醉，就是将药物注入此隙，以阻滞脊神经根内的神经传导。在硬脊膜与脊髓蛛网膜之间有潜在的硬膜下隙。硬脊膜在椎间孔处与脊神经的外膜相延续。

(2)脊髓蛛网膜：半透明的薄膜，位于硬脊膜与软脊膜之间，与脑蛛网膜相延续。脊髓蛛网膜与软脊膜之间有较宽阔的间隙，称为蛛网膜下隙(subarachnoid space)，两层间由许多结缔组织小梁相连，间隙内充满清亮的脑脊液。蛛网膜下隙的下部，自脊髓下端至 S2 水平扩大，称为终池(terminal cistern)，内有马尾。因此临床上常在 L3、L4 或 L4、L5 间行腰椎穿刺，以抽取脑脊液或注入药物而不伤及脊髓。脊髓蛛网膜下隙向上与脑蛛网膜下隙相通。

(3)软脊膜：软脊膜薄而富有血管，紧贴脊髓表面并延伸至脊髓的沟裂中，在脊髓下端移行为终丝。软脊膜在脊髓两侧脊神经前、后根之间形成齿状韧带，其尖端附于硬脊膜上。脊髓借齿状韧带和脊神经根固定于椎管内，并浸泡于脑脊液中，加上硬膜外隙内的脂肪组织和椎内静脉丛的弹性垫作用，脊髓不易受外界震荡的损伤。齿状韧带还可作为椎管内手术的标志。

知识拓展

将局麻药注入蛛网膜下隙，作用于脊神经根而使相应部位产生麻醉作用的方法，称为蛛网膜下隙阻滞，简称腰麻。其解剖学基础如下：①脊柱腰椎的棘突间隙大，棘突水平伸向后方；②脊髓蛛网膜与软脊膜之间为蛛网膜下隙，是局麻药与神经根发生作用的部位；③脊髓下端终止于第 1 腰椎(小儿则更低一些)，在第 3、4 腰椎棘突之间进行穿刺不易损伤脊髓；④穿刺时有阻力突然减小的感觉，即针穿过了黄韧带进入硬膜外腔。如再向前进针 1～2 cm就会有针刺破薄纸的感觉，即穿过了蛛网膜，取出针芯会有脑脊液流出，证明已穿刺入蛛网膜下隙。

2.脑的被膜　脑的被膜自外向内依次为硬脑膜(cerebral dura mater)、脑蛛网膜(cerebral arachnoid mater)和软脑膜(cerebral pia mater)。

(1)硬脑膜：坚韧而有光泽，由两层合成，外层兼具颅骨内骨膜的作用，内层较外层坚厚，两层之间有丰富的血管和神经。硬脑膜与颅骨连接疏松，易于分离，当硬脑膜血管受损时，可在硬脑膜与颅骨之间形成硬膜外血肿。硬脑膜与颅骨在颅底处结合紧密，故颅底骨折时，易将硬脑膜与脑蛛网膜同时撕裂，使脑脊液外漏。如颅前窝骨折时，脑脊液可流入鼻腔，形成脑脊液鼻漏。硬脑膜在脑神经出颅处移行为神经外膜，在枕骨大孔的周围与硬脊膜相延续。硬脑膜不仅包被在脑的表面，而且其内层折叠形成若干板状突起，深入脑各部之间，以更好地保护脑。

这些由硬脑膜形成的特殊结构(图 12-43)如下。

大脑镰(cerebral falx)：呈镰刀形，伸入两侧大脑半球之间，后端连于小脑幕的上面，下缘游离于胼胝体上方。

小脑幕(tentorium of cerebellum)：形似幕帐，伸入端脑枕叶和小脑之间。后外侧缘附于枕骨横

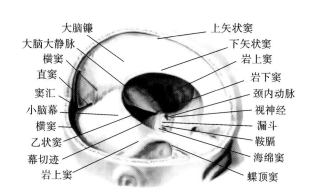

图 12-43　硬脑膜及硬脑膜窦

沟和颞骨岩部上缘,前内侧缘游离形成幕切迹。幕切迹与鞍背形成一环形孔,内有中脑通过。小脑幕将颅腔不完全地分隔成上、下两部。当上部颅脑病变引起颅内压增高时,位于小脑幕切迹上方的海马旁回和钩回可能被挤入小脑幕切迹,形成小脑幕切迹疝而压迫大脑脚和动眼神经。

硬脑膜在某些部位两层分开,内面衬以内皮细胞,构成硬脑膜窦,内含静脉血,窦壁无平滑肌,不能收缩,故损伤时出血难止,容易形成颅内血肿。主要的硬脑膜窦(图 12-43)如下。

上矢状窦:位于大脑镰的上缘,前方起自盲孔,向后流入窦汇。窦汇由上矢状窦与直窦在枕内隆凸处汇合而成。

下矢状窦:位于大脑镰下缘,其走向与上矢状窦一致,向后汇入直窦。

直窦:位于大脑镰与小脑幕连接处,由大脑大静脉和下矢状窦汇合而成,向后通窦汇,窦汇由左、右横窦,上矢状窦,以及直窦共同汇合而成。

横窦:成对,位于小脑幕后外侧缘附着处的枕骨横沟内,连于窦汇与乙状窦之间。

乙状窦:成对,位于乙状沟内,是横窦的延续,向前内于颈静脉孔处出颅续为颈内静脉。

海绵窦:位于蝶鞍两侧,为硬脑膜两层间的不规则腔隙,形似海绵。两侧海绵窦借横支相连。窦内有颈内动脉和展神经通过,在窦的外侧壁内,自上而下有动眼神经、滑车神经、眼神经(Ⅴ1)和上颌神经(Ⅴ2)通过。海绵窦与周围的静脉有广泛联系和交通。它前方接受眼静脉,两侧接受大脑中静脉,向后外经岩上窦、岩下窦连通横窦、乙状窦或颈内静脉。海绵窦向前借眼静脉与面静脉交通,向下经卵圆孔的小静脉与翼静脉丛相通,故面部感染可蔓延至海绵窦,引起海绵窦炎和血栓形成,因而累及经过海绵窦的神经,出现相应的症状。

(2)脑蛛网膜:薄而透明,缺乏血管和神经,与硬脑膜之间有硬膜下隙,与软脑膜之间有蛛网膜下隙,间隙内充满脑脊液,此隙向下与脊髓蛛网膜下隙相通。脑蛛网膜除在大脑纵裂和大脑横裂处以外,均跨越脑的沟裂而不伸入沟内,故蛛网膜下隙的大小不一,此隙在某些部位扩大称为蛛网膜下池。在小脑与延髓之间有小脑延髓池,临床上可在此进行穿刺,抽取脑脊液进行检查。蛛网膜靠近上矢状窦处形成许多绒毛状突起,突入上矢状窦内,称为蛛网膜粒。脑脊液经这些蛛网膜粒渗入硬脑膜窦内,回流入静脉。

(3)软脑膜:薄而富有血管,覆盖于脑的表面并深入沟裂内。在脑室的一定部位,软脑膜及其血管与该部位的室管膜上皮共同构成脉络组织。在某些部位,脉络组织的血管反复发出分支成丛,连同其表面的软脑膜和室管膜上皮一起突入脑室,形成脉络丛,是产生脑脊液的主要结构。

八、脑脊液及其循环

脑脊液(cerebral spinal fluid,CSF)是充满脑室系统、蛛网膜下隙和脊髓中央管内的无色透明液体,内含各种浓度不等的无机离子、葡萄糖、微量蛋白质和少量淋巴细胞,功能上相当于外周组织中的淋巴,对中枢神经系统起缓冲、保护、运输代谢产物和调节颅内压等作用。脑脊液总量在成人平均约150 ml,处于不断产生和回流的动态平衡中。其循环途径如图12-44所示。

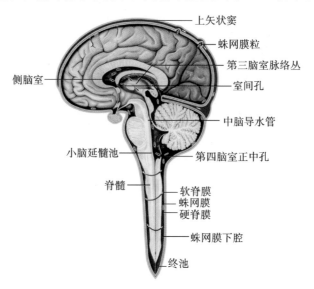

图 12-44 脑脊液循环模式图

脑脊液主要由脑室脉络丛产生,少量由室管膜上皮和毛细血管产生。由侧脑室脉络丛产生的脑脊液经室间孔流至第三脑室,与第三脑室脉络丛产生的脑脊液一起,经中脑导水管流入第四脑室,再汇合第四脑室脉络丛产生的脑脊液一起经第四脑室正中孔和两个外侧孔流入蛛网膜下隙。脑脊液再沿蛛网膜下隙流向大脑背面,经蛛网膜粒渗透到硬脑膜窦(主要是上矢状窦)内,回流入血液中。若在脑脊液循环途径中发生阻塞,可导致脑积水和颅内压升高,脑组织受压移位,甚至形成脑疝而危及生命。此外,少量脑脊液可经室管膜上皮、蛛网膜下隙的毛细血管、脑膜的淋巴管以及脑、脊神经周围的淋巴管回流。

九、脑和脊髓的血管

(一)脊髓的血管

1. 脊髓的血管 脊髓的动脉有两个来源,即椎动脉和节段性动脉。椎动脉发出的脊髓前动脉和脊髓后动脉在下行过程中不断得到节段性动脉分支的增补,以保障脊髓足够的血液供应。左、右脊髓前动脉在延髓腹侧合成一干,沿前正中裂下行至脊髓末端(图12-45)。

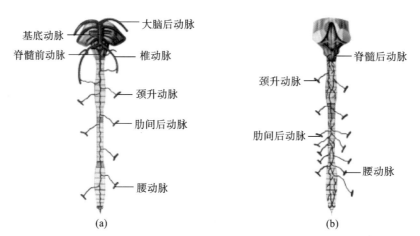

图 12-45 脊髓的动脉

(a)前面;(b)后面

脊髓前动脉行至 C5 下方开始由节段性动脉分支补充加强。脊髓后动脉自椎动脉发出后,绕延髓两侧向后走行,沿脊神经后根两侧下行,直至脊髓末端。一般在 C5 的下方开始有节段性动脉补充和加强。脊髓前、后动脉之间借环绕脊髓表面的吻合支互相交通,形成动脉冠,由动脉冠再发出分支进入脊髓内部。脊髓前动脉的分支主要分布于脊髓前角、侧角、灰质连合、后角基部、前索和侧索。脊髓后动脉的分支则分布于脊髓后角的其余部分、后索和侧索后部(图 12-46)。

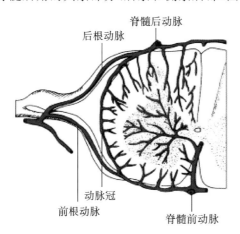

图 12-46　脊髓内部动脉分布

脊髓动脉的来源不同,有些节段因两个来源的动脉吻合薄弱,血液供应不够充分,容易使脊髓受到缺血损害,称为危险区,如 C1~C4(特别是 C4)和 L1 的腹侧面。

2. 脊髓的静脉　脊髓的静脉较动脉多而粗,收集脊髓内的小静脉,最后汇集成脊髓前、后静脉,通过前、后根静脉注入硬膜外隙的椎内静脉丛。

(二)脑的血管

1. 脑的动脉　脑的动脉来源于颈内动脉(internal carotid artery)和椎动脉(vertebral artery)。以顶枕裂为界,大脑半球的前 2/3 和部分间脑由颈内动脉分支供应,大脑半球的后 1/3 及部分间脑、脑干和小脑由椎动脉供应,故可将脑的动脉归纳为颈内动脉系和椎-基底动脉系(图 12-47)。

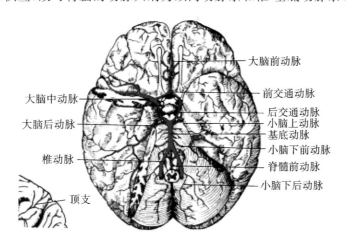

图 12-47　脑底面的动脉

脑的动脉在大脑的分支可分为皮质支和中央支,前者营养大脑皮质及其深面的髓质,后者供应基底核、内囊及间脑等。

1)颈内动脉　起自颈总动脉,自颈部向上至颅底,经颞骨岩部的颈动脉管进入颅内,紧贴海绵窦的内侧壁向前上,至前床突的内侧又向上弯转并穿出海绵窦而发出分支。颈内动脉在穿出海绵窦处发出眼动脉。颈内动脉供应脑部的主要分支如下。

(1)大脑前动脉(图 12-48):在视神经上方向前内行,进入大脑纵裂,与对侧的同名动脉借前交通动脉相连,然后沿胼胝体沟向后行。皮质支分布于顶枕沟以前的半球内侧面、额叶底面的一部分和额、顶两叶上外侧面的上部;中央支自大脑前动脉的近侧段发出,经前穿质入脑实质,供应尾状核、豆状核前部和内囊前肢。

(2)大脑中动脉(图 12-49):可视为颈内动脉的直接延续,向外行进入外侧沟内,分为数支皮质支,营养大脑半球上外侧面的大部分和岛叶。大脑中动脉发出一些细小的中央支,垂直向上进入脑实质,营养尾状核、豆状核、内囊膝和内囊后肢的前部。其在高血压动脉硬化时容易破裂(故又名出血动脉)而导致脑出血,引起严重的功能障碍。

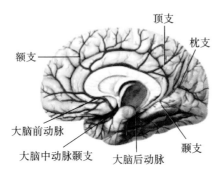

图 12-48　大脑半球内侧面的动脉分布

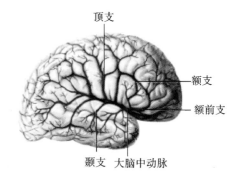

图 12-49　大脑半球外侧面的动脉分布

(3)脉络丛前动脉:沿视束下面向后外行,经大脑脚与海马旁回钩之间进入侧脑室下脚,止于脉络丛。沿途发出分支供应外侧膝状体、内囊后肢的后下部、大脑脚底的中 1/3 及苍白球等结构。此动脉细小且行程长,易被血栓阻塞。

(4)后交通动脉:在视束下面行向后,与大脑后动脉吻合,是颈内动脉系与椎-基底动脉系的吻合支。

2)椎动脉　起自锁骨下动脉,穿第 6 至第 1 颈椎横突孔,经枕骨大孔进入颅腔,入颅后,左、右椎动脉逐渐靠拢,在脑桥与延髓交界处合成一条基底动脉(basilar artery),后者沿脑桥腹侧的基底沟上行,至脑桥上缘分为左、右大脑后动脉两大终支。

椎动脉的主要分支有脊髓前、后动脉和小脑下后动脉。基底动脉的主要分支有小脑下前动脉、迷路动脉、脑桥动脉、小脑上动脉和大脑后动脉。大脑后动脉是基底动脉的终末分支,绕大脑脚向后,沿海马旁回钩转至颞叶和枕叶内侧面。皮质支分布于颞叶的内侧面和底面及枕叶,大脑后动脉起始部发出中央支,供应背侧丘脑,内、外侧膝状体,下丘脑,底丘脑等。

3)大脑动脉环(Willis 环)　由两侧大脑前动脉起始段、两侧颈内动脉末端、两侧大脑后动脉借前、后交通动脉连通而共同组成。其位于脑底下方,蝶鞍上方,环绕视交叉、灰结节及乳头体周围。此环使两侧颈内动脉系与椎-基底动脉系相交通。正常情况下大脑动脉环两侧的血液不相混合。当此环的某一处发育不良或被阻断时,可在一定程度上通过大脑动脉环使血液重新分配和代偿,以维持脑的血液供应。

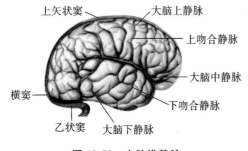

图 12-50　大脑浅静脉

2. 脑的静脉　脑的静脉不与动脉伴行,可分浅、深静脉,都注入硬脑膜窦。

(1)浅静脉:管壁无瓣膜和平滑肌,较薄。主要由大脑上静脉、大脑中静脉和大脑下静脉组成。三者相互吻合成网,分别注入上矢状窦、海绵窦和横窦等(图 12-50)。

(2)深静脉:收集大脑髓质、基底核、间脑和脑室脉络丛的静脉血,注入大脑大静脉,再注入直窦。

第三节　周围神经系统

周围神经系统(peripheral nervous system)是指中枢神经系统以外的神经成分,由神经和神经节构成。根据发出的部位和分布区域的不同,周围神经可分为三部分:①与脊髓相连的称为脊神经,主要分布于躯干和四肢。②与脑相连的称为脑神经,主要分布于头部。③与脑和脊髓相连,主要分布于内脏、心血管和腺体的称为内脏神经。

一、脊神经

脊神经(spinal nerve)共 31 对,借前根(anterior root)和后根(posterior root)与脊髓相连。前根属运动性,后根属感觉性,二者在椎间孔处汇合成脊神经。在椎间孔附近,后根有一椭圆形膨大,称为脊神经节(spinal ganglion),主要由假单极神经元胞体聚集而成(图 12-51)。

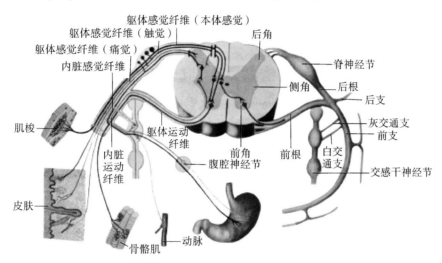

图 12-51　脊神经的纤维成分和分布模式图

31 对脊神经包含 8 对颈神经、12 对胸神经、5 对腰神经、5 对骶神经和 1 对尾神经。第 1 对颈神经通过寰椎与枕骨之间出椎管。第 2~7 对颈神经都通过同序数颈椎上方的椎间孔穿出椎管,第 8 对颈神经通过第 7 颈椎下方的椎间孔穿出,12 对胸神经和 5 对腰神经都通过同序数椎骨下方的椎间孔穿出,第 1~4 对骶神经通过同序数的骶前、后孔穿出,第 5 对骶神经和尾神经由骶管裂孔穿出。

脊神经都是混合性神经,含有感觉纤维和运动纤维。根据脊神经分布范围和功能的不同,又将脊神经所含的神经纤维成分分成 4 种。

(1)躯体感觉纤维:分布于皮肤、骨骼肌、肌腱和关节,将皮肤的浅感觉以及骨骼肌、肌腱和关节的深感觉冲动传入中枢。

(2)内脏感觉纤维:分布于内脏、心血管和腺体,传导这些结构的感觉冲动,是内脏神经的一个组成部分。

(3)躯体运动纤维:分布于骨骼肌,支配其运动。

(4)内脏运动纤维:支配平滑肌和心肌的运动,控制腺体的分泌。

脊神经干很短,出椎间孔后立即分为四支:脊膜支、交通支、脊神经后支和脊神经前支。此处主要叙述脊神经前、后支。

脊神经后支较细,发出后穿椎骨横突间向后走行(骶神经后支出骶后孔),肌支和皮支分别分布于颈、背、腰骶部深层的肌，以及枕、颈背和腰骶部的皮肤。

脊神经前支粗大，胸神经前支保持着明显的节段性，其余脊神经前支节段性不明显，分别交织成丛，由丛发出分支到头颈、上肢和下肢。脊神经前支形成的丛有颈丛、臂丛、腰丛和骶丛等。

（一）颈丛

1. 组成和位置 颈丛(cervical plexus)由第1～4颈神经(C1～C4)的前支构成，位于胸锁乳突肌上部的深面（图12-52）。

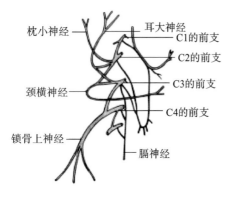

图 12-52 颈丛的组成

2. 颈丛的分支 颈丛的分支如下。

1)浅支 数小支，自胸锁乳突肌后缘中点的附近，穿过深筋膜浅出，呈放射状分别走向颈侧部、头后外侧、耳郭及肩部，分布于相应区域的皮肤（图12-53）。主要皮支如下。

(1)枕小神经：沿胸锁乳突肌表面行向后上方，分布于枕部及耳郭背面上部的皮肤。

(2)耳大神经：沿胸锁孔乳突肌表面行向前上至耳郭及其附近的皮肤。

(3)颈横神经：横过胸锁乳突肌浅面向前，分布于颈部皮肤。

(4)锁骨上神经：有2～4条行向外下方，分布于颈侧部、胸壁上部和肩部的皮肤。

2)深支 其中主要的是膈神经(phrenic nerve)，其为混合性神经，是颈丛的重要分支，先在前斜角肌上端的外侧走行，继沿该肌前面下降至其内侧，在锁骨下动、静脉之间经胸廓上口进入胸腔，然后经肺根前方，行于纵隔胸膜与心包之间，下行至膈。其运动纤维支配膈肌，感觉纤维分布于胸膜、心包和膈下中央部腹膜。右膈神经的感觉纤维一般还分布到肝和胆囊表面腹膜（图12-54）。

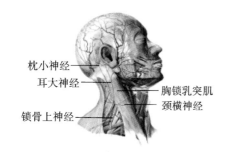

图 12-53 颈丛浅支分支

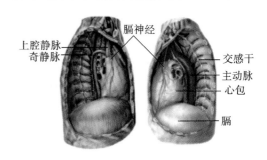

图 12-54 膈神经

（二）臂丛

1. 臂丛的组成和位置 臂丛(brachial plexus)由第5～8颈神经前支和第1胸神经前支大部分纤维组成，经斜角肌间隙走出，行于锁骨下动脉后上方，后经锁骨后方进入腋窝。行程中臂丛5个根的纤维经过分离组合，最后围绕腋动脉形成内侧束、外侧束及后束。此三束再分出若干长、短神经（图12-55）。

在锁骨中点后方，臂丛各分支较集中，位置较浅，此点为进行臂丛阻滞麻醉的常用部位。

2. 臂丛的分支

(1)胸长神经：起自神经根，从臂丛后方进入腋窝，沿前锯肌表面下降，支配此肌。损伤此神经可引起前锯肌瘫痪，发生"翼状肩"。

(2)肌皮神经：自外侧束发出后斜穿喙肱肌，经肱二头肌和肱肌间下降，发出肌支支配这三块肌，终支在肘关节稍上方穿出深筋膜延续为前臂外侧皮神经，分布于前壁外侧的皮肤。

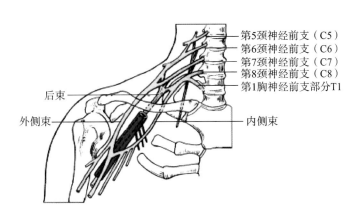

图 12-55　臂丛的组成

（3）正中神经：由分别发自内、外侧束的内、外侧两根合成，两根夹持着腋动脉，向下汇合成正中神经干。正中神经干沿肱二头肌内侧沟，伴肱动脉下行到肘窝，继在前臂指浅屈肌、指深屈肌之间沿前臂正中线下行，经腕管至手掌，发出正中神经掌支（返支），进入鱼际，发出 3 条指掌侧总神经，再各分为 2～3 条指掌侧固有神经，至 1～4 指相对缘。正中神经在前臂发出肌支，支配除肱桡肌、尺侧腕屈肌和指深屈肌尺侧半以外的前臂肌前群，在手掌正中神经发出肌支，主要支配手肌和外侧群（使拇指内收的肌除外）及中间群的小部分，皮支分布于手掌桡侧部及桡侧三个半指掌面的皮肤（图 12-56）。

（4）尺神经：发自臂丛内侧束，在肱动脉内侧下降，行至肱骨内上髁后方的尺神经沟。在此处，神经的位置浅表又贴近骨面，隔皮肤可触摸到，也易受损伤。再向下穿尺侧腕屈肌起端至前臂掌面内侧，在尺侧腕屈肌和指深屈肌之间、尺动脉的内侧下降达腕部。经屈肌支持带的浅面和掌腱膜的深面进入手掌。

尺神经在前臂发出肌支，支配尺侧腕屈肌和指深屈肌的尺侧半。在手掌，尺神经的肌支支配手肌内侧群和中间群大部，以及使拇指内收的肌。尺神经的皮支分布于手掌尺侧一个半指及相应的手掌皮肤。在手背分布于尺侧两个半指及相应的手背皮肤（图 12-56）。尺神经损伤后的主要表现：屈腕能力减弱，手肌内侧群萎缩，拇指以外的各掌指关节过伸，拇指不能内收，手内侧缘感觉障碍。

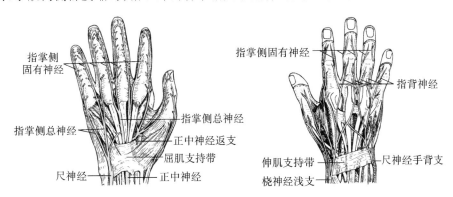

图 12-56　手部神经

（5）桡神经：后束发出的臂丛中最粗大的神经，在腋窝内位于腋动脉的后方，并与肱深动脉一同行向外下，先行经肱三头肌长头与内侧头之间，然后沿桡神经沟绕肱骨中段背侧旋向外下，在肱骨外下髁上方穿外侧肌间隔，至肱桡肌与肱肌之间，在此分为浅、深二支。浅支主要分布于上臂和前臂的背面、手背桡侧半和桡侧两个半指背面的皮肤。深支主要支配上臂和前臂肌后群的所有伸肌和旋后

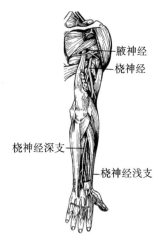

图 12-57 上肢神经

肌及肱桡肌(图 12-56、图 12-57)。

桡神经在经过桡神经沟时,紧贴骨面。因此,肱骨中段骨折时,易同时损伤桡神经。桡神经损伤后,除皮支分布区感觉障碍外,主要表现为前臂伸肌瘫痪、腕关节不能伸,呈"垂腕"状态。

(6)腋神经:在腋窝发自臂丛后束,穿四边孔,绕肱骨外科颈的后方至三角肌深面。肌支支配三角肌和小圆肌。皮支分布于肩部和臂外侧上部的皮肤。

肱骨外科颈骨折时,可能损伤腋神经而导致三角肌瘫痪,臂不能外展,三角肌区皮肤感觉丧失。若三角肌发生萎缩,肩部骨突耸出,失去圆隆的外貌,则可形成方肩。

(三)胸神经前支

胸神经的前支共 12 对,除第 1 对和第 12 对的部分纤维分别加入臂丛和腰丛外,其余各对均不成丛。第 2~11 对各自位于相应的肋间隙,称为肋间神经,第 12 对神经前支位于第 12 肋下方,故名肋下神经。肋间神经在肋间内、外肌之间,肋间血管的下方,沿各肋沟前行,在腋前线附近开始离开肋骨下缘,行于肋间隙中,并在胸腹壁侧面发出外侧皮支。本干继续前行。上 6 对肋间神经到达胸骨侧缘下穿至皮下,称为前皮支。下 5 对肋间神经和肋下神经斜向下内,行于腹内斜肌与腹横肌之间,并进入腹直肌鞘,前行至腹白线附近穿至皮下,成为前皮支。肋间神经和肋下神经的肌支分布于肋间肌和腹前外侧壁诸肌;皮支分布于胸、腹壁皮肤,还发出分支分布于壁胸膜和相应的壁腹膜。

胸神经前支在胸、腹壁皮肤的节段性分布最明显。如第 2 胸神经前支(T2)相当于胸骨角平面;第 4 胸神经前支(T4)相当于乳头平面;第 6 胸神经前支(T6)相当于剑突平面;第 8 胸神经前支(T8)相当于肋弓平面;第 10 胸神经前支(T10)相当于脐平面;第 12 胸神经前支(T12)则分布于耻骨联合与脐连线中点平面。临床上常以胸骨角、肋弓、剑突、脐等为标志检查感觉障碍的平面,以判断脊髓损伤的节段(图 12-58)。

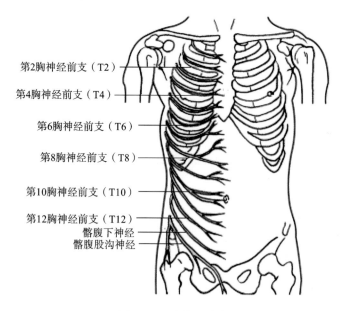

图 12-58 胸神经前支

(四)腰丛

1.组成和位置 腰丛(lumbal plexus)由第 12 胸神经前支(T12)的小部分、第 1~3 腰神经前支和第 4 腰神经前支的一部分组成。第 4 腰神经的其余部分和第 5 腰神经的前支共同组成腰骶干,参与骶丛构成(图 12-59)。

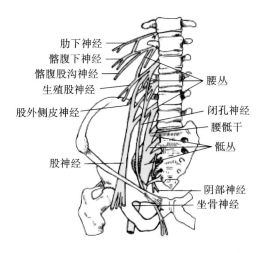

肋下神经
髂腹下神经
髂腹股沟神经
生殖股神经
股外侧皮神经
股神经
腰丛
闭孔神经
腰骶干
骶丛
阴部神经
坐骨神经

图 12-59　腰、骶丛的组成

2. 分支

(1)髂腹下神经及髂腹股沟神经:以共同的神经干发自腰丛,再分为平行的两细支,经腰方肌前面平行向外下,至髂嵴上方,进入腹横肌与腹内斜肌之间前内行。

髂腹下神经终支在腹股沟管浅环上方穿腹外斜肌腱膜至皮下。此神经的皮支分布于臀外侧、腹股沟区及下腹部皮肤,肌支支配腹壁肌。

髂腹股沟神经终支自皮下环浅出,分布于腹股沟部和阴囊前部(或大阴唇前部)皮肤,肌支支配腹壁肌。

在腹股沟疝修补术中,要避免损伤髂腹下神经和髂腹股沟神经,以免造成其分布区的功能障碍。

(2)股神经:腰丛中最大的分支,在腰大肌与髂肌之间下行,经腹股沟韧带的深面,于股动脉的外侧进入股三角。肌支支配耻骨肌、股四头肌和缝匠肌。皮支分布于大腿和膝关节前面的皮肤。最长的皮支称为隐神经(saphenous nerve),是股神经的终支,伴股动脉入收肌管下行,在膝关节内侧浅出皮下后,伴大隐静脉沿小腿内侧面下降到足内侧缘。隐神经分布于髌下、小腿内侧面和足内侧缘的皮肤(图 12-60(a))。

(3)闭孔神经:于腰大肌内侧缘穿出,沿小骨盆侧壁前行,穿闭膜管出小骨盆至大腿内侧。其肌支支配闭孔外肌、大腿内侧肌群,皮支分布于大腿内侧面的皮肤。

(4)生殖股神经:贯穿腰大肌,沿此肌前面下降,分为两支;一支进入腹股沟管,随精索走行,支配提睾肌;另一支分布于阴囊(或大阴唇)及隐静脉裂孔附近皮肤。

(五)骶丛

1. 组成和位置　骶丛(图 12-59)由腰骶干及全部的骶神经、尾神经的前支组成。骶丛位于盆腔内、梨状肌的前方,其分支分布于盆壁、会阴、臀部、股后部、小腿及足。

2. 分支

1)臀上神经　经梨状肌的上方出骨盆腔,支配臀中肌、臀小肌及阔筋膜张肌(图 12-60(b))。

2)臀下神经　伴臀下动、静脉经梨状肌下孔出骨盆,达臀大肌深面,支配臀大肌。

3)阴部神经　与阴部内动、静脉一同出梨状肌下孔,绕坐骨棘经坐骨小孔入坐骨直肠窝,向前发出分支分布于会阴部和外生殖器的肌和皮肤(图 12-60(b))。其分支如下。

(1)肛神经:分布于肛门外括约肌与肛门周围的皮肤。

(2)会阴神经:分布于会阴诸小肌与阴囊(或大阴唇)的皮肤。

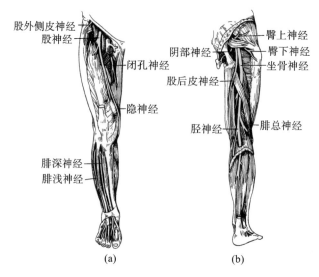

图 12-60 下肢神经

(a)前面;(b)后面

(3)阴茎(或阴蒂)背神经:向前经耻骨联合的下方,到阴茎(或阴蒂)背侧,分布于阴茎(或阴蒂)的皮肤。

4)坐骨神经 全身最粗大的神经,在梨状肌下方出骨盆,于臀大肌深面,经坐骨结节和股骨大转子连线的中点,在股肌后群内下行,至腘窝上角,分为胫神经和腓总神经二终支。在大腿后面从坐骨神经本干发出肌支支配大腿后群肌(图 12-60(b))。

坐骨结节和股骨大转子连线的中点到股骨内、外侧髁之间中点的连线为坐骨神经的体表投影,坐骨神经痛时,在此投影上有压痛。坐骨神经在小腿的分支如下。

(1)胫神经:坐骨神经本干的直接延续,沿腘窝中线下降,在小腿经比目鱼肌深面伴胫后动脉下降,经过内踝后方,在屈肌支持带深面分为足底内侧神经和足底外侧神经,二终支入足底,肌支支配足底诸肌,皮支分布于足底的皮肤。胫神经在腘窝及小腿发出肌支支配小腿后群肌。

胫神经损伤的主要运动障碍是足不能跖屈,内翻力弱,不能以足尖站立。由于小腿前外侧群肌过度牵拉,足呈背屈及外翻位,出现钩状足畸形。感觉障碍区主要在足底面。

(2)腓总神经:沿腘窝的上外侧缘下降,绕至腓骨头下方,分为腓浅神经和腓深神经。①腓浅神经:在腓骨长、短肌和趾长伸肌间下行,分出肌支支配腓骨长、短肌,在小腿下 1/3 处浅出为皮支,分布于小腿外侧、足背和趾背的皮肤(图 12-60(a))。②腓深神经:穿腓骨长肌和趾长伸肌起始部,至小腿前部与胫前动脉伴行,分布于小腿前群肌、足背肌及第 1、2 趾相对缘的背面皮肤(图 12-60(a))。

腓总神经损伤后,主要表现为足不能背屈,足下垂并有内翻,趾不能伸。行走时呈跨阈步态,感觉障碍在小腿外侧面和足背较为明显。

二、脑神经

脑神经(cranial nerve)是与脑相连的周围神经,共 12 对(图 12-61)。它们的排列顺序以罗马数字表示。

各对脑神经中所含纤维成分不尽相同,所有脑神经中的纤维成分按其性质可概括为以下 4 种:①躯体感觉纤维:将来自头面部浅、深部的感觉冲动,传入脑内的躯体感觉核。②内脏感觉纤维:将来自头、颈、胸、腹部内脏以及味蕾的感觉冲动,传入脑内的内脏感觉核。③躯体运动纤维:躯体运动纤维为脑干内的身体运动核发出的轴突,支配眼球外肌、舌肌、头颈部肌和咽喉肌等。④内脏运动纤维:内脏运动纤维为脑干内的内脏运动核发出的轴突,在脑神经内又称副交感神经纤维,属节前纤维。此种纤维需在所支配器官附近或器官壁的神经节内换神经元。节内神经元发出的轴突称为节后纤维,分布于平滑肌、心肌和腺体。

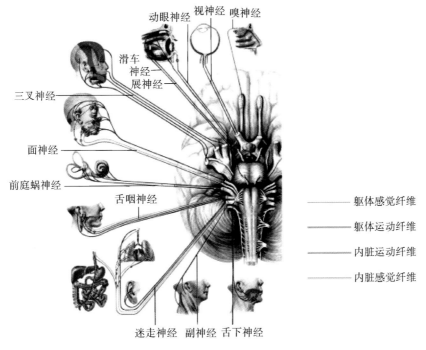

图 12-61 脑神经概况

（一）嗅神经

嗅神经(olfactory nerve)为感觉性神经,由上鼻甲上部和鼻中隔上部黏膜内的嗅细胞中枢突聚集成 20 多条嗅丝(即嗅神经),穿筛孔入颅,进入嗅球传导嗅觉。

（二）视神经

视神经(optic nerve)为感觉性神经,传导视觉冲动。视网膜中的节细胞轴突在视网膜后部先汇集成视神经盘,然后穿入巩膜构成视神经。视神经离开眼球向后内侧,穿视神经管入颅中窝,连于视交叉。

（三）动眼神经

动眼神经(oculomotor nerve)为运动性神经,含有两种纤维:躯体运动纤维,连于中脑的动眼神经核;内脏运动纤维(副交感神经纤维),起自动眼神经副核。动眼神经自脚间窝出脑,向前穿过海绵窦,经眶上裂入眶(图 12-62)。躯体运动纤维支配上直肌、下直肌、内直肌、下斜肌和提上睑肌;内脏运动纤维支配瞳孔括约肌和睫状肌,使瞳孔缩小和晶状体的曲度加大。

睫状神经节是副交感神经节,位于视神经和外直肌之间,由动眼神经副核发出的轴突在此节内换神经元,发出节后纤维支配瞳孔括约肌和睫状肌。来自颈内动脉丛的交感神经纤维和来自三叉神经眼神经的感觉纤维只通过此节,并在此换神经元。

一侧动眼神经损伤,可出现患侧除外直肌、上斜肌外的全部眼外肌的瘫痪,引起上睑下垂、眼外斜视、瞳孔散大和患侧对光反射消失。

（四）滑车神经

滑车神经(trochlear nerve)为运动性神经,起于滑车神经核发出的躯体运动纤维。自中脑背侧面下方出脑,绕大脑脚的外侧面向前,穿海绵窦,经眶上裂入眶,支配上斜肌(图 12-63)。

255

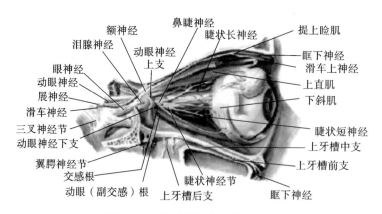

图 12-62 眶内神经(右侧、外面)

(五)三叉神经

三叉神经(trigeminal nerve)为混合性神经,是最粗大的脑神经。躯体感觉纤维分别终于三叉神经脊束核、三叉神经脑桥核和三叉神经中脑核;特殊内脏运动纤维起自三叉神经运动核,它们组成粗大的感觉根和细小的运动根,两根在脑桥基底部和小脑中脚交界处与脑桥相连。躯体感觉纤维的胞体集中在三叉神经节(trigeminal ganglion),此节位于颞部岩部前面。三叉神经运动纤维于三叉神经节下面通过。此节发出的周围突形成三条神经,即眼神经、上颌神经和下颌神经(图 12-64)。

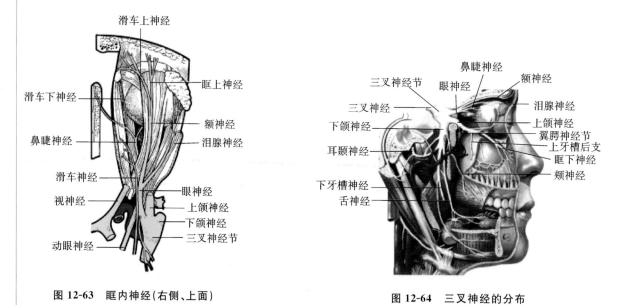

图 12-63 眶内神经(右侧、上面)　　　　　　　**图 12-64 三叉神经的分布**

1. 眼神经　　眼神经(ophthalmic nerve)为感觉性神经,自三叉神经节发出后,穿入海绵窦外侧壁,经眶下裂入眶内,分为下列各支。

(1)鼻睫神经:在上直肌和视神经之间前行达眶内侧壁,发出许多分支分布于鼻腔黏膜、筛窦、泪囊、鼻背皮肤以及眼球、眼睑等。

(2)泪腺神经:沿外直肌上方行向前外,分布于泪腺和上睑皮肤。

(3)额神经:在上睑提肌的上方前行,分 2～3 支,其中眶上神经较大,经眶上切迹出眶,分布于额、顶部皮肤及上睑。

2. 上颌神经　　上颌神经(maxillary nerve)为感觉性神经,自三叉神经节发出后,进入海绵窦外侧壁,经圆孔入翼腭窝,分为以下数支(图 12-64)。

(1)眶下神经:上颌神经的终支,经眶下裂入眶,再经眶下沟和眶下管,出眶下孔分成数支,分布于下睑、鼻翼和上唇的皮肤。在眶下管内发出上牙槽神经前、中支,分布于上颌尖牙、切牙及其附近牙龈。

(2)上牙槽后支:从上颌骨体的后方穿入骨质,分布于上颌窦、前磨牙、磨牙及其附近牙龈。

(3)神经节支:2～3 小支,入翼腭神经节,出神经节后,分布于鼻、腭、咽部和黏膜及腭扁桃体。

3. 下颌神经 下颌神经(mandibular nerve)为混合性神经,自卵圆孔出颅后,即发出肌支支配咀嚼肌、鼓膜张肌等。其感觉支分支如下。

(1)耳颞神经:以两根夹持脑膜中动脉后合成一干,经下颌关节后方折转向上,穿腮腺实质上行,发出分支分布于颞部皮肤、外耳道、耳屏及腮腺。

(2)颊神经:自翼外肌穿出,沿颊肌外面前行,并贯穿此肌,分布于颊部皮肤和黏膜。

(3)舌神经:在下颌支内侧下降,呈弓状,越下颌下腺上方向前至舌尖,分布于口腔底及舌前 2/3 的黏膜,接受一般黏膜感觉。舌神经在行程中与来自面神经的鼓索(含有副交感性分泌纤维和味觉纤维)相结合。

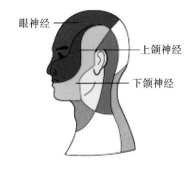

图 12-65 三叉神经皮支的分布范围

(4)下牙槽神经:经下颌孔入下颌管,在管内分成多数小支组成下牙丛,终支自颏孔浅出,称为颏神经。下牙槽神经分布于下颌牙齿、牙龈、颏部及下唇的皮肤和黏膜。三叉神经在头、面部皮支的分布范围如图 12-65 所示。

(六)展神经

展神经(abducent nerve)为运动性神经,其自延髓脑桥沟中线的两侧出脑,向前穿经海绵窦,经眶上裂入眶,支配外直肌(图 12-62)。

(七)面神经

面神经(facial nerve)为混合性神经,包含 4 种主要纤维成分,即一般躯体感觉纤维、特殊内脏运动纤维、一般内脏运动纤维及内脏感觉纤维。面神经在展神经的外侧离脑,经内耳门入面神经管。一般内脏运动纤维和内脏感觉纤维都在面神经管内自面神经分出。只有特殊内脏运动纤维经茎乳孔出面神经管至颅外,穿入腮腺的实质分为 5 支,即颞支、颧支、颊支、下颌缘支及颈支,支配面肌及颈阔肌(图 12-66)。

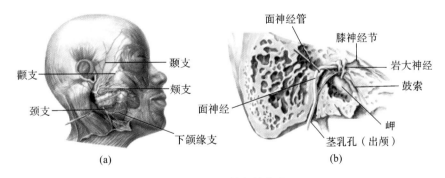

图 12-66 面神经的分支

(a)面神经颅外分支;(b)面神经在面神经管内的分支

面神经在面神经管起始部有膨大的膝神经节,此节由内脏感觉神经元的胞体组成。面神经在面神经管内发出下列各支。

1. 鼓索 面神经的重要分支,在面神经出茎乳孔前发出。鼓索含有 2 种纤维:①味觉纤维,随舌神经分布于舌前 2/3 的味蕾,传导味觉冲动;②副交感神经纤维,分布至下颌下腺和舌下腺,支配腺体分泌。

2. 岩大神经 含内脏运动纤维，自膝神经节处分出，出颞骨经破裂孔，向前进入翼腭神经节，在节内换神经元后，支配泪腺、腭及鼻腔黏膜的腺体分泌。

（八）前庭蜗神经

前庭蜗神经（vestibulocochlear nerve）为感觉性神经，只含躯体感觉纤维，它分为前庭神经（vestibular nerve）和蜗神经（cochlear nerve）（图12-67）。

1. 前庭神经 传导平衡觉，双极神经元的胞体在内耳道底聚集成小的前庭神经节。神经元的周围突穿内耳道底，分布于球囊斑、椭圆囊斑和壶腹嵴。中枢突组成前庭神经，经内耳门入脑，终于脑干的前庭神经核群。

2. 蜗神经 传导听觉冲动。其双极神经元的胞体在蜗轴内聚集成蜗神经节，其周围突分布至螺旋器，中枢突在内耳道组成蜗神经，经内耳门入颅腔，于脑桥延髓沟入脑，终于脑干的蜗神经前、后核。

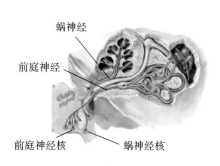

图 12-67 前庭蜗神经

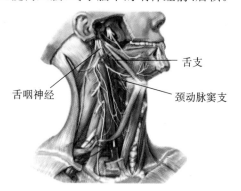

图 12-68 舌咽神经

（九）舌咽神经

舌咽神经（glossopharyngeal nerve）为混合性神经，其主要纤维成分是内脏运动纤维、内脏感觉纤维和躯体感觉纤维。舌咽神经经颈静脉孔出颅，下行于颈内动、静脉之间，继而弓行向前入舌（图12-68）。其分布如下：

1. 鼓室神经 发自下神经节，进入鼓室，与交感神经纤维共同形成鼓室丛，发出许多小支，分布于鼓室、乳突小房和咽鼓管的黏膜。鼓室神经的终支为岩小神经，含副交感神经纤维，出鼓室入耳神经节，交换神经元后，经耳颞神经分布于腮腺控制其分泌。

2. 舌支 舌咽神经的终支，分布于舌后1/3的黏膜和味蕾。

3. 咽支 有3～4支，在咽侧壁上与迷走神经和交感神经的咽支共同构成咽丛，分布于咽肌和咽黏膜。

4. 扁桃体支 分布于腭扁桃体、软腭及咽峡黏膜。

5. 颈动脉窦支 有1～2支，在颈静脉孔下方发出，沿颈内动脉下降，分布于颈动脉窦和颈动脉小球，传导这两个结构的冲动入脑，以调节血压和呼吸。

（十）迷走神经

迷走神经（vagus nerve）为混合性神经，是行程最长、分布范围最广的脑神经，含有4种纤维成分：内脏运动（副交感）纤维，起于迷走神经背核；内脏感觉纤维，其胞体位于颈静脉孔下方的下神经节内，其中枢突终于孤束核；躯体感觉纤维，其胞体位于上神经节内，其中枢突止于三叉神经脊束核；特殊内脏运动纤维，起于疑核，支配咽喉肌。

迷走神经在舌咽神经的下方，经延髓后外侧沟离脑后，穿过颈静脉孔至颈部，于颈内静脉和颈总动脉之间的后方下行入胸腔。在胸腔内，左、右迷走神经在食管周围的分支分别形成食管前丛和食管后丛,食管前丛向下延为迷走神经前干,食管后丛向下延为迷走神经后干。前、后两干穿过膈的食管裂孔入腹腔,发出分支分布于肝、脾、胰、肾、胃以及结肠左曲以上的肠管(图12-69)。

迷走神经的主要分支如下(图12-70)。

1. 喉上神经　喉上神经(superior laryngeal nerve)在颈内动脉内侧下行,在舌骨大角处分内、外支。外支支配环甲肌,并分出细支至甲状腺。内支与喉上动脉一同穿甲状舌骨膜入喉,分布于声门裂以上的喉黏膜以及会厌、舌根等。

2. 颈心支　有上、下两支,与交感神经一起构成心丛,由心丛发出分支,分布于心肌。

3. 喉返神经　右喉返神经发出部位较高,绕右锁骨下动脉,返回颈部。左喉返神经发出部位相对较低,绕主动脉弓,返回颈部。在颈部,两侧的喉返神经(recurrent laryngeal nerve)均上行于气管与食管之间的沟内,其运动纤维支配除环甲肌以外所有的喉肌。感觉纤维分布至声门裂以下的喉黏膜。

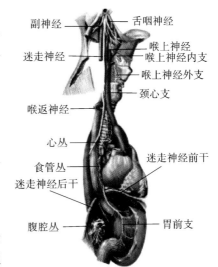

图 12-69　迷走神经和副神经

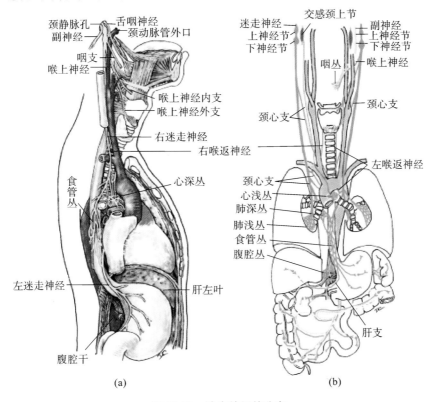

图 12-70　迷走神经的分布

(a)右侧面观;(b)前面观

4. 胃前、后支　分别为迷走神经前、后干的终支,分别分布于胃前壁、胃后壁、幽门、胰头等处。

5. 肝支　迷走神经前干的另一终支,随肝动脉分支走行,分布于肝、胆囊和胆道。

6. 腹腔支　迷走神经后干的另一终支。此支向后参加腹腔丛,并与交感神经纤维伴行,随腹腔动脉分支分布于肝、胆、胰、脾、肾、肾上腺以及结肠左曲上的消化道。

(十一)副神经

副神经(accessory nerve)为运动性神经,由颅根和脊髓根组成。颅根纤维起自疑核,自迷走神经

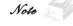

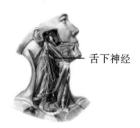

图 12-71 舌下神经

根下方出脑后与脊髓根同行,经颈静脉孔出颅,加入迷走神经,支配咽喉肌。脊髓根的纤维由脊髓前、后根之间出脊髓,在椎管内上行,经枕骨大孔入颅腔,与颅根汇合并出颅腔。经颈内动、静脉之间,向后外斜穿胸锁乳突肌,经此肌后缘上、中 1/3 交点处浅出,向后穿入斜方肌,支配此二肌(图 12-69)。

(十二)舌下神经

舌下神经(hypoglossal nerve)为运动性神经,由舌下神经核发出,自延髓的前外侧沟离脑,经舌下神经管出颅,支配舌肌(图 12-71)。一侧舌下神经损伤,同侧舌肌瘫痪,伸舌时,舌尖偏向患侧。

12 对脑神经的顺序及名称、性质、出入脑的部位、分布范围如表 12-3 所示。

表 12-3 脑神经概要

顺序及名称		纤维成分	起核		终核		分布
			名称	位置	名称	位置	
Ⅰ 嗅神经		内脏感觉	—	—	嗅球	额叶下面	鼻黏膜嗅区
Ⅱ 视神经		躯体感觉	—	—	外侧膝状体	背侧丘脑的后下方	眼球视网膜
Ⅲ 动眼神经		躯体运动	动眼神经核	中脑上丘	—	—	上直肌、下直肌、内直肌、下斜肌、上睑提肌
		内脏运动	动眼神经副核	中脑上丘	—	—	瞳孔括约肌、睫状肌
Ⅳ 滑车神经		躯体运动	滑车神经核	中脑下丘	—	—	上斜肌
Ⅴ 三叉神经		躯体感觉	—	—	三叉神经脊束核、三叉神经脑桥核、三叉神经中脑核	延髓、脑桥、中脑	头面部皮肤、眼眶及眼球、口腔、鼻腔及鼻旁窦内的黏膜、牙髓腔和脑膜等处的浅、深感觉
		特殊内脏运动	三叉神经运动核	脑桥	—	—	咀嚼肌
Ⅵ 展神经		躯体运动	展神经核	脑桥	—	—	外直肌
Ⅶ 面神经		特殊内脏运动	面神经核	脑桥	—	—	面肌、颈阔肌
		一般内脏运动	上泌涎核	脑桥	—	—	泪腺、下颌下腺、舌下腺、鼻腔、腭的腺体
		内脏感觉	—	—	孤束核	延髓	舌前 2/3 味蕾
Ⅷ 前庭蜗神经	前庭神经	躯体感觉	—	—	前庭神经核	脑桥	壶腹嵴、球囊斑、椭圆囊斑
	蜗神经	躯体感觉	—	—	蜗神经核	脑桥	螺旋器

续表

顺序及名称	纤维成分	起核		终核		分布
		名称	位置	名称	位置	
Ⅸ 舌咽神经	特殊内脏运动	疑核	延髓	—	—	部分咽肌
	一般内脏运动	下泌涎核	延髓	—	—	腮腺
	一般内脏感觉	—	—	孤束核	延髓	咽、中耳、软腭、舌后 1/3 黏膜
	特殊内脏感觉	—	—	孤束核	延髓	舌后 1/3 味蕾、颈动脉窦和颈动脉小体
Ⅹ 迷走神经	一般内脏运动	迷走神经背核	延髓	—	—	颈、胸、腹部脏器平滑肌、心肌和腺体
	特殊内脏运动	疑核	延髓	—	—	咽、喉肌
	内脏感觉	—	—	孤束核	延髓	胸、腹脏器，咽喉黏膜
	躯体感觉	—	—	三叉神经脊束核	延髓	硬脑膜、耳郭、外耳道皮肤
Ⅺ 副神经	特殊内脏运动	疑核	延髓	—	—	咽喉肌
		副神经核	脊髓颈段	—	—	胸锁乳突肌、斜方肌
Ⅻ 舌下神经	躯体运动	舌下神经核	延髓	—	—	舌肌

三、内脏神经

内脏神经(visceral nerve)主要分布于内脏、心血管和腺体。内脏神经包含感觉纤维和运动纤维两种纤维。

(一)内脏运动神经

内脏运动神经和躯体运动神经一样,都受大脑皮质和皮质下各级中枢的控制和调节,但内脏运动神经与躯体运动神经在形态结构和功能上有较大的差别。

(1)躯体运动神经支配骨骼肌,受意识控制;内脏运动神经支配平滑肌、心肌和腺,在一定程度上不受意识的控制。

(2)躯体运动神经只有一种纤维成分,内脏运动神经则有交感和副交感两种纤维成分,而多数内脏器官同时接受两种纤维的支配。

(3)躯体运动神经自低级中枢发出后,不交换神经元直达骨骼肌;内脏运动神经自低级中枢发出后,需要在周围部内脏神经节交换神经元,由节内神经元发出纤维才能到达效应器。因此,内脏运动神经需两个神经元。第一个神经元称为节前神经元,胞体位于脑干或脊髓内,发出的轴突称为节前纤维;第二个神经元称为节后神经元,胞体位于内脏神经的神经节内,发出的轴突称为节后纤维。内脏运动神经根据其形态结构、生理特点的不同,分为交感神经和副交感神经两部分(图 12-72)。

1. 交感神经　交感神经(sympathetic nerve)分为中枢部和周围部(图 12-72)。中枢部:交感神经的低级中枢,位于脊髓 T1 节段至 L3 节段的侧角。周围部:由交感神经节、交感干、神经和神经丛组成。

1)交感神经节　交感神经节因位置不同,分为椎旁节和椎前节。

261

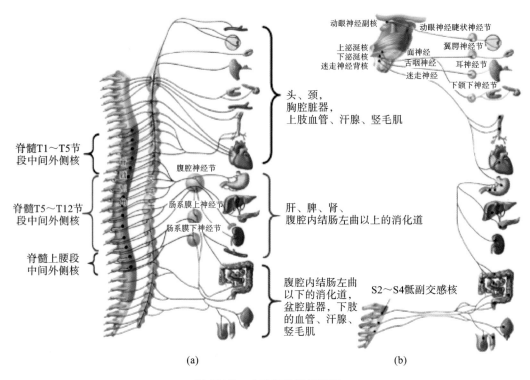

图 12-72　内脏运动神经概况

(a)交感神经概况;(b)副交感神经概况

(1)椎旁节:位于脊椎两旁,共有 19～24 对。颈部每侧一般有上、中、下 3 个神经节;胸部每侧有 10～12 个神经节;腰部每侧有 4～5 个神经节;骶部每侧有 2～3 个神经节;尾部两侧合并为 1 个奇神经节。

(2)椎前节:位于脊柱的前方,包括成对的腹腔神经节、主动脉肾神经节以及单个肠系膜上、下神经节。

2)交感干　交感干(sympathetic trunk)位于脊柱两侧,由交感干神经节和节间支组成,呈串珠状。交感干上自颅底,下至尾骨前方,左、右各一条,两干下端在尾骨前方相连,汇合于单一的奇神经节(图 12-73)。

3)神经纤维　交感神经纤维分为节前纤维和节后纤维两部分(图 12-74)。

(1)节前纤维:由脊髓 T1 节段至 L3 节段的侧角发生,经脊神经前根、脊神经自交通支(communicating branch)进入交感干之后,节前纤维有 3 种去向:①终于相应的椎旁节,并换神经元。②在交感干内上升或下降,再终于颈部或下腰部及骶部的椎旁节,并换神经元。存在于所有椎旁节之间,在交感干内上升或下降的纤维构成节间支。③穿经椎旁节,终于椎前节。如脊髓 T5～T12 节段发出的节前纤维,有的穿过交感干胸部下位椎旁节,组成内脏大神经和内脏小神经,下行于腹腔,分别止于腹腔神经节和主动脉肾神经节。

(2)节后纤维:在交感神经节换神经元后,至所支配器官之间的神经纤维。交感神经节后纤维的分布也有 3 种去向:①经灰交通支返回脊神经,随脊神经分布至躯干和四肢的血管、汗腺和竖毛肌等。②攀附动脉走行,在动脉外膜外形成神经丛,并随动脉分布到所支配的器官。③由交感神经节直接分布到所支配的脏器。

交感神经的分布有一定的规律性,即来自脊髓 T1～T5 节段侧角神经元的节前纤维,更换神经元后,其节后纤维支配头、颈、胸腔脏器和上肢;来自脊髓 T5～T12 节段侧角神经元的节前纤维,更换神经元后,其节后纤维支配肝、脾、肾等实质性器官和结肠左曲以上的消化道。来自上腰段侧角神

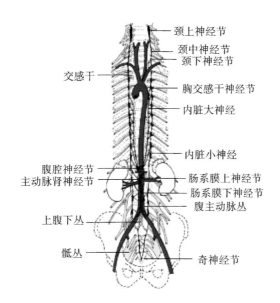

图 12-73　交感干及其分布模式

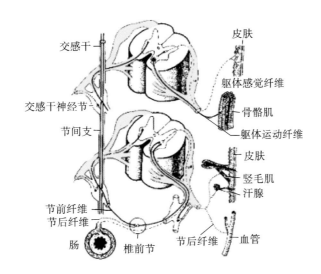

图 12-74　交感神经纤维走行模式图

经元的节前纤维,更换神经元后,其节后纤维支配结肠左曲以下的消化道、盆腔脏器和下肢。

　　2.副交感神经　副交感神经(parasympathetic nerve)的低级中枢位于脑干的副交感核和脊髓S2～S4节段灰质的骶副交感核。节前纤维即起自这些核的细胞。副交感神经的节后神经元,位于其所支配的器官附近或器官壁内的副交感神经节,故称器官旁节或壁内节。其中位于颅部的器官旁节较大,肉眼可见,如睫状神经节、下颌下神经节、翼腭神经节和耳神经节等(图 12-72)。

　　1)脑干的副交感神经

　　(1)随动眼神经走行的副交感神经节前纤维,起自中脑的动眼神经副核,进入眶后到达睫状神经节内交换神经元,其节后纤维支配瞳孔括约肌和睫状肌。

　　(2)随面神经走行的副交感神经节前纤维,起自脑桥的上泌涎核,一部分在翼腭神经节换神经元,其节后纤维分布于泪腺、鼻腔、口腔以及腭黏膜的腺体。另一部分节前纤维经鼓索,加入舌神经,再到下颌下神经节换神经元,节后纤维分布于下颌下腺和舌下腺。

　　(3)随舌咽神经走行的副交感神经节前纤维,起自延髓的下泌涎核,经鼓室神经至鼓室丛,由鼓室丛发出岩小神经至卵圆孔下方的耳神经节换神经元，节后纤维分布于腮腺。

（4）随迷走神经走行的副交感神经节前纤维，起自延髓的迷走神经背核，随迷走神经的分支到达胸、腹腔脏器附近或壁内的副交感神经节换神经元，节后纤维分布于胸、腹腔脏器（除降结肠、乙状结肠和盆腔脏器外）。

2）骶部的副交感神经　节前纤维起自脊髓 S2～S4 节段的骶副交感核，随骶神经出骶前孔后，离开骶神经，组成盆内脏神经（pelvic splanchnic nerve），加入盆丛，随盆丛分支分布到盆部脏器附近或脏器壁内交换神经元，节后纤维分布于结肠左曲以下的消化道、盆腔脏器及外生殖器。

3. 交感神经和副交感神经的区别　交感神经和副交感神经同属内脏运动神经，绝大多数内脏器官受两种神经纤维的共同支配。但二者对同一器官的作用既相互拮抗又相互统一。如当机体剧烈运动或情绪激动时，交感神经活动加强，副交感神经活动减弱，出现心跳加快、血压升高、支气管扩张、消化活动受抑制等。相反，当机体处于安静或睡眠状态时，副交感神经活动加强，而交感神经活动减弱，从而出现心跳减慢、血压下降、消化活动增强等现象。机体通过交感神经和副交感神经作用的对立统一，保持了机体内部各器官功能的动态平衡，从而使机体更好地适应内、外环境的变化。

交感神经和副交感神经在形态结构和分布范围等方面有所不同，其区别如表 12-4 所示。

表 12-4　交感神经与副交感神经的区别

神经	低级中枢的部位	周围神经节的位置	节前、节后纤维	分布范围
交感神经	位于脊髓 T1～L3 节段的侧角内	脊椎的两旁或脊柱的前方	节前纤维短，节后纤维长	分布范围广，一般认为除分布于胸、腹、盆腔脏器外，尚遍及头、颈的器官，全身的血管，皮肤的汗腺和竖毛肌
副交感神经	脑干内的副交感核、脊髓 S2～S4 节段的骶副交感核	位于所支配的器官的附近或其壁内	节前纤维长，节后纤维短	不如交感神经分布广，一般认为大部分血管、汗腺和竖毛肌、肾上腺髓质无分布

4. 内脏神经丛　交感神经、副交感神经和内脏感觉神经在分布于脏器的过程中，常常互相交织在一起，共同构成内脏神经丛，由丛发出分支到所支配的器官。主要神经丛如下。

（1）心丛：由交感干的颈上、中、下节和 T1～T5 节段发出的心支以及迷走神经的颈心支共同组成。位于主动脉弓的下方以及主动脉弓和气管杈之间，内有副交感神经节，接受迷走神经的节前纤维，在此节交换神经元。心丛分布于心脏。

（2）肺丛：位于肺根的前、后方，由迷走神经的支气管支和交感干的 T2～T5 节段的分支组成，其分支随支气管和肺血管的分支入肺。

（3）腹腔丛：最大的内脏丛。位于腹主动脉上段的前方，腹腔干和肠系膜上动脉的根部。丛内有一对腹腔神经节和一对主动脉肾神经节，分别接受内脏大、小神经的节前纤维。由腹腔神经节和主动脉肾神经节发出的分支与迷走神经后干的分支组成腹腔丛，均随同各血管的分支，分布于肝、脾、胰、肾、胃及结肠左曲以上的肠管。

（4）腹主动脉丛：腹主动脉丛是腹腔丛在腹主动脉表面向下延续的部分，并接受 L1～L2 交感神经节的分支。此丛分出肠系膜下丛，沿同名动脉分布至结肠左曲以下至直肠上段的部分结肠。腹主动脉丛的一部分纤维下行入盆腔，参加腹下丛的组成；另一部分纤维沿髂动脉组成同名的神经丛。

（5）腹下丛：可分为上腹下丛和下腹下丛。上腹下丛位于 L5 椎体前面，两侧髂总动脉之间，是腹主动脉丛向下的延续部分，从两侧接受下位两腰交感神经节发出的腰内脏神经，在肠系膜下神经节换神经元。下腹下丛即盆丛，由上腹下丛延续到直肠两侧，并接受骶交感干的节后纤维和 S2～S4 的副交感神经节前纤维。此丛伴随髂内动脉的分支组成直肠丛、膀胱丛、前列腺丛、子宫阴道丛等，分布于盆腔各脏器（图 12-75）。

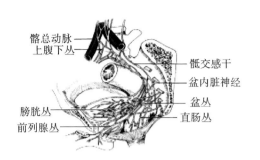

图 12-75　盆部内脏神经丛

(二)内脏感觉神经

内脏感觉神经由内感受器接受来自内脏的刺激,并将内脏感觉性冲动传导到中枢,中枢可直接通过内脏运动神经或间接通过体液调节各内脏器官的活动。

1.内脏感觉的传入通路　内脏感觉神经元的胞体位于脊神经节或脑神经节内,其周围突随同舌咽神经、迷走神经、交感神经和盆内脏神经等分布于内脏器官及血管等。其中枢突一部分随同舌咽神经、迷走神经入脑干,终于孤束核;另一部分随同交感神经及盆内脏神经进入脊髓,终于灰质后角。内脏感觉神经传入的神经冲动,部分参与完成内脏反射,如排尿反射、排便反射等,另一部分经脑干传至大脑皮质,产生内脏感觉。

2.内脏感觉的特点

(1)内脏器官的一般活动不引起感觉,强烈的内脏活动方可引起感觉,如内脏痉挛性收缩可引起剧痛,胃的饥饿性收缩可引起饥饿感等。

(2)对牵拉、膨胀和冷热等刺激敏感,对切割等刺激则不敏感。临床手术中切割内脏时,患者无明显感觉,但当牵拉内脏时,患者则有较难忍受的感觉。

(3)由于内脏感觉神经的传入途径比较分散,即一个脏器的感觉冲动,可经几条脊神经的后根进入脊髓的几个节段。反之,一条脊神经可含有来自几个脏器的感觉纤维。因此,内脏疼痛往往是比较弥散的,定位是模糊的。

3.牵涉性痛　当某些内脏器官发生病变时,体表的一定区域常会发生感觉过敏或疼痛,这种现象称为牵涉性痛。如心绞痛时常在胸前区及左臂内侧皮肤感到疼痛;患肝胆疾病时,在右肩部感到疼痛等。

牵涉性痛的发生机制目前尚不明确,一般认为传导患病脏器疼痛的神经和被牵涉区皮肤的感觉神经进入同一脊髓节段,从患病脏器传来的冲动可以扩散到邻近的躯体感觉神经元,从而产生牵涉性痛(图 12-76)。

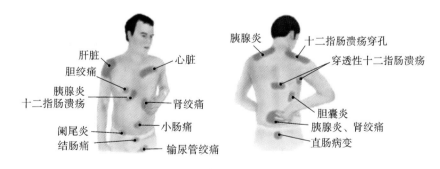

图 12-76　内脏病变的牵涉性痛区

在线答题

(朱晓江)

第十三章　人体胚胎发育概要

1.知识目标:掌握精子获能的概念;受精、卵裂和胚泡形成、植入的过程;胎盘的结构和功能。理解二胚层、三胚层的形成及分化。了解胚胎各期的外形特征,双胎、联胎和多胎的成因,优生的概念和意义。

2.能力目标:能够说出受精的过程、胚胎外形演变;能够熟练推算胚胎龄和预产期等;能够解释双胎、多胎和联胎的形成。

3.素质目标:可以应用先天畸形的原因和致畸敏感期等内容向身边的人进行优生优育的健康教育。

研究人体出生前发生、发育过程及规律的科学,称为人体胚胎学,其内容主要包括生殖细胞的发生、受精、胚胎发育、胚胎与母体的关系、优生优育及先天性畸形等。

人体胚胎发生过程开始于受精,终止于胎儿出生,在母体子宫中完成发育,历时38周(约266天),可分为胚前期、胚期和胎期。①胚前期:受精后第1~2周,从受精、胚泡形成到二胚层、胚盘出现等,单个细胞经过迅速而复杂的增殖、分裂和分化。②胚期:受精后的第3~8周,此期建立了各器官的原基,至第8周末初具人体雏形。③胎期:从第9周至出生,此期胎儿逐渐长大,各器官、系统继续发育分化,多数器官逐渐呈现不同程度的功能活动。

临床上,通常将从第28周至出生后1周的时期称为围产期。本章主要叙述前8周(即胚前期和胚期)的发育及胚胎与母体的关系,重点关注第1~4周的变化。

案例导入

患者,女,28岁,因恶心、呕吐10天入院。

主诉:恶心、呕吐10天,停经2个月余。

现病史:患者平素月经规则,初潮15岁,无痛经史。入院前10天反复出现恶心、呕吐,晨起尤为明显。患者精神、睡眠、食欲可,无畏寒、发热,无咳嗽、咳痰,无胸闷、气促、乏力,大小便正常,体重无明显改变。检查显示:血压130/90 mmHg,血红蛋白90 g/L,尿红细胞阳性。

(1)早孕反应还有哪些症状?

(2)胎儿是如何发育演化的?

(3)如何推算她将什么时候分娩?

(4)十月怀胎很艰辛。假如你是"妈咪课堂"的主讲护士,你如何向该患者做优生优育的健康宣教?

第一节 生殖细胞的发育

生殖细胞又称配子,包括精子和卵子(图 13-1),两者均为单倍体细胞,各有 23 条染色体,其中 22 条为常染色体,1 条是性染色体(男性为 X 或 Y,女性为 X)(图 13-2)。

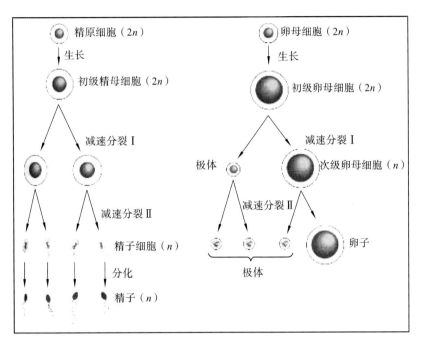

图 13-1 精子和卵子的发生

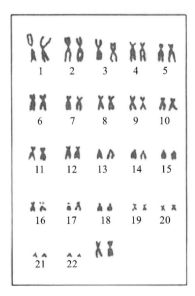

图 13-2 人类染色体示意图

一、精子的发生、成熟和获能

精子在睾丸曲精小管中发生、发育,在附睾内经雄激素和一些分泌物的作用,进一步发育成熟并获得运动的能力和使卵子受精的潜力。

精子呈蝌蚪形,分头、体、尾三部,头部有顶体酶,精液内有抑制顶体酶释放的物质。精子在子宫和输卵管内运行过程中,抑制顶体酶释放的糖蛋白被女性生殖管道上皮细胞分泌的酶类降解,从而使精子获得让卵子受精的能力,该过程称为精子的获能。精子在女性生殖管道内的受精能力仅可维持 24 h。

重点:获能的概念

二、卵子的发生、成熟及排卵

卵子发生于卵巢,成熟于输卵管,排出时正处于第二次成熟分裂中期(图 13-1)。当次级卵母细胞与精子相遇受精时,才完成第二次成熟分裂,发育为成熟的卵子(23,X)。若未受精,则不能成熟,于排卵后 12～24 h 内退化消失。

女性在婴儿期大约存在 200 万个初级卵母细胞,到儿童期大多数已经退化,至青春期,仅剩下 4 万个左右。女性一生中只有 400～500 个的初级卵母细胞可以完全成熟并排卵,其余皆退化。女性性成熟后每个月一般只排 1 个卵。

第二节　受　精

精卵结合形成受精卵的过程,称为受精。该过程一般发生在输卵管壶腹部。受精卵一经形成,便开始连续的细胞分裂,受精卵的有丝分裂简称为卵裂。

一、受精的必备条件

1.生殖细胞的成熟　即精子必须成熟和获能,卵子在排卵前必须处于第二次成熟分裂中期。

2.必须有足够数量的形态和功能都正常的精子　正常男子每次射精 2～6 ml,每毫升含精子 1 亿个左右。精子数量低于 500 万/ml 时可能造成男性不育,若精液中含较多(20%以上)形态异常精子(如巨头、双头双尾、大头、小头和无尾等精子)或活动能力差的精子,也将影响受精,导致受孕困难。

3.男性和女性生殖管道必须保持畅通　只有男、女性生殖管道正常,才能为受精提供正常的管道基础。

4.精子与卵子必须在限定时间内相遇　在女性生殖管道内,精子的受精能力只能维持 24 h,卵子则在排出后 12～24 h 死亡。因此受精一般发生在排卵后 24 h 以内,其余时间精子和卵子即使相遇也难受精。

5.激素水平必须正常　性激素对生殖细胞的发生、发育起着重要调节作用。

以上各因素是受精的必备条件。目前许多人工避孕方法如使用避孕套、子宫帽,输卵管或输精管结扎等,都是根据上述原理而设计的,目的是干扰精子与卵子的发生,或阻止精子与卵子相遇,从而达到避孕效果。

二、受精的过程

正常成年男性每次射精的精液中有 300～500 个较强壮的精子能抵达输卵管壶腹部。整个受精过程主要经历以下反应(图 13-3)。

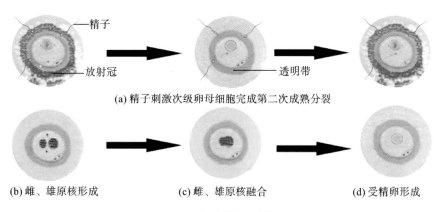

(a) 精子刺激次级卵母细胞完成第二次成熟分裂

(b) 雌、雄原核形成　　　　(c) 雌、雄原核融合　　　　(d) 受精卵形成

图 13-3　受精的过程

1. 顶体反应　获能的精子与次级卵母细胞周围的放射冠接触时，即开始释放顶体酶，溶解次级卵母细胞周围的放射冠和透明带，打开进入次级卵母细胞的通道，该过程称顶体反应。

2. 透明带反应　当精子头部穿越透明带后，其头部的细胞膜与卵细胞膜相遇而融合，随后精子的细胞核和细胞质进入次级卵母细胞内。透明带立即发生结构上的变化而形成一道屏障，称透明带反应。其意义是阻止其他精子穿越透明带进入该卵子内，避免多精子受精(图 13-4)。

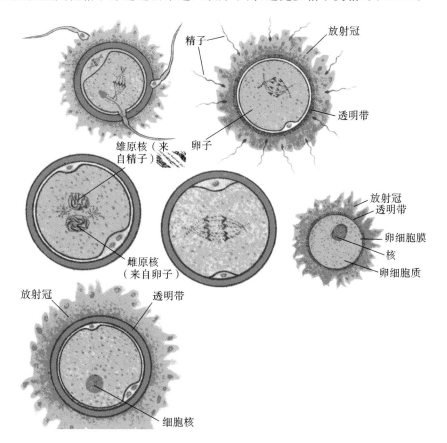

图 13-4　透明带反应

3. 形成二倍体受精卵　当精子的细胞核和细胞质进入次级卵母细胞内时，后者即完成第二次成熟分裂，此时的单倍体卵细胞核称雌原核，精子的细胞核也迅速膨大成圆形的雄原核。两个原核逐渐靠近，核膜随即消失，染色体相互混合，并且同源染色体配成 23 对，形成二倍体受精卵。受精卵一旦形成，即开始细胞分裂。

重点：顶体反应、透明带反应的概念

难点：二倍体受精卵

三、受精的意义

（1）受精标志着新生命的开始，受精卵的形成标志着新生命的诞生。受精使代谢缓慢的卵子进入代谢旺盛期。受精后，受精卵不断分裂和分化，最终发育成一个新个体。

（2）受精使受精卵的染色体数目恢复至46条，其中半数来自精子，半数来自卵子，而且生殖细胞在成熟分裂时，可发生染色体联会和片段交换，遗传物质重新组合，从而使新个体既有亲代的遗传性，又有不同于亲代的特异性。

（3）决定性别。胚胎的性别取决于性染色体，含 X 染色体的精子与卵子结合，受精卵核型为 46，XX，胚胎为女性；含 Y 染色体的精子与卵子结合，受精卵核型为 46，XY，胚胎为男性。

四、人工授精

人工授精指采用人工的方法使精子和卵子结合，分为体内和体外两种。体内人工授精指把精液注入处于排卵前期的女性生殖管道内，使精子与卵子结合成受精卵，让其在母体内发育成胎儿。

体外人工授精即"试管婴儿"，人工取出卵子放入试管内，使其与获能的精子在试管内受精形成受精卵，培养到早期胚胎的一定阶段（约一周形成胚泡）后，将其移植回母体处于分泌期的子宫内发育成胎儿。

知识拓展

体外受精-胚胎移植（IVF-ET）俗称"试管婴儿"。事实上，体外受精是一种特殊的技术，是把卵子和精子都拿到体外，让它们在体外人工控制的环境中完成受精过程，然后把早期胚胎移植到女性的子宫中，在子宫中孕育成为胎儿。利用体外受精技术诞生的婴儿称为试管婴儿，这些孩子也是在母体子宫内发育的。

1978 年，英国诞生了世界上第一例试管婴儿。历经 40 多年的发展，试管婴儿技术已渐趋成熟。如今，试管婴儿已经发展到第四代：第一代试管婴儿技术，主要解决由女性因素所致的不孕；第二代试管婴儿技术，主要解决由男性因素导致的不育；第三代试管婴儿技术，从生物遗传学的角度帮助人类选择生育最健康的后代，为有遗传病的未来父母提供生育健康孩子的机会；第四代试管婴儿技术，主要针对虽有排卵功能，但卵子活力较差、质量不高的女性。

试管婴儿的周期主要分为促排卵、取卵取精、胚胎受精培养、筛选、移植、妊娠试验等阶段。

第三节　卵裂和胚泡的形成

受精卵由输卵管向子宫运行的过程中，不断进行的有丝分裂称卵裂。卵裂形成的新细胞称卵裂球。随着卵裂球数目的增加，卵裂球的体积越来越小，便于以后进行组织分化和器官发生；此时受精卵已接近子宫腔，大约经 3 天时间形成具 12～16 个卵裂球的实心细胞团，形似桑葚，称桑葚胚（图13-5）。在卵裂的同时，借助输卵管平滑肌的节律性收缩、管壁上皮细胞纤毛的摆动以及输卵管液的流动，受精卵逐渐向子宫方向移动。桑葚胚继续分裂，并由输卵管进入子宫。

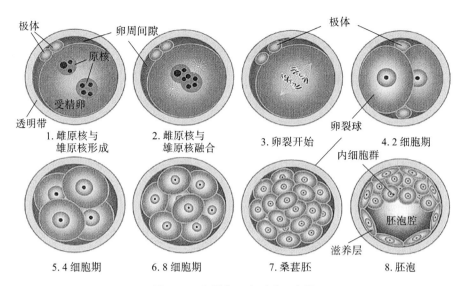

图 13-5　卵裂和胚泡形成示意图

卵裂的速度及卵裂球向子宫腔移动的速度是在雌激素和孕激素的调节下进行的。如果在某种因素的干扰下,这种协调关系紊乱,卵裂球就不能在一定的发育阶段内到达子宫腔,从而影响妊娠。

约在受精后的第 4 天,卵裂球在子宫腔内继续分裂,细胞数目不断增多,发育到第 5 天时已有 100 多个细胞,桑葚胚进入子宫腔后,在桑葚胚内细胞间开始出现一些含少量液体的小腔,以后逐渐融合形成一个囊泡状结构,称胚泡或囊胚,此时,透明带逐渐消失。胚泡由三部分构成。

1. 滋养层　在胚泡表面由一层扁平细胞围成,构成胚泡壁,滋养层将来发育成绒毛膜。

2. 胚泡腔　由滋养层围成的腔,其内含有液体。

3. 内细胞群　胚泡腔一侧的滋养层内面有一团细胞附着,称内细胞群,将来发育成胚体和部分胎膜。覆盖在内细胞群外面的滋养层称极端滋养层。随着胚泡的增大,其外面的透明带变薄,继而消失,胚泡与子宫内膜接触,开始植入。

难点：胚泡的形成

第四节　植入和蜕膜

重点：植入的概念

一、植入

受精后第 5 天,胚泡形成后已到达子宫腔,胚泡逐渐陷入子宫内膜,此过程即植入,又称着床。

（一）植入的过程

胚泡植入时,胚泡的极端滋养层与子宫内膜接触,并分泌蛋白水解酶溶解子宫内膜形成缺口,胚泡由此缺口逐渐埋入子宫内膜,内膜缺口由周围的上皮增殖修复,一周内即可完成。

在植入过程中,与内膜接触的滋养层细胞迅速增殖,滋养层增厚,分化为内、外两层。外层细胞间的细胞界限消失,称合体滋养层;内层由单层立方形细胞组成,称细胞滋养层。细胞滋养层的细胞有明显界限并保持较强的分裂增殖能力,不断产生新细胞补充合体滋养层（图 13-6）。

（二）植入的部位

胚泡植入部位常在子宫体和底部,最多见于子宫后壁。

若胚泡在靠近子宫颈处植入,将形成前置胎盘,在分娩时胎盘可阻塞产道,导致胎儿娩出困难;

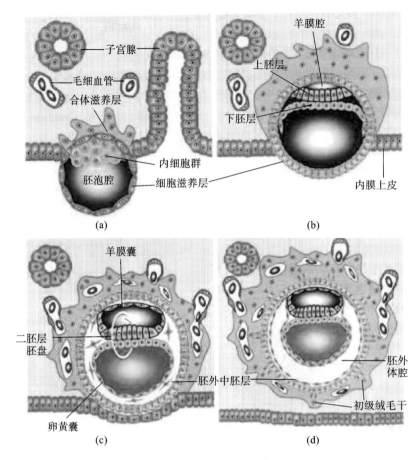

图 13-6　植入的过程示意图

在妊娠晚期可发生胎盘早期剥离,引起大出血。若植入部位在子宫以外,称宫外孕,常发生在输卵管壶腹部,偶见于腹膜腔、肠系膜、子宫阔韧带等处,宫外孕一般在几个月内即发生破裂,引起孕妇大出血,甚至危及生命。

（三）植入的条件

正常植入需要子宫内膜发育与胚胎发育同步。即在激素(雌激素、孕激素)协同调节作用下,子宫内膜必须处在分泌期,且子宫内环境必须正常;胚泡及时进入子宫腔,透明带及时溶解消失等,否则植入将失败。人为地干扰植入条件,如口服避孕药使母体内分泌紊乱,可达到避孕目的。

知识拓展

在自然生殖过程中,男、女性生殖细胞在特定的时间、条件下,结合成受精卵并发育成胚泡,植入子宫内膜逐渐发育成胎儿。针对这一过程中的每一环节,人工施加一定的影响,如口服、皮下埋置避孕药,使用避孕套、子宫帽,人工流产、引产,结扎等,均可达到避孕、节育甚至绝育的目的,这就是计划生育技术。

二、蜕膜

植入时子宫内膜处于分泌期,整个植入过程发生复杂的变化。子宫内膜进一步增厚,血供更加丰富,腺体分泌更加旺盛,基质细胞变肥大并含有丰富糖原和脂滴。胚泡植入后子宫内膜发生的这些变化称蜕膜反应;发生了蜕膜反应的子宫内膜称为蜕膜(图 13-7)。根据胚泡与蜕膜的位置关系,蜕膜可分为三部分。

1.基蜕膜 位于胚泡植入深部的子宫内膜,将来参与胎盘的构成。

2.包蜕膜 覆盖胚泡表面的蜕膜。

3.壁蜕膜 其余部分的蜕膜,与胚胎没有直接联系。壁蜕膜与包蜕膜之间为子宫腔,随着胚体的长大,包蜕膜逐渐与壁蜕膜相贴,使子宫腔消失。

重点:蜕膜
分为哪三部
分?

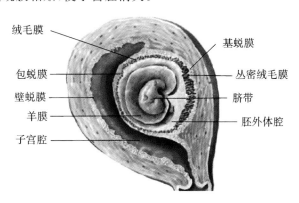

图 13-7 蜕膜示意图

第五节 胚层的形成与分化

一、二胚层的形成

受精后第 2 周,随着囊泡逐渐埋入子宫内膜,内细胞群增殖、分化形成两层细胞,上层为上胚层,下层为下胚层,两层相贴形成一圆盘状结构,即二胚层胚盘(图 13-8),又称为胚盘,是胚体发生的基础。胚盘以外的结构形成胚体的辅助成分。上、下胚层各向上、下形成一羊膜腔和卵黄囊(图 13-9),细胞滋养层细胞充满胚泡腔,连同细胞外基质称为胚外中胚层。

重点:二胚
层胚盘的构
成

图 13-8 人胚二胚层胚盘的形成

(一)下胚层和卵黄囊的形成

第 2 周初,内细胞群靠近胚泡腔一侧的细胞分裂、增殖,形成一层整齐的立方形细胞,称下胚层。

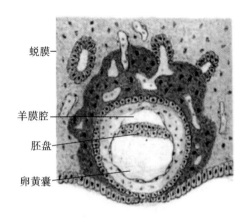

图 13-9 羊膜腔、卵黄囊示意图

第 2 周末,下胚层细胞增殖向下生长、延伸,由单层扁平细胞围成一小囊,称卵黄囊。下胚层构成卵黄囊的顶。

(二)上胚层与羊膜囊的形成

在下胚层形成的同时,下胚层上方其余的内细胞群细胞重新排列,形成一层柱状细胞,称上胚层。随后,上胚层背面的滋养层分裂增殖,形成一层扁平的羊膜细胞,称羊膜上皮,其周缘与外胚层的周缘相连续,共同围成一囊,称羊膜囊,其内的腔称羊膜腔。羊膜腔的底为上胚层,内含液体,称羊水。

(三)胚外体腔与体蒂的形成

随着胚胎的发育,胚外中胚层出现一些小腔隙并逐渐融合成一个大腔,称为胚外体腔。随着胚外体腔的扩大,仅有少部分胚外中胚层连于胚盘尾端和滋养层之间,称为体蒂,将发育成脐带的主要部分。

二、三胚层的形成

第 3 周人胚的主要变化是三胚层胚盘的形成(图 13-10);第 4 周胚体的主要变化是由鞋底形的胚盘长成了圆柱状的胚体,三个胚层分化形成器官的原基。

(一)原条的发生

第 3 周初,上胚层细胞增殖较快,胚盘外胚层细胞迅速增生。由胚盘两侧向尾端中线迁移,集中形成一条细胞索,称原条。原条的形成决定了胚体的头尾方向,即出现原条的一端为尾端,另一端为头端。原条头端的细胞增殖较快,膨大呈结节状,称原结,原结中央凹陷,称原凹。原条细胞增生,两侧隆起、中央凹陷,称原沟(图 13-11)。

(二)中胚层的形成

原沟深部的细胞在上、下胚层间向周边扩展、增生,经原沟向深部迁移,此时胚盘增大呈倒梨形,由三个胚层组成:一部分细胞在上、下胚层间形成新的细胞层,称胚内中胚层,简称中胚层;一部分细胞则迁入下胚层,并逐渐替换下胚层细胞,形成一层新的细胞,称为内胚层;原条细胞在上、下胚层之间扩展铺开形成中胚层,这时上胚层称外胚层,下胚层称内胚层(图 13-11)。在胚盘头、尾部各有一小区域无中胚层,分别构成口咽膜和泄殖腔膜。口咽膜前端的中胚层称生心区,是发生心的部位。

(三)脊索的发生

原结的细胞增殖,经原凹向深部迁移,在内、外胚层间向胚体头端生长,形成一条细胞索,称脊

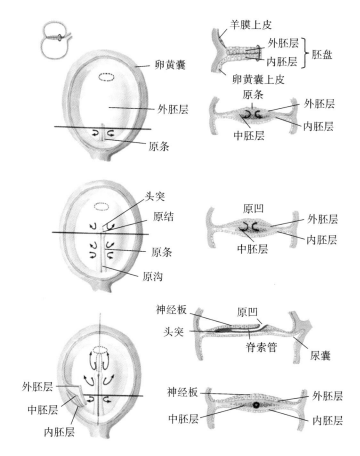

图 13-10　三胚层形成示意图

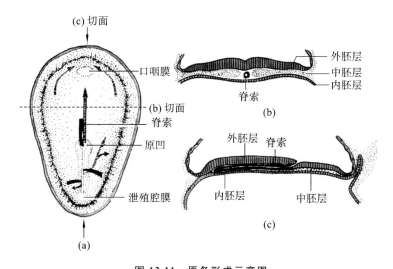

图 13-11　原条形成示意图

（a）背面观；（b）胚盘正中横切面；（c）胚盘正中纵切面

索。原条和脊索构成了胚盘的中轴，随着胚盘的发育，脊索由尾端向头端生长，原条则由头端向尾端逐渐退化消失。脊索最后退化为椎间盘中央的髓核。

　　原条和脊索构成了胚盘的中轴，对早期胚胎起支持作用。随着胚体的发育，脊索向胚盘头部迅速增长，原条生长缓慢，相对缩短直至消失。如果原条细胞残留，胎儿出生以后骶尾部形成源于三个胚层组织的肿瘤，称为畸胎瘤。

三、三胚层的分化

三胚层的分化发生于胚胎第 4～8 周，形成各组织和器官的原基。

（一）外胚层的分化

脊索形成后，诱导其背侧的外胚层细胞增厚呈板状，称神经板。继而神经板中央沿长轴下陷形成神经沟，沟两侧隆起构成神经褶。神经褶从胚体中部开始愈合成神经管，并向头、尾两端延长，神经管头、尾两端分别留有前神经孔和后神经孔，并于第 4 周末相继闭合，若前神经孔不闭合则形成无脑儿，若后神经孔不闭合则形成脊柱裂。神经管头端膨大，形成脑的原基，其余部分较细，形成脊髓原基。神经管中央的腔将来分化为脑室和脊髓中央管。

当神经沟闭合形成神经管时，沟缘的细胞迁移到神经管背部两侧，形成两条纵行的细胞索，称神经嵴。第 4 周末，神经嵴细胞开始迁移分节，分别形成脑、脊神经节、交感神经节、肾上腺髓质及某些 APUD 细胞等。体表外胚层分化形成皮肤的表皮及附属器、内耳、腺垂体等。

（二）中胚层的分化

中胚层形成后，于第 3 周末分化为三部分，由中轴向两侧依次为轴旁中胚层、间介中胚层和侧中胚层（图 13-12）。

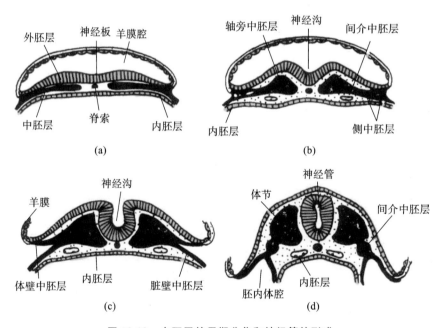

图 13-12　中胚层的早期分化和神经管的形成

（a）胚胎第 17 天；（b）胚胎第 19 天；（c）胚胎第 20 天；（d）胚胎第 21 天

1. 轴旁中胚层　脊索两侧的轴旁中胚层细胞迅速增殖形成两排纵行的细胞索，然后横裂为块状细胞团，称体节。第 3 周末体节先在颈部发生，向尾端逐渐发展，每天出现 3～4 对，至第 5 周初，体节可达 40～44 对，在胚体表面即可分辨，是推测胚龄的重要标志之一。体节将分化为中轴骨骼、骨骼肌及真皮。

2. 间介中胚层　体节与侧中胚层之间的细窄区域。它将分化为泌尿、生殖系统的主要器官。

3. 侧中胚层　中胚层最外侧的部分，随着胚体的发育，侧中胚层中出现裂腔，形成胚内体腔，它将侧中胚层分为两层，与外胚层相贴的称体壁中胚层；与内胚层相贴的称脏壁中胚层。体壁中胚层将分化为体壁的骨骼、肌肉和结缔组织等；脏壁中胚层将分化为内脏平滑肌和结缔组织等。胚内体腔将分化成心包腔、胸膜腔及腹膜腔。

此外，中胚层还分化出一些散在细胞，充填在各个胚层之间，称间充质，将分化为各种结缔组织、肌组织和血管等。

难点：三胚层的分化

（三）内胚层的分化

随着胚盘卷折形成圆柱状的胚体，内胚层卷入胚体内形成一条位于神经管和脊索腹侧方的纵行管，称原始消化管。原始消化管头端有口咽膜封闭，尾端有泄殖腔膜封闭，中部与卵黄囊相连。原始消化管分化成消化管、消化腺、呼吸道和肺的上皮，以及甲状腺、甲状旁腺和胸腺等上皮（图 13-13）。

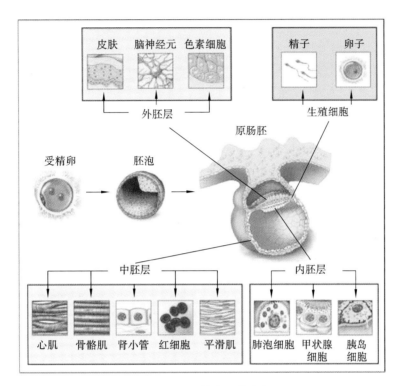

图 13-13　胚体外形的演变

四、胚体形成

由于胎盘各处生长不平衡，特别是体节及神经管迅速生长，胎盘中轴比边缘增殖快，并向羊膜腔内隆起，形成头褶、尾褶和侧褶。随着胚体的生长，头、尾褶及侧褶进一步发展，中胚层和外胚层在腹侧愈合，结果胚体由扁平状变为圆柱状（图 13-14）。

圆柱状胚体形成后，胚体呈"细胞"字形凸入羊膜腔，借脐带悬浮于羊水内。体蒂和卵黄囊连于胚体的腹则，外包羊膜形成原始脐带。第 4 周初，外胚层生长最快，在第 5～8 周胚体外形有明显变化，至第 8 周末已初具人形，此时只有 3 cm 长，因此称为"袖珍人"，此期称为胚胎完成期。该期的主要变化是胚体头部起初向腹侧弯曲呈"细胞"字形，继而头部逐渐抬起，躯干变直；眼、耳、鼻及颜面逐渐生长形成；胚体出现肢芽，逐渐形成四肢；外生殖器已发生，但尚无法分辨性别。

此期是人胚外形及内部器官、系统原基发生的重要时期，同时对致畸因子极其敏感。因此孕妇在此期要注意保健，如果胚胎发生发育障碍，会出现先天性畸形。

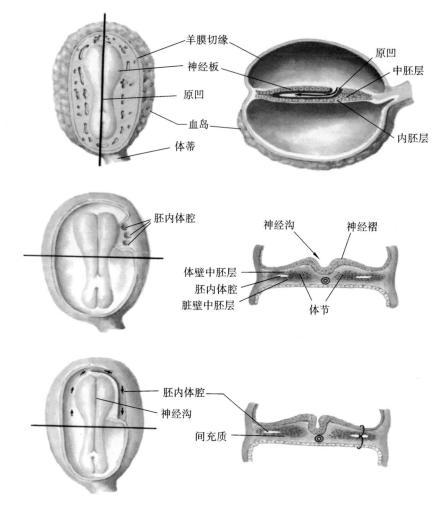

图 13-14　体节和胚内体腔的形成（胚胎第 4 周）

知识拓展

临床护理应用

　　临床常以月经龄推算胚胎龄，即从孕妇末次月经的第一天算起，至胎儿娩出共约 40 周。胚胎学研究工作者则常用受精龄，即从受精之日为起点推算胚胎龄，受精一般发生在末次月经第一天之后的 2 周左右，故从受精到胎儿娩出约经 38 周。但由于妇女的月经周期常受环境变化的影响，故胚胎龄的推算难免有误差。胚胎学研究工作者根据大量胚胎标本的观察研究，总结归纳出各期胚胎的外形特征和长度，以此作为推算胚胎龄的依据（表 13-1、表 13-2）。

表 13-1　胚的外形特征与长度

胚龄/周	外形特征	长度/mm
1	受精、卵裂、胚泡形成，开始植入	
2	圆形二胚层胚盘，植入完成，绒毛膜形成	0.1～0.4(GL)
3	梨形三胚层胚盘，神经板和神经褶出现，体节初现	0.5～1.5(GL)
4	胚体渐形成，神经管形成，体节 3～29 对，鳃弓 1～2 对，眼、鼻、耳原基初现，脐带与胎盘形成	1.5～5.0(CR)
5	胚体屈向腹侧，鳃弓 5 对，肢芽出现，手板明显，体节 40～44 对	4～8(CR)
6	肢芽分为两节，足板明显，视网膜出现色素，耳郭突出现	7～12(CR)
7	手、足板相继出现指、趾雏形，体节不见，颜面形成，乳腺嵴出现	10～21(CR)
8	手指、足趾明显，指、趾出现分节，眼睑开放，尿生殖膜和肛膜先后破裂，外阴可见，性别不分，脐疝明显	13～35(CR)

表 13-2　胎儿外形主要特征及身长、足长与体重

胎龄/周	外形特征	身长(CRL)/mm	足长/mm	体重/g
1	眼睑闭合，外阴性别不可辨	50	7	8
2	肠襻退回腹腔，指甲开始发生	61	9	14
3	外阴可辨性别，颈明显	87	14	45
4	头竖直，下肢发育好，趾甲开始发生	120	20(22.0)	110
5	耳竖起	140	27(26.3)	200
6	胎脂出现	160	33(32.9)	320
7	头与躯干出现胎毛	130	39(37.9)	460
8	皮肤红、皱	210	45(43.2)	630
9	指甲全出现，胎体瘦	230	50(49.8)	820
10	眼睑部分打开，睫毛出现	250	55(54.0)	1000
11	眼重新打开，头发出现，皮肤略皱	270	59(61.9)	1300
12	趾甲全出现，胎体平滑，睾丸开始下降	280	63(63.4)	1700
13	指甲平齐指尖，皮肤浅红光滑	300	68(67.4)	2100
14	胎体丰满，胎毛基本消失，趾甲平齐趾尖，肢体弯曲	340	79(73.4)	2900
15	胸部发育好，乳腺略隆起，睾丸位于阴囊或腹股沟管，指甲超过指尖	360	83(77.1)	3400

第六节　胎膜和胎盘

胎膜和胎盘是对胚体起营养、保护、呼吸和排泄等作用的附属结构。胎儿分娩后,胎膜、胎盘和子宫内膜一起从子宫排出,总称为衣胞(图 13-15)。

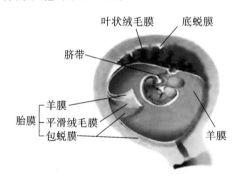

图 13-15　胎膜和胎盘

一、胎膜

胎膜是受精卵发育时所形成的临时性器官,胎膜包括绒毛膜、羊膜、卵黄囊、尿囊和脐带等,具有保护、营养、与母体进行物质交换的功能。胎膜发育异常会严重影响胎儿的正常发育,甚至引起先天性畸形(图 13-16)。

(一)绒毛膜

绒毛膜由滋养层和衬于其内面的胚外中胚层组成。植入完成后,滋养层已分化成合体滋养层和细胞滋养层两层,继之细胞滋养层的细胞局部增殖,形成许多伸入合体滋养层的隆起,此时,表面有许多突起的滋养层和内面的胚外中胚层合称绒毛膜。在卵黄囊和羊膜囊形成的同时,胚泡滋养层向胚泡腔内分化出一些排列疏松的细胞构成胚外中胚层。绒毛膜包在胚胎及其他附属结构的最外面,直接与子宫内膜接触。膜的外表有大量绒毛,绒毛的发育使绒毛膜与子宫蜕膜接触面积增大,有利于胚胎与母体间的物质交换。根据绒毛发育的先后可分为三级。

1.初级绒毛　以细胞滋养层为中轴,外包合体滋养层。

2.次级绒毛　胚外中胚层壁层长入绒毛内成为中轴,外包细胞滋养层和合体滋养层(图 13-17)。

3.三级绒毛　绒毛中轴的胚外中胚层出现了血管。

早期绒毛膜的绒毛分布均匀。胚胎第 8 周后,基蜕膜侧的绒毛因营养丰富而生长茂盛,形成丛密绒毛膜,将来参与构成胎盘;包蜕膜侧的绒毛因营养不良而逐渐退化形成平滑绒毛膜(图 13-16),将来参与构成衣胞。

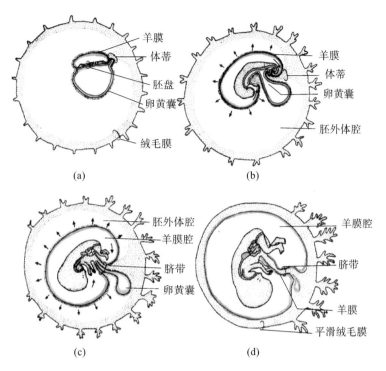

图 13-16　胎膜演变示意图

(a)3 周;(b)4 周;(c)10 周;(d)20 周

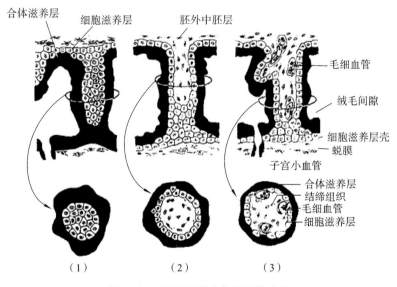

图 13-17　绒毛干的分化发育模式图

　　在绒毛膜的发育过程中,如果绒毛表面的滋养层细胞过度增生,绒毛变成囊泡状,绒毛中轴部分的间质水肿,血管消失,形成很多大小不等的葡萄串状水泡样结构,称葡萄胎或水泡状胎块;如果滋养层细胞恶性变,则为绒毛膜上皮癌。

　　随着胚外体腔的不断扩大,连接胚体和细胞滋养层的一部分胚外中胚层也随之变窄变细,称为体蒂。体蒂是联系胚体和绒毛膜的唯一系带,是构成脐带的主要成分。

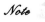

（二）羊膜

羊膜为半透明薄膜，由羊膜上皮和胚外中胚层组成。大部分的羊膜与绒毛相贴，小部分包在脐带表面。羊膜构成羊膜腔壁，羊膜腔内充满羊水。羊水来自羊膜上皮细胞的分泌物和胚胎的排泄物。羊水内有胎儿的脱落上皮细胞、无机盐、蛋白质、糖类、脂肪、酶与激素等，其中 98%～99% 为水分。胎儿能吞咽羊水，经肠吸收，其代谢产物由胎儿血液循环运至胎盘由母体排出，使羊水不断更新。

羊水具有保护作用，可防止胎儿肢体粘连；能缓冲外部对胎儿的振动和压迫；在分娩时还有扩张子宫颈和冲洗产道的作用。此外，通过羊膜穿刺吸取羊水进行细胞学检查或测定某种物质的含量，可确定胎儿染色体有无异常、胎儿的性别以及代谢异常等，为优生工作提供科学根据。

胚体浸浴在羊水中，足月胎儿的羊水约有 1000 ml，若羊水少于 500 ml 为羊水过少，易发生羊膜与胚体粘连而出现畸形，若羊水多于 2000 ml 为羊水过多，可使子宫异常增大。羊水的过多或过少，常伴有胎儿发育异常。羊水过多常见于消化管闭锁、无脑儿和脑积水等；羊水过少常见于胎儿无肾或尿道闭锁等。

（三）卵黄囊

人胚卵黄囊不发达，内无卵黄。胚胎第 4 周，卵黄囊顶壁的内胚层随着胚盘向腹侧包卷形成原始消化管，其余部分留在胚外，卵黄囊通过卵黄蒂与原始消化管相连。第 5 周末，卵黄蒂闭锁，卵黄囊也退化消失。第 6 周末，逐渐与原始消化管脱离并入脐带中，残存于脐带根部（胎盘侧）。如果卵黄蒂基部没有退化消失，则在成人回肠壁上（距回盲部 1 m 以内的部位）保留一段盲囊，称麦克尔憩室或回肠憩室，约 2% 的成人有此畸形。如果卵黄蒂与中肠在出生后仍保持通畅，则中肠在脐部与外界相通，肠内容物即可由此溢出，称脐粪瘘。第 3～6 周，卵黄囊壁的胚外中胚层细胞聚集成团形成血岛，是最早形成血细胞和血管的部位，第 5 周时，卵黄囊顶部的内胚层分化形成原始生殖细胞。

（四）尿囊

尿囊发生于胚胎第 3 周，是从卵黄囊顶部尾侧的内胚层向体蒂内伸出的一个盲管，其壁的胚外中胚层分化形成尿囊血管。以后尿囊被卷入脐带内并退化。尿囊动、静脉保留，成为脐动脉和脐静脉。

（五）脐带

脐带是羊膜将体蒂、尿囊及卵黄蒂等结构包绕到胚体腹侧而形成的条索状结构，是胎儿与胎盘间物质运输的通道。

早期脐带表面包有羊膜，内有卵黄囊、尿囊、两条脐动脉、一条脐静脉及胶样结缔组织。以后卵黄囊和尿囊闭锁消失，脐带内仅有脐动、静脉及胶样结缔组织，脐血管一端与胚胎血管相连，另一端与胎盘绒毛血管相连。脐动脉有两条，将胚胎血液运送至胎盘绒毛内，绒毛毛细血管内的胚胎血与绒毛间隙内的母血进行物质交换。脐静脉仅一条，将胎盘绒毛汇集的血液送回胚胎。胶样结缔组织是一种未分化的结缔组织，由细胞和细胞间质构成，细胞间质呈胶状，内有较细的胶原纤维和黏多糖。该组织使脐带具有较大的抗机械作用。

足月胎儿的脐带长 40～60 cm，直径 1～2 cm。脐带过短可影响胎儿娩出或分娩时引起胎盘早期剥离而出血过多。脐带过长时可缠绕胎儿颈部或其他部位，甚至打结而影响胎儿发育，严重时可导致胎儿窒息死亡。

二、胎盘

在胚胎发育过程中，胎儿从母体吸取营养的方式不断变化。早期通过滋养层从蜕膜中吸取营养

（称组织营养），随后通过绒毛膜的绒毛从绒毛间隙中吸取营养，最后通过脐带从胎盘中吸取营养。

（一）胎盘的形态结构

足月胎儿的胎盘呈圆盘状，直径 15 ～20 cm，厚 2～3 cm，重约 500 g。胎盘的胎儿面光滑，表面被覆羊膜，中央或稍偏处透过羊膜可见走行的脐血管分支。胎盘母体面粗糙，由不规则浅沟将其分为 15～20 个稍突起的胎盘小叶。

1. 胎儿部　分为胎儿面和母体面。胎儿面光滑，连接脐带；母体面粗糙，有 15～20 个胎盘小叶，绒毛膜发出绒毛浸泡在由母体血形成的血池内，在此进行物质交换。

2. 母体部　底蜕膜形成胎盘隔和绒毛间隙。

胎盘由胎儿的丛密绒毛膜和母体的基蜕膜共同组成（图 13-18）。丛密绒毛膜上发出 40～60 个绒毛干，绒毛干又发出许多游离绒毛，浸于绒毛间隙的母体血中。脐血管的分支沿绒毛干入绒毛内形成毛细血管。

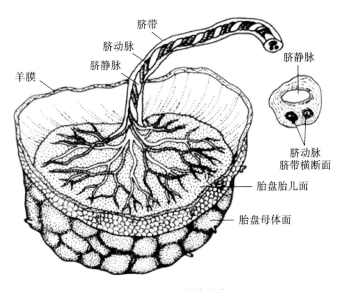

脐带
脐动脉
脐静脉
羊膜
脐静脉
脐动脉
脐带横断面
胎盘胎儿面
胎盘母体面

图 13-18　胎盘的形态

（二）胎盘的功能

1. 物质交换　胎儿发育所需要的氧、营养物质以及代谢产物的排出都必须通过胎盘。因此，胎盘既是胎儿的营养器官，又是胎儿进行呼吸和排泄的器官。胎盘膜可阻挡大分子物质通过，对胎儿有一定的保护作用。

2. 内分泌功能　胎盘能分泌多种激素，对维持妊娠、保证胎儿正常发育起着重要作用。主要分泌的激素如下：①绒毛膜促性腺激素：其作用是使妊娠黄体继续发育，维持妊娠正常进行。该激素在妊娠第 1～2 周即可从孕妇尿中测出，第 8 周达高峰，以后逐渐减少，第 4 个月降到最低水平，产后数天内消失。孕妇尿中该激素水平可作为早孕诊断的指标之一。②催乳素：催乳素能促进母体乳腺生长、发育。该激素于妊娠第 2 个月时开始出现，第 8 个月达高峰，直至分娩。③孕激素、雌激素：卵巢内妊娠黄体退化后，这两种激素可继续维持妊娠。妊娠第 4 个月开始分泌，以后逐渐增多。

3. 屏障作用　胎盘可阻挡大分子物质进出，但 IgG、一些病毒可以进入。胎盘屏障在正常情况下能阻挡母体血内大分子物质进入胎体，对胎儿具有保护作用，但是大部分药物和激素可以通过胎盘屏障进入胎体；某些病毒（如风疹病毒、脊髓灰质炎病毒及艾滋病病毒等）也可通过胎盘屏障进入胎体使胎儿感染，有些病毒和药物还可引起先天性畸形，故孕妇用药应慎重。

重点：胎盘的结构和功能

第七节　胎儿的血液循环和出生后的变化

胎儿通过胎盘从母体血中获取氧气和营养物质，排出代谢产物和二氧化碳。故胎儿的血液循环在出生前和出生后有很大变化。

一、胎儿的血液循环途径

胎盘内有母体和胎儿两套血液循环。母体血由子宫内膜的螺旋动脉流入绒毛间隙，经物质交换后，由子宫内膜小静脉流回母体。胎儿的静脉血（主要含代谢产物）经脐动脉进入胎盘，入绒毛内毛细血管，与绒毛间隙的母体血进行物质交换后，成为动脉血（主要含氧和营养物质），经脐静脉回流到胎儿体内。两套血管各自循环、互不相通，两者间隔以胎盘膜（又称胎盘屏障），胎盘屏障由合体滋养层、细胞滋养层、绒毛膜内结缔组织、毛细血管基膜及内皮等构成。至胎儿发育后期，胎盘屏障变薄，只有绒毛内的毛细血管直接与合体滋养层相贴，两者间仅隔一层基膜，这种结构更有利于物质交换（图 13-19）。

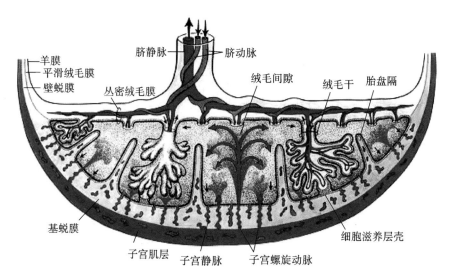

图 13-19　胎盘的血液循环

从胎盘来的脐静脉血含氧气和丰富的营养物质，进入胎儿肝脏后经静脉导管直接入下腔静脉，下腔静脉还收集下肢、盆腔、腹腔器官的静脉血，故下腔静脉血是混合性的。下腔静脉血进入右心房后，大部分经卵圆孔入左心房，再进入左心室。从左心室输出的血液大部分经主动脉弓的三个分支，分布到头、颈、上肢。小部分流入降主动脉。

从头、颈部及上肢回流的静脉血经上腔静脉进入右心房，再经右心室进入肺动脉，由于胎儿肺处于不张状态，故肺动脉血仅少量入肺，大部分经动脉导管进入降主动脉。降主动脉的血液除供应躯干、腹腔、盆腔器官及下肢外，还经脐动脉流入胎盘，与母体血进行气体和物质交换，再由脐静脉送往胎儿体内（图 13-20）。

下腔静脉血经卵圆孔到左心房，而上腔静脉血经房室孔到右心室。原因是下腔静脉射进的血直对卵圆孔，而上腔静脉射进的血直对房室孔，因而供应头、颈、上肢部分的血液含氧气及丰富的营养物质，使胎儿发育快；而供应盆、腹部及下肢的血液含氧量相对较低及营养物质较少，故发育较慢。

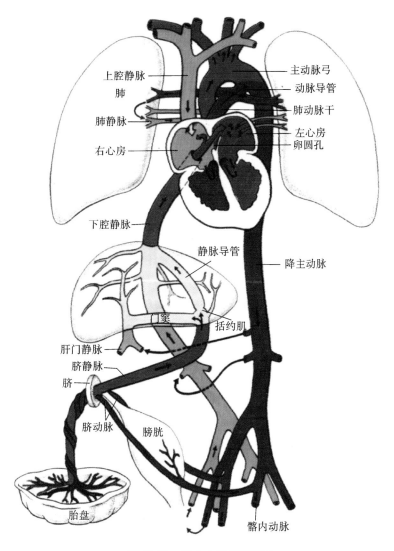

图 13-20　胎儿血液循环路径

难点：胎儿
的血液循环

知识拓展

　　母亲的心理状态（心态）会对胎儿生长发育产生影响。所以妊娠期母亲需要调整身体的内、外环境，避免对胎儿的影响，让胎儿的身心发育更加健康、成熟。妊娠期母亲的心态会直接影响胎儿的生理、情绪以及行为等。

二、胎儿出生后血液循环途径的变化

　　胎儿出生后，由于脐带被剪断，胎盘血液供应中断，同时肺开始自主呼吸，胎儿血液循环发生一系列的变化，具体如下。

　　（1）脐动脉大部分分化成为脐外侧韧带。

　　（2）脐静脉退化形成肝圆韧带。

　　（3）肝的静脉导管闭锁成为静脉韧带。

(4)动脉导管退化闭锁成为动脉韧带。

(5)卵圆孔关闭形成隐静脉裂孔。

第八节 双胎、联胎、多胎及先天性畸形与优生

一、双胎

一次分娩两个新生儿称双胎或孪生,双胎可以来自两个受精卵,也可来自一个受精卵。双胎的发生率约占新生儿的1%(图13-21)。

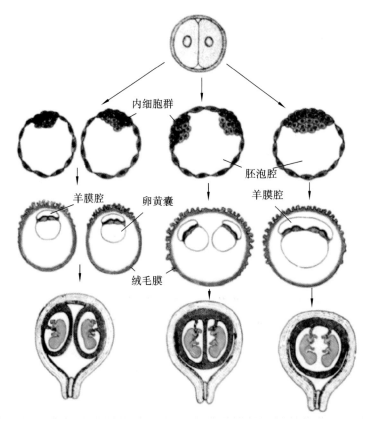

图13-21 双胎形成示意图

1. 双卵双胎 由一次排出两个卵子,分别受精后发育而成。他们有各自的胎膜与胎盘,性别相同或不同,相貌和生理特性的差异如同一般兄弟姐妹,仅是同龄而已。双卵孪生占孪生的2/3左右。

2. 单卵双胎 由单个卵子受精后发育成两个胎儿。单卵双胎性别一致,容貌及生理特点也极为相似,遗传基因型完全相同,两个个体之间可以互相进行组织和器官移植而不引起免疫排斥反应。发生单卵双胎的原因,可能有下列几种情况:①一个胚泡内出现两个内细胞群,各发育为一个胚胎,这类孪生儿有各自的羊膜,但共用一个绒毛膜与胎盘;②胚盘上出现两个原条与脊索,诱导形成两个神经管,发育为两个胚胎,这类孪生儿同位于一个羊膜腔内,也共用一个绒毛膜与胎盘;③卵裂球分离为两团,并各自发育为一个完整的胚胎,但人的卵裂球围以透明带,卵裂球分离的可能性较小。

二、联胎

发生于单卵双胎,一个胚盘出现两个原条并发育成两个胚胎时,如胚胎分离不完全,两个胚胎局部相连,称联胎或称连体畸胎(图13-22)。连体双胎有对称型和不对称型两类。对称型指两个胚胎大小相同,常见的有胸腹连胎、颜面胸腹连胎及臀连双胎等。不对称型指两个胚胎一大一小,小者常发育不全,形成寄生胎或胎中胎。

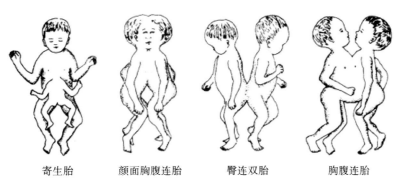

寄生胎　　　　颜面胸腹连胎　　　　臀连双胎　　　　胸腹连胎

图 13-22　各种联胎

三、多胎

一次分娩两个以上新生儿称多胎。多胎的类型可能是单卵性、多卵性和混合性等,常为混合性多胎。多胎发生率低,三胎约万分之一,四胎约百万分之一;四胎以上更为罕见,多不易存活。

近年来,由于性激素在不孕症治疗中的应用,多胎的发生率升高。

四、先天性畸形与致畸因素

在胚胎发育过程中出现的外形和内部结构的异常,称先天性畸形。凡是能干扰胚胎正常发育过程、诱发胎儿出现畸形的因素,称致畸因素。造成畸形的原因主要有以下两种:①遗传因素:染色体数目异常,如基因变异等。②环境因素:生物性致畸因子、物理性致畸因子、化学性致畸因子及其他致畸因子,如吸烟、酗酒、营养不良、缺氧等。20%的围产期死亡原因为先天性畸形,为了保证生育质量,开展优生优育、进行产前诊断是必要的。

（一）先天性畸形

1.发生概况　先天性畸形的发生率一般为1‰~2‰,在新生儿死亡原因中先天性畸形占更大的比例,可达20‰~30‰。先天性畸形以消化系统、皮肤及四肢畸形为多见。畸形发生与父母年龄有关,一般来说,母亲年龄大于35岁,父亲年龄大于40岁,畸形儿发生率比正常生育年龄组要高。

2.常见畸形类型　①唇裂常发生于上唇,多偏于人中一侧,也有双侧唇裂;②腭裂常与唇裂同时存在,发生在硬腭部位;③脐粪瘘发生在脐部,卵黄蒂未退化、与脐孔之间留有管道,形成瘘管,肠腔粪便可以从脐孔溢出;④房间隔缺损发生在房间隔上,使左心房血液可倒回右心房;⑤法洛四联症包括四种缺陷:室间隔缺损(在室间隔上)、肺动脉狭窄、主动脉骑跨和右心室肥大,它是儿童中一种常见的先天性畸形;⑥动脉导管未闭也是常见的畸形,多见于女性患者。它由主动脉和肺动脉之间的通道未闭合所致。

（二）致畸因素

1.遗传因素　生殖细胞(精子和卵子)或受精卵因遗传物质的改变而导致先天性畸形,可分为染色体组型异常和基因突变两类。

(1)染色体组型异常:染色体数目和结构发生改变而引起的发育异常。在生殖细胞成熟分裂过程中,若某一对染色体不分离,使子细胞出现增多或减少一条染色体,其受精卵将发育成多倍体或非整倍体的胎儿。如先天愚型患者多了一条常染色体;先天性卵巢发育不全(特纳综合征)患者少了一条性染色体(X染色体)。

（2）基因突变:染色体组型不改变,仅是染色体上碱基的组成或位置、顺序发生变化而引起疾病,如睾丸女性化综合征,该类型患者X染色体上的基因发生突变,缺乏合成雄激素受体的能力,患者虽有睾丸,但所产生的雄激素不能发挥作用,所以外生殖器及第二性征均呈女性状态。

2. 环境因素　引起畸形的环境因素种类很多,归纳起来可分为三大类。

（1）生物因素:妊娠期感染某些病毒易使胚胎发生畸形,如感染风疹病毒、巨细胞病毒、单纯疱疹病毒、梅毒螺旋体等,均可引起畸形。

（2）化学因素:目前已知600余种化学物质可致胚胎畸形,如镇静药、抗肿瘤药、尼古丁和酒精等。环境的污染,如汞、铅、有机磷等也可引起神经系统畸形和四肢畸形。

（3）物理因素:已确定各种放射线可引起基因突变而发生畸形。另外,噪声、微波、电磁辐射可能有一定的致畸作用。

近年来,由于现代工业的发展,废气、废渣、废水的排放使环境污染加重,先天性畸形的发生率不断升高。

（三）胎儿致畸易感期

胚胎各个器官在发育的一定时期内,对某些致畸因素较为敏感,此期称为该器官的致畸易感期或临界期。大多数器官的致畸易感期在胚胎第3～8周,此期正是主要器官发生及形态形成期,该期若受致畸因素的作用,往往发生较严重的畸形,甚至引起死亡。由于各器官发生时期不同,致畸易感期的先后与长短也不相同(图13-23)。

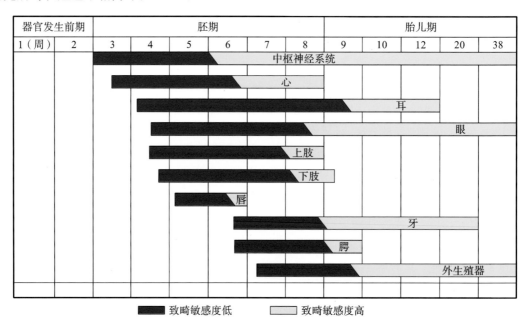

图 13-23　人胚胎主要器官的致畸敏感期

五、优生

生儿育女是人生的大事。优生,即是让每个家庭生育出健康、聪明的后代。无论古今中外,优生可以说是人们的共同愿望。

我们在注重人口数量增长的同时,还应该进一步提高人口质量。我国人口的身体素质与一些发达国家相比,在婴儿死亡率、平均寿命等指标方面还存在着差距,因此,提倡优生,开展优生学的研究,已成为我国人口政策中的重要内容。

知识拓展

　　随着中国人口老龄化的发展和生育率的持续下降,国家在开放二孩政策的基础上,已经全面开放三孩;与此同时,人们也越来越重视优生。

　　首先是优生年龄,一般来说女性在 24～30 岁,男性在 27～35 岁时,精力都比较充沛,精子和卵子的质量好,有利于优生优育;其次是怀孕的季节,一般来说5—7 月是受孕的较佳时间段,此时怀孕,宝宝会在次年 3—5 月出生,天气适宜、方便护理宝宝。此外,为了生育健康宝宝,女性需要备孕,保持身体的健康,养成良好的生活习惯,保持精神健康。乐观积极向上的心态更有利于优生。

（高仁甫　乐玉平）

在线答题

参 考 文 献

CANKAOWENXIAN

[1]　程辉龙,涂腊根.人体解剖学与组织胚胎学[M].北京:科学出版社,2010.

[2]　董华群.正常人体结构[M].2 版.北京:高等教育出版社,2011.

[3]　高洪泉,乔跃兵.正常人体结构[M].4 版.北京:人民卫生出版社,2018.

[4]　张晔,郑飞.人体解剖学与组织胚胎学[M].2 版.北京:中国协和医科大学出版社,2016.

[5]　柏树令,应大君.系统解剖学[M].8 版.北京:人民卫生出版社,2013.

[6]　万爱军,李友贵.人体解剖学与组织胚胎学[M].镇江:江苏大学出版社,2015.

[7]　米健.正常人体结构[M].北京:人民卫生出版社,2016.

[8]　刘晓梅,张敏平,陈尚.正常人体结构[M].北京:高等教育出版社,2017.

[9]　万爱军.解剖学基础[M].北京:科学出版社,2018.

[10]　程田志.人体解剖学[M].2 版.西安:第四军医大学出版社,2011.

[11]　丁自海,范真.人体解剖学[M].3 版.北京:人民卫生出版社,2017.

[12]　邹锦慧,刘树元.人体解剖学[M].3 版.北京:科学出版社,2009.

[13]　于晓谟,刘桂萍.解剖学与组织胚胎学[M].郑州:河南科学技术出版社,2012.

[14]　高洪泉.正常人体结构[M].3 版.北京:人民卫生出版社,2014.